Processo de Enfermagem na Prática Clínica

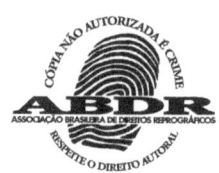

P963   Processo de enfermagem na prática clínica : estudos clínicos realizados no Hospital de Clínicas de Porto Alegre / Miriam de Abreu Almeida ... [et al.]. – Porto Alegre : Artmed, 2011.
319 p. ; 23 cm.

ISBN 978-85-363-2575-0

1. Enfermagem – Prática clínica. I. Almeida, Miriam de Abreu.

CDU 616-083

Catalogação na publicação: Ana Paula M. Magnus – CRB 10/2052

Processo de Enfermagem na Prática Clínica

Estudos clínicos realizados no
Hospital de Clínicas de Porto Alegre

MIRIAM DE ABREU ALMEIDA
AMÁLIA DE FÁTIMA LUCENA
ELENARA FRANZEN
MARIA DO CARMO LAURENT
e colaboradores

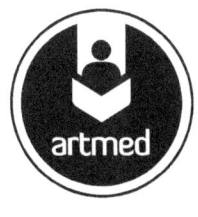

2011

© Artmed Editora S.A., 2011

Capa
Paola Manica

Preparação do original
Renata Baum Ortiz

Leitura final
Alessandra B. Flach

Editora sênior - Biociências
Cláudia Bittencourt

Projeto e editoração
Armazém Digital® Editoração Eletrônica – Roberto Carlos Moreira Vieira

Reservados todos os direitos de publicação, em língua portuguesa, à
ARTMED® EDITORA S.A.
Av. Jerônimo de Ornelas, 670 - Santana
90040-340 Porto Alegre RS
Fone (51) 3027-7000 Fax (51) 3027-7070

É proibida a duplicação ou reprodução deste volume, no todo ou em parte, sob quaisquer formas ou por quaisquer meios (eletrônico, mecânico, gravação, fotocópia, distribuição na Web e outros), sem permissão expressa da Editora.

SÃO PAULO
Av. Embaixador Macedo de Soares, 10.735 - Pavilhão 5 - Cond. Espace Center
Vila Anastácio 05095-035 São Paulo SP
Fone (11) 3665-1100 Fax (11) 3667-1333

SAC 0800 703-3444

IMPRESSO NO BRASIL
PRINTED IN BRAZIL
Impresso sob demanda na Meta Brasil a pedido de Grupo A Educação.

Autores

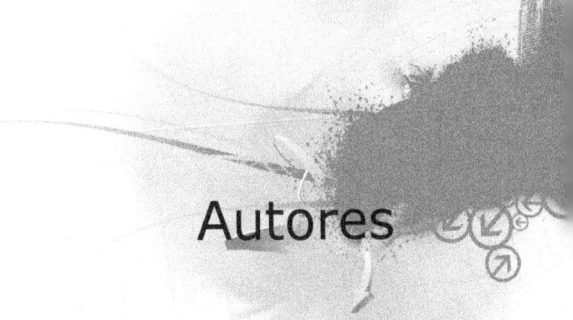

Miriam de Abreu Almeida. Doutora em Educação pela Pontifícia Universidade Católica do Rio Grande do Sul (PUCRS). Professora Adjunta da Escola de Enfermagem da Universidade Federal do Rio Grande do Sul (UFRGS). Coordenadora da Comissão do Processo de Enfermagem do Hospital de Clínicas de Porto Alegre (HCPA). Membro do Diagnosis Development Committee da NANDA International. Membro do Grupo de Estudo e Pesquisa em Enfermagem no Cuidado ao Adulto e Idoso (GEPECADI-CNPq).

Amália de Fátima Lucena. Doutora em Ciências pela Universidade Federal de São Paulo (UNIFESP). Professora Adjunta da Escola de Enfermagem da Universidade Federal do Rio Grande do Sul (UFRGS). Membro da Comissão do Processo de Enfermagem do Hospital de Clínicas de Porto Alegre (HCPA). Membro do Grupo de Estudo e Pesquisa em Enfermagem no Cuidado ao Adulto e Idoso (GEPECADI-CNPq).

Elenara Franzen. Mestre em Ciências Cardiovasculares: Cardiologia pela Universidade Federal do Rio Grande do Sul (UFRGS). Enfermeira do Serviço de Enfermagem em Saúde Pública do Hospital de Clínicas de Porto Alegre (HCPA). Membro do Grupo de Pesquisa em Enfermagem Ambulatorial e Atenção Básica (GPAMAB) e do Laboratório de Pesquisa em Bioética e Ética na Ciência (LAPEBEC) do HCPA.

Maria do Carmo Rocha Laurent. Especialista em Educação Psicomotora pela Faculdade Portoalegrense de Ciências e Letras. Enfermeira da Unidade de Internação Pediátrica do Hospital de Clínicas de Porto Alegre (HCPA). Membro da Comissão do Processo de Enfermagem do HCPA. Enfermeira responsável pelo Programa de Assistência de Enfermagem à Criança com Fibrose Cística e seus Familiares no HCPA.

Adriana Maria A. Henriques. Especialista em Enfermagem em Centro Cirúrgico pela ULBRA-RS. Enfermeira do Centro Cirúrgico Ambulatorial do HCPA.

Aline Alves Veleda. Doutoranda em Enfermagem na UFRGS. Mestre em Enfermagem pela Fundação Universidade Federal do Rio Grande. Enfermeira da Unidade de Internação Obstétrica do HCPA.

Ana Lúcia de L. Hampe. Especialista em Formação Pedagógica em Educação Profissional na Área da Saúde pela ENSP/FIOCRUZ/UFRGS. Enfermeira do Serviço de Enfermagem Pediátrica do HCPA.

Ana Maria Kerpp Fraga. Especialista em Enfermagem Obstétrica. Enfermeira do Centro Obstétrico do HCPA.

Ana Valéria Furquim Gonçalves. Mestranda em Enfermagem na UFRGS. Enfermeira do Serviço de Emergência do HCPA.

Andréia Martins Specht. Acadêmica de Enfermagem da Escola de Enfermagem da UFRGS.

Angélica Pires Ghinato. Enfermeira do Ambulatório de Quimioterapia do HCPA.

Beatriz Cavalcanti Juchem. Mestre em Enfermagem pela UFRGS. Doutoranda do Programa de Pós-graduação da Escola de Enfermagem da UFRGS. Enfermeira da Unidade de Radiologia do HCPA. Membro do Grupo de Estudo e Pesquisa em Enfermagem no Cuidado ao Adulto e Idoso (GEPECADI) do HCPA.

Beatriz Hoppen Mazui. Enfermeira do Serviço de Enfermagem em Emergência do HCPA.

Betina Franco. Especialista em Enfermagem em Cardiologia. Enfermeira Assistencial do Serviço de Emergência do HCPA. Enfermeira Representante da Comissão do Processo de Enfermagem (COPE) do HCPA.

Caren Jaqueline Gomes. Enfermeira do Núcleo de Cuidados Paliativos e da Unidade Cirúrgica de Cuidados Mínimos Pós-operatórios do HCPA.

Carla Daiane Silva Rodrigues. Mestranda do Programa de Pós-graduação da Escola de Enfermagem da UFRGS. Enfermeira Técnico-administrativa em Educação da Universidade Federal do Pampa (Unipampa). Ex-enfermeira do Serviço de Enfermagem Médica do HCPA.

Caroline Maier Predebon. Mestre em Enfermagem pela UFRGS. Enfermeira do Serviço de Enfermagem Pediátrica do HCPA.

Catiuscia Ramos da Silva. Especialista em Terapia Intensiva pela PUCRS e Administração Hospitalar pelo Instituto de Administração Hospitalar e Ciências da Saúde (IAHCS). Enfermeira da Unidade de Recuperação Pós-anestésica do HCPA.

Celina Marques Schondelmayer. Especialista em Saúde Mental pela UFRGS. Enfermeira do Serviço de Enfermagem Psiquiátrica do HCPA.

Christine Wetzel. Doutora em Enfermagem Psiquiátrica pela Escola de Enfermagem de Ribeirão Preto-Universidade de São Paulo (USP). Professora na Escola de Enfermagem da UFRGS.

Claudete R. M. Pacheco. Especialista em Enfermagem Oncológica pelo Centro Universitário São Camilo, RS. Especialista em Enfermagem Hospitalar pela PUCRS e Associação dos Hospitais do Estado do Rio Grande do Sul. Enfermeira da Unidade de Ambiente Protegido (UAP) do HCPA.

Daniela Marona Borba. Mestranda em Enfermagem pelo Programa de Pós-graduação em Enfermagem da UFRGS. Enfermeira-chefe da Unidade de Terapia Intensiva do HCPA.

Débora Calçada dos Reis. Enfermeira Especialista em Neonatologia pela Escola de Saúde Pública do Rio Grande do Sul. Enfermeira da UTI Neonatal do HCPA.

Deise dos Santos Vieira. Enfermeira do Serviço em Saúde Pública do HCPA.

Emi Simplício da Silva. Especialista em Enfermagem Psiquiátrica. Mestre em Ciências Médicas pela UFRGS. Enfermeira do Serviço de Saúde Pública do HCPA.

Enaura Helena Brandão Chaves. Doutor em Ciências pela UNIFESP. Professora Adjunta da Escola de Enfermagem da UFRGS. Chefe do Serviço de Enfermagem em Terapia Intensiva do HCPA.

Eneida Rejane Rabelo. Doutora em Ciências Biológicas: Fisiologia Cardiovascular pela UFRGS. Especialista em Enfermagem Cardiovascular pela Sociedade Brasileira de Enfermagem Cardiovascular. Professora Adjunta do Departamento de Enfermagem Médico-cirúrgica da Escola de Enfermagem da UFRGS. Professora dos Programas de Pós-graduação da Escola de Enfermagem e da Faculdade de Medicina – Ciências Cardiovasculares: Cardiologia da UFRGS. Coordenadora da Clínica de Insuficiência Cardíaca do HCPA.

Fernando Luiz Pierozan. Acadêmico de Enfermagem da Escola de Enfermagem da UFRGS.

Gabriela Gomes dos Santos. Acadêmica de Enfermagem da Escola de Enfermagem da UFRGS.

Gilda Maria Baldissera Ben. Especialista em Administração Hospitalar pela Faculdade de Ciências da Saúde São Camilo, SP. Enfermeira Assistencial no Centro de Tratamento Intensivo do HCPA.

Gislaine Saurin. Mestranda de Enfermagem pelo Programa de Pós-graduação em Enfermagem da UFRGS. Enfermeira Assistencial do Bloco Cirúrgico do Hospital Nossa Senhora da Conceição (HNSC).

Isis Marques Severo. Doutoranda em Enfermagem na UFRGS. Mestre em Enfermagem pela UFRGS. Docente da Residência Integrada Multiprofissional em Saúde (RIMS) do HCPA. Enfermeira Assistencial do Centro de Terapia Intensiva do HCPA.

José Roberto Goldim. Doutor em Medicina: Clínica Médica. Chefe do Serviço de Bioética do HCPA. Professor Adjunto da Faculdade de Medicina da PUCRS e Professor Colaborador do Programa de Pós-graduação em Medicina: Ciências Médicas da UFRGS.

Josiane Dalle Mulle. Mestre em Educação pela PUCRS. Especialista em Enfermagem em Saúde Pública pela UFRGS. Enfermeira Assistencial da Unidade de Tratamento Intensivo Pediátrico do HCPA.

Juciléia Thomas. Especialista em Saúde Mental pela UFRGS. Enfermeira da Unidade de Internação Psiquiátrica do HCPA.

Leliane Silva Morsch. Especialista em Saúde Mental pela UFRGS. Enfermeira da Unidade de Internação Psiquiátrica do HCPA.

Letícia Orlandin. Mestranda em Ciências da Saúde: Cardiologia e Ciências Cardiovasculares na UFRGS. Especialista em Enfermagem em Cardiologia pelo IC-FUC. Enfermeira do Serviço de Enfermagem em Terapia Intensiva e do Grupo de Insuficiência Cardíaca do HCPA.

Lily Ferrel Quintela. Enfermeira da Unidade de Internação Pediátrica do HCPA.

Lisiane Manganelli Girardi Paskulin. Doutora em Ciências da Saúde pela UNIFESP. Professora Adjunta do Departamento de Assistência e Orientação Profissional da Escola de Enfermagem e Professora Permanente do Programa de Pós-graduação em Enfermagem da UFRGS. Professora Assistente do Serviço de Enfermagem em Emergência do HCPA.

Lisiane Pruinelli. Mestre em Enfermagem pela UFRGS. Enfermeira do Serviço de Enfermagem Cirúrgica e Coordenadora de Cirurgia de Retirada de Múltiplos Órgãos do HCPA.

Mara Regina Ferreira Gouvêa. Especialista em Enfermagem – Dor Crônica e Medicina Paliativa pela UFRGS. Enfermeira do HCPA.

Marcia Pozza Pinto. Especialista em Enfermagem Obstétrica pela Unisinos. Enfermeira da Unidade de Internação Obstétrica do HCPA.

Márcia Simone Machado. Enfermeira da Unidade de Internação Obstétrica do HCPA.

Márcia Weissheimer. Especialista em Enfermagem Psiquiátrica. Enfermeira de Centro Cirúrgico com Ênfase na Anestesia do HCPA. Membro da Comissão do Processo de Enfermagem do HCPA.

Márcio Silveira da Silva. Especialista em Enfermagem em Saúde Mental pela UFRGS. Especialista em Saúde Mental Coletiva pela ESP/RS. Enfermeiro da Unidade de Internação Psiquiátrica do HCPA e da Clínica Gramado.

Maria Buratto Souto. Mestre em Enfermagem pela UFRGS. Enfermeira do Serviço de Enfermagem Pediátrica do HCPA.

Maria da Graça Oliveira Crossetti. Doutora em Filosofia da Enfermagem pela Universidade Federal de Santa Catarina (UFSC). Professora Livre-docente em Enfermagem Fundamental pela Universidade do Estado do Rio de Janeiro (UERJ). Professora Permanente do Programa de Pós-graduação em Enfermagem da UFRGS. Professora do Curso de Graduação em Enfermagem da UFRGS. Professora Associada da Escola de Enfermagem da UFRGS. Coordenadora do Núcleo de Estudos do Cuidado na Enfermagem.

Maria Lúcia Pereira de Oliveira. Especialista em Saúde Pública pela Escola de Enfermagem da UFRGS. Enfermeira do Serviço de Enfermagem Cirúrgica do HCPA.

Maria Luiza Soares Schmidt. Mestre em Enfermagem pela UFRGS. Enfermeira do Serviço de Enfermagem em Saúde Pública do HCPA.

Marli Elisabete Machado. Especialista Enfermagem em Unidade de Terapia Intensiva. Consultora do Programa de Prevenção e Tratamento de Feridas do HCPA.

Marta Georgina Oliveira de Góes. Mestre em Enfermagem pela UFRGS. Enfermeira da Unidade de Hemodinâmica do HCPA.

Michele Antunes. Acadêmica de Enfermagem da Escola de Enfermagem da UFRGS. Membro do Núcleo de Estudos do Cuidado de Enfermagem (NECE) da UFRGS.

Miriam Bolfoni. Especialista em Saúde de Adulto e em Enfermagem Psiquiátrica pela UFRGS. Enfermeira do Centro de Atenção Psicossocial do HCPA.

Mônica M. Tabajara. Especialista em Saúde Mental. Enfermeira-chefe da Unidade de Internação Psiquiátrica do HCPA.

Myrna Lowenhaupt d'Ávila. Pós-graduada em Administração Hospitalar pela PUCRS e Associação dos Hospitais do Rio Grande do Sul. Enfermeira do HCPA.

Patrícia Maurello Neves Bairros. Especialista em Enfermagem na Unidade de Terapia Intensiva – Faculdade Luiza de Marillac, RJ – Centro Educacional São Camilo, RS. Especialista em Educação Profissional em Enfermagem pela Fundação Oswaldo Cruz, RJ. Enfermeira Assistencial do Serviço de Enfermagem em Terapia Intensiva (SETI) do HCPA.

Rejane Marilda Avila. Especialista em Enfermagem do Trabalho pela UFRGS. Especialista em Gerenciamento de Serviços de Enfermagem pela Faculdade São Camilo. Enfermeira do Serviço de Enfermagem Médica do HCPA.

Rita Cristiane dos Santos Minussi. Especialista em Pediatria pela UFRGS. Enfermeira da Unidade de Interação Pediátrica do HCPA.

Rosane da Silva Veiga Pirovano. Especialista em Administração dos Serviços de Enfermagem e em Enfermagem em Centro Cirúrgico. Enfermeira do Centro Cirúrgico do HCPA.

Rose Cristina Lagemann. Mestre em Enfermagem pela UFRGS. Enfermeira da Unidade de Hemodinâmica do HCPA. Professora Adjunta do Curso de Enfermagem da Unisinos.

Rose Mary Devos Valejos. Enfermeira Especialista em Serviços de Saúde e Administração Hospitalar e em Orientação Educacional. Enfermeira do Núcleo de Cuidados Paliativos e da Unidade Cirúrgica de Cuidados Mínimos Pós-operatórios do HCPA.

Rosmari Wittmann-Vieira. Mestre em Ciências Médicas pela UFRGS. Enfermeira-chefe do Núcleo de Cuidados Paliativos e da Unidade Cirúrgica de Cuidados Mínimos Pós-operatórios do HCPA.

Rozimeli G. dos Santos. Especialista em Neonatologia pela Escola de Saúde Pública do Rio Grande do Sul. Enfermeira da Unidade de Terapia Intensiva do HCPA.

Sandra Fialkowski. Enfermeira do Serviço de Enfermagem Médica do HCPA.

Sheila Rovinski Almoarqueg. Especialista em Educação Psicomotora pela Faculdade Portoalegrense de Ciências e Letras. Enfermeira-chefe da Unidade de Internação Pediátrica Sul do HCPA.

Simone Pasin. Mestranda do Programa de Pós-graduação da Escola de Enfermagem da UFRGS. Especialista em Dor e Medicina Paliativa pela UFRGS. Enfermeira Consultora em Dor do HCPA.

Solange Klöckner Boaz. Especialista em Enfermagem em Saúde Pública pela UFRGS. Enfermeira Assistencial do Serviço de Enfermagem em Saúde Pública do HCPA.

Soraia Arruda. Especialista em Enfermagem em Nefrologia pela UFRGS. Enfermeira do Centro de Tratamento Intensivo e do Programa de Transplante Hepático Adulto do HCPA.

Tamara Soares. MBA em Auditoria em Saúde pelo Instituto de Administração Hospitalar e Ciências da Saúde (IAHCS). Enfermeira da UTI Neonatal do HCPA..

Teresinha Maria Scalon Fernandes. Especialista em Administração dos Serviços de Enfermagem pelo Instituto de Administração Hospitalar e Ciências da Saúde (IAHCS). Enfermeira Assistencial de Terapia Intensiva do Centro de Terapia Intensiva do HCPA.

Thaíla Tanccini. Acadêmica de Enfermagem da UFRGS. Membro do Núcleo de Estudos do Cuidado em Enfermagem (NECE).

Vanessa Kenne Longaray. Especialista em Auditoria em Saúde. Enfermeira do Serviço de Enfermagem Cirúrgica do HCPA.

Vera Beatriz Delgado. Mestre e Doutoranda em Ciências Biológicas – Bioquímica. Enfermeira-chefe de Unidade do Centro de Atenção Psicossocial (CAPS) do Serviço de Enfermagem Psiquiátrica do HCPA. Professora da Faculdade de Enfermagem, Nutrição e Fisioterapia (FAENFI) da PUCRS.

Vera Lúcia Mendes Dias. Especialista em Informática em Saúde pela PUCRS. Especialista em Gestão em Saúde Escola de Administração da UFRGS. Membro da Comissão do Processo de Enfermagem do HCPA. Assessora de Informática em Enfermagem no HCPA.

Apresentação

Este livro representa a contribuição da enfermagem do Hospital de Clínicas de Porto Alegre (HCPA) para a construção de um corpo de conhecimentos que produza um cuidado qualificado. Os conhecimentos aqui apresentados servem para favorecer o cuidado e organizar as condições necessárias para que ele aconteça. Ele é publicado no ano em que comemoramos os 40 anos da lei que criou o HCPA e registra nossa trajetória como enfermeiras e professoras nessa instituição, possibilitando compartilhar os caminhos que trilhamos, um conjunto de ideias, determinados modos de trabalhar e realizar o ofício de cuidar, ensinar e pesquisar. É bom ressaltar que não se pretende prescrever o como fazer, mas sim contar como fazemos, delineando as condições de possibilidade de nossa prática.

Na primeira parte do livro, além dos fundamentos e de uma revisão histórica sobre o processo de enfermagem (PE), apresentamos a trajetória desse modelo no HCPA. Ela se inicia no ano de 1977, quando optamos pela utilização do PE como definido por Horta, e vai até a informatização dos dados no prontuário eletrônico e a disponibilização aos demais hospitais universitários do MEC, nesta primeira década do século XXI.

Na segunda parte, são apresentados os estudos clínicos, iniciados em 2001, resultado de encontros mensais para discussão de casos reais extraídos de situações de cuidado, em que podemos compartilhar com colegas um pouco deste rico, claro e atualizado material que temos produzido.

A obra é resultado do trabalho da Comissão do Processo de Enfermagem (COPE), anteriormente denominada Grupo de Trabalho do Diagnóstico de Enfermagem (GTDE). Essa é uma parceria das enfermeiras do hospital e das professoras e alunas da Escola de Enfermagem da UFRGS, que assinala o que chamamos "modelo HCPA", que se caracteriza por excelência na assistência à saúde da população, na formação de recursos humanos e na realização de pesquisas em saúde. A enfermagem tem um papel central na sustentação desse modelo. Esta obra é uma evidência plena disso.

Maria Henriqueta Luce Kruse
Coordenadora do Grupo de Enfermagem do HCPA/
Professora Associada da UFRGS

Prefácio

Ser enfermeiro requer conhecimento e habilidade interpessoal, técnica e intelectual para interpretar, intervir e avaliar as respostas humanas a determinada situação de cuidado. O processo de enfermagem (PE), método norteado pelo pensamento crítico, auxilia na organização desse trabalho e qualifica a assistência aos que dela necessitam.

Nesse contexto, a enfermagem do Hospital de Clínicas de Porto Alegre (HCPA) sempre se apresentou em uma posição de vanguarda, inovando sua prática com novas tecnologias, sem esquecer, porém, da valorização do cuidado ao ser humano. Assim, desde a fundação desse hospital, a enfermagem se mostrou preocupada com o desenvolvimento e a aplicação do PE, implantado há mais de três décadas em sua prática clínica, com base no modelo de Wanda Horta. Essa metodologia tem sido utilizada com o objetivo de melhorar a assistência, o gerenciamento, o ensino e a pesquisa de enfermagem na instituição.

O avanço do conhecimento sobre o PE no HCPA proporcionou a sua informatização no ano 2000, quando também se iniciou o uso dos sistemas de classificação para a prática de enfermagem, ou seja, a NANDA-I, a NIC e a NOC. Desde então, mensalmente, ocorrem encontros entre os profissionais de enfermagem, docentes, discentes e residentes de enfermagem com o objetivo de realizarem estudos clínicos, considerados uma importante ferramenta de discussão e aperfeiçoamento do PE.

A ideia de escrever este livro emergiu desse modelo de trabalho, da necessidade contínua de seu aprimoramento e da vontade de compartilhá-lo com colegas de profissão, estudantes e professores, tendo em vista a importância da disseminação desse conhecimento. Este livro também é resultado da longa parceria entre os enfermeiros assistenciais do HCPA e dos docentes da Escola de Enfermagem da Universidade Federal do Rio Grande do Sul (UFRGS), que desde o princípio se preocuparam em construir uma prática de enfermagem baseada no conhecimento científico.

O sucesso desse modelo se deve tanto à representatividade do trabalho desses docentes em espaços decisórios do HCPA, fornecendo respaldo a um projeto de tal envergadura, como também ao trabalho de enfermeiros politizados e cientes de seu papel em uma instituição hospitalar pública e universitária. Essas condições têm se mostrado superiores às dificuldades e resistências que fazem parte de uma trajetória percorrida. Neste ponto, não se pode deixar de mencionar o esforço e a dedicação de todos os profissionais envolvidos nesse processo, técnicos e auxiliares de enfermagem e outros colaboradores que indiscutivelmente auxiliam na realização desse modelo de assistência hospitalar e ambulatorial.

Atualmente, a continuidade desse modelo é reforçada pelo trabalho da Comissão do Processo de Enfermagem (COPE), grupo responsável pela coordenação, pelo desenvolvimento e pela condução das atividades ligadas ao PE no hospital. Membros dessa equipe também foram os organizadores deste livro, dividido em duas grandes partes distintas.

A Parte I contém seis capítulos teóricos. O Capítulo 1 – O Processo de Enfermagem e as Classificações NANDA-I, NIC e NOC – apresenta aspectos conceituais do PE com suas etapas e o uso das classificações de enfermagem da North American Nursing Diagnosis Association – International (NANDA-I), da Nursing Interventions Classification (NIC) e da Nursing Outcomes Classification (NOC). O Capítulo 2 – Construção do Processo de Enfermagem no HCPA e sua Informatização – descreve como se deu o movimento interno para utilização dessa tecnologia da informação com o objetivo de qualificar o PE. O Capítulo 3 – Operacionalização do Processo de Enfermagem no HCPA – trata da forma como os enfermeiros assistenciais e os docentes têm concretizado essa metodologia na instituição. O Capítulo 4 – Bioética e Processo de Enfermagem – propõe uma reflexão compartilhada, mostrando que a bioética e o PE se complementam e se potencializam, sendo a bioética indispensável à realização do PE. O Capítulo 5 – Desenvolvimento de Novos Diagnósticos de Enfermagem – aborda a experiência no desenvolvimento de novos diagnósticos de enfermagem vivenciada pelos enfermeiros do HCPA. Por fim, o Capítulo 6 – Validação de Diagnósticos, Intervenções e Resultados de Enfermagem – apresenta métodos de validação utilizados a fim de refinar os termos contidos nos sistemas de classificação.

A Parte II do livro está relacionada à aplicabilidade do PE, sob a forma de estudos de caso reais da prática clínica das enfermeiras assistenciais do HCPA. Estes objetivam favorecer a elucidação de dúvidas de enfermeiros e sua equipe quanto ao diagnóstico de enfermagem mais acurado, aos cuidados mais adequados e os resultados a serem avaliados em cada situação apresentada. Tais estudos também podem servir de modelo para quem não possui experiência com essa metodologia, bem como favorecer o desenvolvimento e a prática do pensamento crítico e o raciocínio diagnóstico a partir de situações clínicas verídicas.

Esta parte do livro compreende os capítulos 7 a 21, totalizando 15 estudos clínicos de pacientes internados no HCPA. Neles são abordadas diferentes situações clínicas, com todas as etapas do PE aliadas ao uso dos sistemas de classificação para definir os diagnósticos (NANDA-I), as intervenções (NIC) e os resultados (NOC). Cabe destacar que a identidade dos pacientes foi preservada e que o projeto "Desenvolvimento de Estudos Clínicos sobre o Processo de Enfermagem" foi aprovado pelo Comitê de Ética em Pesquisa do GPPG/HCPA (10-0505).

Cada estudo clínico contempla a história do paciente, algumas informações relevantes ao caso e os principais sinais, sintomas e/ou fatores de risco que dão sustentação a 2 ou 3 diagnósticos de enfermagem (DEs) prioritários. Os DEs são apresentados inicialmente em um quadro, considerando-se o referencial das Necessidades Humanas Básicas (NHB) descrito por Horta, em cada um de seus grupos e subgrupos e de acordo com os domínios e classes da NANDA-I.

Na sequência, os DEs são apresentados em um segundo quadro com título, etiologias ou fatores de risco, sinais e sintomas evidenciados. Para cada etiologia ou fator de risco, foram elaboradas e descritas definições. Ainda, apresenta-se para cada DE elencado os cuidados de enfermagem apropriados conforme as informações contidas no sistema informatizado de prescrição de enfermagem do HCPA e as intervenções e atividades da NIC.

Em outro quadro, são apresentados os resultados e indicadores conforme a NOC, escolhidos para avaliar a eficácia das intervenções aplicadas ao caso. Salienta-se que o uso dessa classificação se encontra em fase de pesquisa para implantação próxima na prática clínica do HCPA.

Por fim, é descrita a evolução do estado de saúde do paciente até o momento da transferência da unidade em que foi atendido, da alta hospitalar ou do acompanhamento ambulatorial ou domiciliar.

Para o uso eficaz deste livro, sugere-se a leitura de seus capítulos iniciais, importante fonte de conhecimentos acerca do PE. Isso também auxiliará o melhor entendimento dos estudos de caso, os diagnósticos, as intervenções e os resultados apontados.

Espera-se que as informações contidas neste livro, fruto de um imenso, mas compensador, trabalho, possam auxiliar enfermeiros, docentes, discentes e demais profissionais da equipe de saúde a sistematizarem e documentarem o cuidado aos pacientes, de modo científico e acurado. Espera-se, ainda, que este livro sirva de estímulo a outros colegas, para que divulguem as suas práticas com a finalidade de contribuir com o corpo de conhecimento da enfermagem, não apenas como trabalho, mas como disciplina científica.

AGRADECIMENTOS

Muitas são as pessoas que contribuíram para a concretização deste livro e a quem se gostaria de agradecer.

- aos pacientes, que nos possibilitaram aprender com seus estudos clínicos,
- aos enfermeiros, técnicos e auxiliares de enfermagem do HCPA, docentes e discentes de enfermagem da UFRGS,

- aos enfermeiros, graduandos e docentes autores dos capítulos,
- à equipe editorial da Editora Artmed,
- às bolsistas Gabriela Gomes e Brunna Lima,
- aos nossos familiares e amigos.

Sumário

Parte I
O PROCESSO DE ENFERMAGEM

1. O processo de enfermagem e as classificações NANDA-I, NIC e NOC 23
   Miriam de Abreu Almeida, Amália de Fátima Lucena

2. Construção do processo de enfermagem no HCPA e sua informatização 41
   Maria da Graça Oliveira Crossetti, Myrna Lowenhaupt d'Ávila, Vera Lúcia Mendes Dias

3. Operacionalização do processo de enfermagem no HCPA 53
   Lisiane Pruinelli, Isis Marques Severo, Miriam de Abreu Almeida, Amália de Fátima Lucena, Gabriela Gomes dos Santos

4. Bioética e processo de enfermagem 67
   Rosmari Wittmann-Vieira, José Roberto Goldim

5. Desenvolvimento de novos diagnósticos de enfermagem 77
   Beatriz Cavalcanti Juchem, Deise dos Santos Vieira, Miriam de Abreu Almeida, Amália de Fátima Lucena

6. Validação de diagnósticos, intervenções e resultados de enfermagem 89
   Maria da Graça Oliveira Crossetti, Gislaine Saurin, Michele Antunes, Thaíla Tanccini

Parte II

ESTUDOS CLÍNICOS – Necessidades psicobiológicas/psicossociais/psicoespirituais

7. Paciente com diagnóstico de Integridade tissular prejudicada submetido a intervenção coronariana percutânea (ICP) 103
Marta Georgina Oliveira de Góes, Márcia Weissheimer, Rose Cristina Lagemann, Simone Pasin, Amália de Fátima Lucena, Miriam de Abreu Almeida

8. Ventilação espontânea prejudicada em paciente em pós-operatório imediato de transplante hepático 117
Enaura Helena Brandão Chaves, Isis Marques Severo, Daniela Marona Borba, Soraia Arruda, Gilda Maria Baldissera Ben, Teresinha Maria Scalon Fernandes, Patrícia Maurello Neves Bairros, Letícia Orlandin

9. Confusão aguda em paciente submetida a neurocirurgia 135
Lisiane Pruinelli, Mara Regina Ferreira Gouvêa, Maria Lúcia Pereira de Oliveira, Vanessa Kenne Longaray

10. Risco de infecção em paciente submetida a gastroplastia 149
Marta Georgina Oliveira de Góes, Catiuscia Ramos da Silva, Márcia Weissheimer, Rosane da Silva Veiga Pirovano, Adriana Maria A. Henriques

11. Dor aguda em paciente doador de rim no período pós-operatório imediato 165
Simone Pasin, Marta Georgina Oliveira de Góes, Márcia Weissheimer, Rose Cristina Lagemann

12. Paciente com Risco de sangramento submetido a terapia trombolítica 179
Betina Franco, Ana Valéria Furquim Gonçalves, Lisiane Manganelli Girardi Paskulin, Beatriz Hoppen Mazui

13. Integridade tissular prejudicada em paciente adulto com múltiplas úlceras por pressão 191
Carla Daiane Silva Rodrigues, Marli Elisabete Machado, Rejane Marilda Avila, Sandra Fialkowski

14. Risco de perfusão tissular cardíaca diminuída em paciente com dor torácica 205
Andréia Martins Specht, Fernando Luiz Pierozan, Eneida Rejane Rabelo

15. Cuidados com a gestante com Risco de glicemia instável 217
    Aline Alves Veleda, Ana Maria Kerpp Fraga,
    Marcia Pozza Pinto, Márcia Simone Machado

16. Icterícia neonatal 231
    Débora Calçada dos Reis, Tamara Soares, Rozimeli G. dos Santos

17. Paciente adulto com Risco de suicídio 241
    Celina Marques Schondelmayer, Vera Beatriz Delgado,
    Mônica M. Tabajara, Márcio Silveira da Silva, Juciléia Thomas,
    Leliane Silva Morsch, Miriam Bolfoni, Christine Wetzel

18. Proteção ineficaz em paciente submetido a transplante
    de células-tronco hematopoiéticas alogênico não relacionado 251
    Claudete R. M. Pacheco, Angélica Pires Ghinato

19. Paciente tabagista com Disposição para
    aumento da tomada de decisão 267
    Solange Klöckner Boaz, Deise dos Santos Vieira,
    Maria Luiza Soares Schmidt, Emi Simplício da Silva, Elenara Franzen

20. Enfrentamento familiar incapacitado em criança
    com alterações de comportamento 279
    Maria do Carmo Rocha Laurent, Ana Lúcia de L. Hampe,
    Caroline Maier Predebon, Josiane Dalle Mulle, Lily Ferrel Quintela,
    Maria Buratto Souto, Rita Cristiane dos Santos Minussi,
    Sheila Rovinski Almoarqueg

21. Paciente com Sofrimento espiritual em cuidados paliativos 295
    Rosmari Wittmann-Vieira, Rose Mary Devos Valejos,
    Caren Jaqueline Gomes

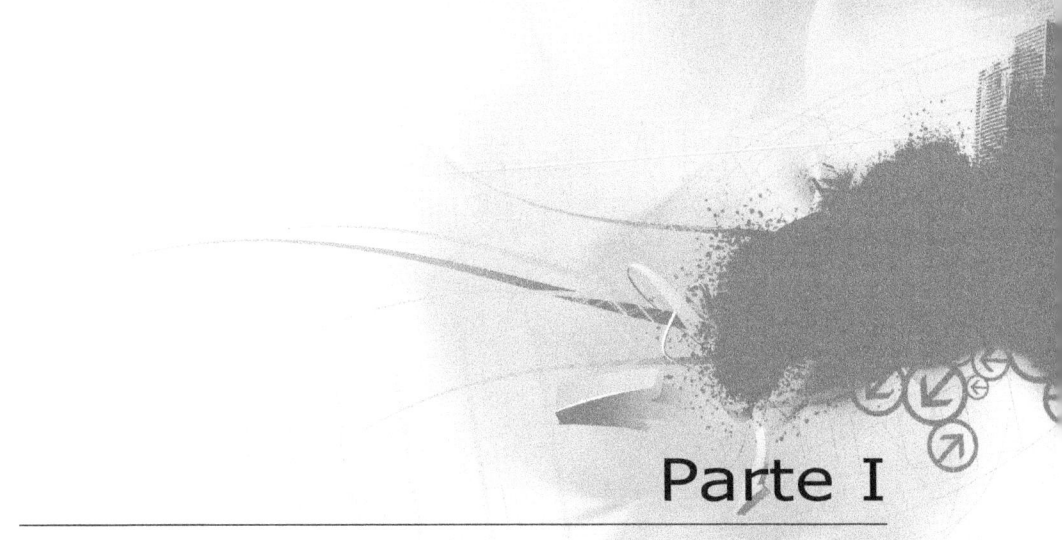

Parte I

O PROCESSO DE ENFERMAGEM

1

O processo de enfermagem e as classificações NANDA-I, NIC e NOC

Miriam de Abreu Almeida
Amália de Fátima Lucena

O processo de enfermagem (PE) pode ser entendido como um instrumento ou um modelo metodológico utilizado tanto para favorecer o cuidado quanto para organizar as condições necessárias para que ele aconteça.[1] Em uma revisão histórica, podem ser identificadas três gerações distintas do PE.

A primeira geração compreende o período de 1950 a 1970, cuja ênfase era a identificação e a resolução de problemas. O modelo de PE apresentava quatro fases: coleta de dados, planejamento, implementação e avaliação. A identificação do problema e a busca de sua solução eram, muitas vezes, rotinizadas, sendo que o foco do cuidado de enfermagem estava relacionado a determinadas condições fisiopatológicas.[2] Nessa época, Faye Abdellah introduziu um sistema de classificação para identificar os 21 problemas de enfermagem do cliente. Esse sistema passou a ser utilizado no currículo das escolas de enfermagem para auxiliar os alunos a identificarem as respostas do cliente à saúde e à doença que exigissem intervenção de enfermagem. Essa foi considerada a primeira classificação relevante para a prática de enfermagem nos Estados Unidos.[1,3]

Na segunda geração, compreendida entre 1970 e 1990, o PE passa a ter cinco fases, com a inclusão do diagnóstico de enfermagem (DE). O PE deixa de ter uma conotação linear e lógica, com foco na solução de problemas, e assume características de um processo dinâmico e multifacetado, pautado no raciocínio e no pensamento crítico, auxiliando a gerenciar as informações sobre os indivíduos e a tomar decisões em ações e intervenções de enfermagem.[2] É nesse contexto que se inicia, nos anos 1970, a preocupação dos enfermeiros com a necessidade de desenvolver uma linguagem padronizada dos problemas de saúde por eles diagnosticados e tratados.

O foco da terceira geração do PE, de 1990 a 2010, volta-se para a especificação e a testagem, na prática, de resultados do paciente que sejam sensíveis à intervenção de enfermagem.[2] Também se observa que os sistemas de classificação já estão sendo utilizados no ensino, na pesquisa e na prática clínica, o que permite à profissão nomear o seu fazer e documentá-lo, em sistemas informatizados ou não.

A escolha de uma ou outra linguagem padronizada resulta das ideias que se quer comunicar, o que pode variar de acordo com o cenário da prática clínica, possivelmente sob a influência do contexto social, político, econômico e cultural.

No Brasil, o PE teve início graças ao trabalho de Wanda Horta.[4,5] Essa enfermeira brasileira desenvolveu um modelo de PE que se baseou na Teoria das Necessidades Humanas Básicas, de Maslow, e na denominação de Necessidades Psicobiológicas, Psicossociais e Psicoespirituais, de João Mohana.

Hoje, o PE, quando desenvolvido em todas as suas etapas, apresenta:[6]

1. anamnese e exame físico, ou, ainda, levantamento ou coleta de dados
2. diagnóstico de enfermagem
3. planejamento da intervenção ou plano de cuidados ou prescrição de enfermagem
4. implementação ou execução da intervenção
5. avaliação do resultado ou evolução de enfermagem

Na execução das etapas do PE referentes ao diagnóstico, à intervenção e ao resultado (elementos básicos da prática de enfermagem), os sistemas de classificações de enfermagem podem ser utilizados como ferramentas de auxílio e qualificação. Estes apresentam e classificam termos padronizados, que refletem o significado dos fenômenos comuns na prática clínica da enfermagem.[7]

Hoje, existem diversas classificações de termos de enfermagem, tais como as taxonomias da North American Nursing Diagnosis Association International (NANDA-I),[8] a Nursing Interventions Classifications (NIC)[9] e a Nursing Outcomes Classification (NOC),[10] que estão entre as mais conhecidas e utilizadas no contexto brasileiro.

CLASSIFICAÇÃO DE DIAGNÓSTICOS DE ENFERMAGEM DA NANDA-I

Aspectos históricos e definição

A necessidade sentida, inicialmente, por enfermeiros norte-americanos de desenvolver uma linguagem clara e consistente para nomear o que faziam deu origem à North Americam Nursing Diagnosis Association (NANDA), oficializada em 1982.[11] Em 2002, essa associação expandiu suas fronteiras e passou a ser NANDA International (NANDA-I).[12] Tal perspectiva foi fortalecida pela realização da primeira conferência da NANDA-I, sediada em Madri, na Espanha, no ano de 2010, e pelo

I Simpósio Latino-americano da NANDA-I, em junho de 2011, na cidade de São Paulo, no Brasil.

A NANDA-I realiza, hoje, eventos bienais, quando ocorre a divulgação da taxonomia atualizada, que apresenta as inclusões dos novos diagnósticos, suas revisões e a exclusão de outros. A participação dos enfermeiros brasileiros nos estudos sobre DE iniciou, em nível internacional, na VIII Conferência da NANDA, ocorrida em 1990, e os precursores nesse movimento foram docentes da Universidade Federal da Paraíba.[11] Hoje, essa participação foi ampliada, de modo que existem DEs desenvolvidos por brasileiros contemplados nas últimas edições dessa taxonomia.[8]

No Brasil, os eventos sobre a temática também são bienais e iniciaram-se em 1991, com a realização do I Simpósio Nacional sobre Diagnóstico de Enfermagem (SINADEn).

O DE é definido pela NANDA-I como:

"Julgamento clínico das respostas do indivíduo, da família ou da comunidade a problemas de saúde/processos vitais reais ou potenciais. O diagnóstico de enfermagem constitui a base para a seleção das intervenções de enfermagem para o alcance dos resultados pelos quais o enfermeiro é responsável."[8]

O DE pode ser compreendido tanto como um processo quanto como um produto, sendo que o processo diagnóstico inclui duas fases. A primeira delas engloba a análise e a síntese dos dados coletados, e a segunda estabelece o enunciado do diagnóstico a partir de uma taxonomia existente. Esse processo de raciocínio requer habilidades cognitivas e perceptivas, bem como experiência e base de conhecimento científico. Além disso, envolve pensamento crítico, tomada de decisão e raciocínio dedutivo e indutivo.[2]

Estrutura taxonômica: domínios, classes e diagnósticos

Inicialmente, a listagem de diagnósticos de enfermagem foi organizada por ordenamento alfabético, porém tal método não facilitava seu uso. Assim, uma estrutura conceitual, com nove Padrões de Respostas Humanas, foi construída, compreendendo a Taxonomia I da NANDA.[12,13]

Entretanto, a necessidade de atender o modelo de terminologia da International Standards Organization (ISO) em relação a um diagnóstico de enfermagem[8] fez com que se criasse uma estrutura multiaxial para a classificação. Assim, a estrutura da Taxonomia II da NANDA-I foi aprovada na conferência bienal de 2000 e publicada em 2001, sendo constituída de três níveis:[8,13]

- domínios
- classes
- diagnósticos de enfermagem

A Classificação dos Diagnósticos de Enfermagem 2009-2011 consta de 13 domínios, 47 classes e 201 diagnósticos. Nessa edição, foram incluídos 21 novos diagnósticos, sendo que foram revisados nove e excluídos seis DEs da classificação 2007-2008, o que reforça a importância da submissão de novos diagnósticos que descrevam a prática de enfermagem.[8]

O Domínio 1, Promoção da Saúde, é definido como a consciência de bem-estar e de normalidade de função, e também como as estratégias utilizadas para manter sob controle e aumentar o bem-estar ou a normalidade da função. Possui duas classes: consciência da saúde e controle da saúde.

O Domínio 2, Nutrição, é definido como sendo as atividades de ingerir, assimilar e utilizar nutrientes para fins de manutenção e reparação de tecidos e produção de energia. É composto pelas classes: ingestão, digestão, absorção, metabolismo e hidratação.

O Domínio 3, Eliminação/Troca, é definido como secreção e excreção dos produtos residuais do metabolismo do organismo. É composto pelas classes: sistema urinário, sistema gastrintestinal, sistema tegumentar e sistema respiratório.

O Domínio 4, Atividade/Repouso, é definido como produção, conservação, gasto ou equilíbrio de recursos energéticos. É composto pelas classes: sono/repouso, atividade/exercício, equilíbrio de energia, respostas cardiovasculares/pulmonares e autocuidado.

O Domínio 5, Percepção/Cognição, é definido como sistema humano de processamento de informações e composto pelas classes: atenção, orientação, sensação/percepção, cognição e comunicação.

O Domínio 6, Autopercepção, é definido como consciência de si mesmo, sendo composto pelas classes: autoconceito, autoestima e imagem corporal.

O Domínio 7, Relacionamentos de Papel, é definido como conexões ou associações positivas e negativas entre pessoas ou grupos e meios pelos quais essas conexões são demonstradas. É composto pelas classes: papéis de cuidador, relações familiares e desempenho de papel.

O Domínio 8, Sexualidade, é definido com o nome das próprias classes: identidade sexual, função sexual e reprodução.

O Domínio 9, Enfrentamento/Tolerância ao Estresse, é definido como lidar com eventos/processos de vida, sendo composto pelas classes: respostas pós-trauma, respostas de enfrentamento e estresse neurocomportamental.

O Domínio 10, Princípios de Vida, é definido como princípios nos quais são baseados a conduta, o pensamento e o comportamento quanto a atos, costumes ou instituições, considerados verdadeiros ou dotados de valor intrínseco. É composto pelas classes: valores, crenças e coerência entre valor/crença/ação.

O Domínio 11, Segurança/Proteção, é definido como estar livre de perigo, lesão física ou dano do sistema imunológico; preservação contra perdas; proteção da segurança e seguridade. É composto pelas classes: infecção, lesão física, violência, riscos ambientais, processos defensivos e termorregulação.

O Domínio 12, Conforto, é definido como sensação de bem-estar ou conforto mental, físico ou social. É composto pelas classes: conforto físico, conforto ambiental e conforto social.

O Domínio 13, Crescimento/Desenvolvimento, é definido como aumentos apropriados para a idade nas dimensões físicas, maturação de sistemas orgânicos e/ou progressão pelos estágios de desenvolvimento. É composto pelas classes: crescimento e desenvolvimento.

Os DEs estão organizados em cada uma das classes e domínios da NANDA-I, e os seus componentes são:

- **título** – nome, termo conciso que exprime o significado do DE
- **definição** – descrição clara e precisa do DE
- **fatores relacionados** – fatores contribuintes que parecem mostrar relação padronizada com o DE. Podem ser descritos como fatores antecedentes, associados, contribuintes e estimuladores
- **fatores de risco** – fatores ambientais, fisiológicos, psicológicos, genéticos ou químicos que aumentam a vulnerabilidade de um indivíduo a um DE
- **características definidoras** – indícios, inferências observáveis que se agrupam como manifestações (sinais e sintomas), com frequência associados a um DE

O título e as definições de um DE são padronizados, ou seja, não devem ser modificados. Além disso, possuem um código numérico que facilita a comunicação entre diferentes locais.

O sistema multiaxial tornou a Taxonomia II da NANDA Internacional mais flexível do que a Taxonomia I (monoaxial), facilitando a inclusão de novos diagnósticos.[14] A Taxonomia II é composta por sete eixos:

- Eixo 1 – conceito diagnóstico
- Eixo 2 – sujeito do diagnóstico (indivíduo, família, comunidade)
- Eixo 3 – julgamento (prejudicado, ineficaz)
- Eixo 4 – localização (vesical, auditiva, cerebral)
- Eixo 5 – idade (bebê, criança, adulto)
- Eixo 6 – tempo (crônico, grave, intermitente)

- Eixo 7 – situação do diagnóstico (risco, real, de bem-estar, de promoção da saúde)

Os Eixos 1 e 3 são elementos essenciais de um diagnóstico de enfermagem (p. ex., Deambulação Prejudicada). Em alguns casos, o conceito diagnóstico contém o julgamento (p. ex., Dor). Também o Eixo 2 é fundamental, embora possa ficar implícito.[6] Esses eixos servem para compor os enunciados diagnósticos nas situações clínicas da prática do enfermeiro.

A constante busca por retratar de forma mais fidedigna e compreensível a prática clínica da profissão tem levado o Comitê de Taxonomia da NANDA-I a pensar em uma nova estrutura, devendo apresentar em breve a proposta de Taxonomia III.

Tipos de diagnósticos

Os tipos de diagnósticos de enfermagem são:[8]

- real
- de promoção da saúde
- de risco
- de bem-estar
- síndrome

O DE real descreve respostas humanas a condições de saúde ou processos de vida que um indivíduo, a família ou a comunidade está apresentando. Nesse caso, os dados coletados permitem evidenciar características definidoras (sinais e sintomas) que confirmam a presença do DE, sendo o seu enunciado composto de três partes: título, fatores relacionados e características definidoras. Por exemplo: **Dor Aguda relacionada a agentes lesivos evidenciada por relato verbal de dor, gestos protetores e elevação na pressão arterial**.

O DE de promoção da saúde compreende o julgamento clínico da motivação e do desejo de um indivíduo, da família ou da comunidade de aumentar seu bem-estar para um nível mais elevado de saúde. Refere-se a comportamentos específicos de saúde, como alimentação e exercício. Essa disposição é sustentada por características definidoras. Seu enunciado é composto de duas partes: título e características definidoras. Por exemplo: **Disposição para Nutrição Melhorada evidenciada por alimentar-se regularmente e expressar desejo de melhorar sua nutrição**.

Um DE de risco descreve respostas humanas a condições de saúde ou processos de vida que podem desenvolver-se em um indivíduo, em uma família ou em uma comunidade vulnerável. Nesse caso, não existem características definidoras e, sim, fatores de risco que contribuem para o aumento da vulnerabilidade. Seu enunciado é composto de duas partes: título e fatores de risco. Por exemplo: todas as pessoas com incisão cirúrgica são suscetíveis a infecção, indicando o DE **Risco de Infecção relacionado a procedimento invasivo**.

O DE de bem-estar compreende respostas humanas relacionadas ao bem-estar no indivíduo, na família ou na comunidade com disposição para aumento ou melhora. Essa disposição é sustentada por características definidoras. Seu enunciado é composto de duas partes: título e características definidoras. Por exemplo, o relato de um pai ou de uma mãe que gostaria de ser melhor indica o DE **Disposição para Paternidade/Maternidade Melhorada evidenciada por atender as necessidades do filho e demonstrar vínculo**.

Já a síndrome é um agrupamento de sinais e sintomas que quase sempre ocorrem juntos. Nesse caso, representam um quadro clínico diferente. Seu enunciado é composto de três partes: título, fatores relacionados e características definidoras. Por exemplo: **Síndrome Pós-trauma relacionada a abuso psicológico evidenciado por dificuldade de concentração, tristeza e pesadelos**.

Como utilizar a NANDA-I

Na Classificação 2007-2008 e nas anteriores, os diagnósticos de enfermagem estão listados em ordem alfabética pelo conceito diagnóstico (descrito no Eixo 1), e não pela primeira palavra. Por exemplo, o diagnóstico Déficit no Autocuidado para Alimentação será encontrado em Autocuidado, e não em Déficit ou Alimentação. De maneira semelhante, Atividades de Recreação Deficientes será localizado na letra "R", porque Recreação é o conceito diagnóstico. Outra forma de buscar os DEs é por meio da estrutura da Taxonomia II, a partir dos domínios e das classes.[14]

Na Classificação 2009-2011, os DEs estão em ordem alfabética conforme o conceito diagnóstico, dentro de cada domínio e de sua respectiva classe.[8] Como exemplo, se estiver procurando o diagnóstico Retenção Urinária, irá encontrá-lo em ordem alfabética pelo conceito diagnóstico Retenção (que, nesse caso, é a primeira palavra) entre os nove diagnósticos do Domínio 3 – Eliminação e Troca – e da Classe 1 – Função Urinária.

CLASSIFICAÇÃO DAS INTERVENÇÕES DE ENFERMAGEM (NIC)

Aspectos históricos e definição

A Nursing Interventions Classification (NIC), ou seja, a Classificação das Intervenções de Enfermagem, teve origem em um projeto de pesquisa iniciado em 1987 por membros do College of Nursing da Universidade de Iowa, Estados Unidos.[9] Sua primeira edição foi lançada em 1992; entretanto, somente em 2004 é que a sua terceira edição foi traduzida para o português, o que facilitou seu estudo e sua aplicabilidade na realidade brasileira. Hoje, essa classificação já está em sua quinta edição.[9]

A NIC contempla aspectos fisiológicos e psicossociais do ser humano, incluindo tratamento, prevenção e promoção da saúde. Trata-se de uma classificação ampla, que pretende abranger a totalidade do domínio da disciplina de enfermagem, representando todas as áreas de sua prática. É neutra em termos de teoria, e, assim, as intervenções propostas por ela podem ser utilizadas com qualquer referencial e em todos os locais da prática da enfermagem, podendo também ser associada a qualquer classificação diagnóstica.[9,15]

Estrutura taxonômica: domínios, classes e intervenções

A estrutura taxonômica da NIC atualmente apresenta, em seu nível mais alto e abstrato, sete domínios, compostos por 30 classes, 542 intervenções e mais de 12 mil atividades/ações. Cada domínio, classe e intervenção possui definições, de modo a facilitar seu entendimento e uso.[9]

O Domínio 1 é o Fisiológico Básico, definido como cuidados que dão suporte ao funcionamento físico do organismo e composto pelas classes controle da atividade e do exercício, controle da eliminação, controle da imobilidade, apoio nutricional, promoção do conforto físico e facilitação do autocuidado.

O Domínio 2 é o Fisiológico Complexo, definido como cuidados que dão suporte à regulação homeostática e composto pelas classes controle eletrolítico e acidobásico, controle de medicamentos, controle neurológico, cuidados perioperatórios, controle respiratório, controle da pele/feridas, termorregulação e controle da perfusão tissular.

O Domínio 3 é o Comportamental, definido como cuidados que dão suporte ao funcionamento psicossocial e facilitam mudanças no estilo de vida e composto pelas classes terapia comportamental, terapia cognitiva, melhora da comunicação, assistência no enfrentamento, educação do paciente e promoção do conforto psicológico.

O Domínio 4 é o da Segurança, definido como cuidados que dão apoio à proteção contra danos e composto pelas classes controle na crise e controle de risco.

O Domínio 5 é o da Família, definido como cuidados que dão suporte à família e composto pelas classes cuidados no nascimento dos filhos, cuidados na educação dos filhos e cuidados ao longo da vida.

O Domínio 6 é o de Sistema de Saúde, definido como cuidados que dão suporte ao uso eficaz do sistema de atendimento à saúde e composto pelas classes mediação do sistema de saúde, controle do sistema da saúde e controle das informações.

O Domínio 7 é o da Comunidade, definido como cuidados que dão suporte à saúde da comunidade e composto pelas classes promoção da saúde da comunidade e controle de riscos da comunidade.

> **Segundo a NIC,[9] uma intervenção de enfermagem é:**
>
> "Qualquer tratamento baseado no julgamento e conhecimento clínico, que seja realizado por um enfermeiro para melhorar os resultados do paciente/cliente. Trata-se de uma ação autônoma executada com base científica e em benefício do cliente, relacionada a um DE, com vistas a atingir os melhores resultados possíveis."

As intervenções da NIC possuem um título, uma definição e um código numérico padronizado, pois isso possibilita a comunicação entre diferentes locais. Cada intervenção também possui uma lista variada de atividades (ações concretas), em que o enfermeiro pode selecionar as mais adequadas para cada caso, conforme seu julgamento e tomada de decisão clínica, de forma a individualizar o cuidado.[9]

O enfermeiro, para ser capaz de implementar uma intervenção, precisa ter conhecimento científico, habilidades psicomotoras e interpessoais, bem como utilizar os recursos disponíveis de forma adequada. Na escolha da intervenção de enfermagem, o profissional deve considerar os resultados esperados do paciente, o diagnóstico de enfermagem e seus fatores relacionados ou de risco, assim como saber avaliar a exequibilidade da ação e a aceitação do paciente.[9,16]

Tipos de intervenção

A NIC apresenta dois tipos principais de intervenções:[9]

- **intervenções diretas** – são aquelas que se constituem em um tratamento realizado por meio da interação com o paciente, a família ou a comunidade, incluindo ações de enfermagem nos âmbitos fisiológico e psicossocial. Por exemplo: **Punção de vaso: doação de sangue** (atividade: realizar a punção venosa).
- **intervenções indiretas** – constituem-se em tratamentos ao paciente, à família ou à comunidade realizados a distância, como, por exemplo, as ações voltadas para o gerenciamento do ambiente de cuidado e a colaboração interdisciplinar, que dão suporte à eficácia das intervenções de assistência direta.

Por exemplo: **Controle do ambiente** (atividade: remover perigos ambientais, tais como tapetes escorregadios e pequenas peças de mobiliário que podem ser movimentadas).

Como utilizar a NIC

A NIC é uma classificação bastante extensa, devido a sua intenção de abranger todas as especialidades da área de enfermagem. Todavia, a familiarização com ela se torna rápida quando o enfermeiro aprende a manuseá-la de forma a localizar as intervenções mais relevantes a sua prática clínica.[17]

Para que isso ocorra com alguma facilidade, recomenda-se que os primeiros capítulos do livro sejam lidos antes de iniciar propriamente o uso da Classificação. Esses capítulos apresentam uma visão geral da Classificação, bem como informações importantes de como ela foi construída e como está estruturada.

Ao buscar uma intervenção na NIC, em primeiro lugar, é fundamental que se tenha um DE em mente, assim como um resultado pretendido. Dessa forma, pode-se iniciar a busca da intervenção mais adequada ao caso. Isso pode ser feito do seguinte modo:[9,17]

- pelos **domínios e classes** – o enfermeiro consulta, em cada um dos sete domínios e em suas respectivas classes, a existência de determinada intervenção que poderá ser útil em sua prática clínica. As classes, assim como as intervenções, estão agrupadas por critérios de semelhança e de acordo com as definições do domínio a que pertencem. Por exemplo: as intervenções ligadas ao funcionamento físico estarão dentro do primeiro domínio – Fisiológico Básico –, em uma de suas classes. Para tanto, a NIC apresenta um grande quadro em que se visualizam todos os domínios, classes e intervenções, o que dá um panorama de toda a classificação.
- por **ordem alfabética** – o enfermeiro busca a intervenção diretamente na classificação, encontrando-a com sua definição e lista de atividades. Para realizar essa busca, é preciso ter em mente palavras-chave que possam identificar as intervenções. Note-se que a maioria das intervenções apresenta mais de uma palavra em seu título, uma delas em maiúsculas, o que a determina como sendo a chave para o ordenamento alfabético na classificação. Esse parece ser o modo mais simples de encontrar qualquer intervenção; todavia, é necessário realizar a busca pensando em várias palavras-chave, já que nem sempre a palavra pensada é a utilizada na classificação, que poderá apresentar um sinônimo. Portanto, antes de acreditar que não existe nenhuma intervenção para determinada situação, deve-se considerar várias possibilidades – ou então utilizar mais de um caminho para sua busca. Por

exemplo: ao pensar na palavra Fluido, é também fundamental pensar em Líquido e Hídrico, pois existem várias intervenções nessa área e com diferentes palavras-chave.

- por **área de especialidade** – a NIC apresenta uma listagem com intervenções essenciais por especialidade, gerada de acordo com a opinião de enfermeiros especialistas, que elegeram as intervenções mais comuns em sua prática clínica.
- pelo **capítulo das ligações com os diagnósticos da NANDA-I** – o enfermeiro busca a intervenção diretamente nesse capítulo, que apresenta os diagnósticos de enfermagem da NANDA-I em ordem alfabética e, com eles, uma lista de intervenções que, possivelmente, serão úteis na solução ou na melhora desses diagnósticos. Essas intervenções, entretanto, não são prescritivas, já que a escolha depende do juízo clínico da profissional. Esse capítulo constitui um excelente modo de buscar intervenções para enfermeiros que utilizam a classificação diagnóstica da NANDA-I e também para iniciantes no uso da NIC. Contudo, não se encontra disponível na edição mais recente da NIC.[15,17]

Salienta-se que nenhum dos modos aqui apresentados para utilizar a NIC se esgota por si só, posto que ela compreende uma gama imensa de intervenções nas diferentes áreas de atuação da enfermagem. O ideal é que o leitor manuseie muitas vezes a Classificação e, aos poucos, aperfeiçoe seu modo de utilizá-la.

CLASSIFICAÇÃO DOS RESULTADOS DE ENFERMAGEM (NOC)

Aspectos históricos e definição

A Nursing Outcomes Classification (NOC) é a mais recente das três classificações. Assim como a NIC, ela teve origem em um projeto de pesquisa desenvolvido por membros do College of Nursing da Universidade de Iowa, Estados Unidos, com início em 1991.[10]

A NOC é a primeira classificação padronizada e abrangente utilizada para descrever os resultados obtidos pelos pacientes em decorrência das intervenções de enfermagem. Apesar de enfatizar os resultados mais responsivos às ações de enfermagem, outras disciplinas podem considerá-los úteis para avaliar a efetividade das intervenções que realizam, tanto de forma independente quanto em equipes interdisciplinares com enfermeiros. É considerada complementar à taxonomia da NANDA-I e da NIC, mas também pode ser usada com outras classificações.[10,17-20]

A primeira publicação da NOC é de 1997, porém não teve tradução para o português. Já as três edições seguintes foram lançadas em língua portuguesa no

Brasil – a última em 2010.[10,19] A primeira publicação da NOC apresenta 190 resultados. A segunda edição, datada de 2000, contém 260 resultados agrupados em 29 classes e sete domínios. A terceira edição contém 330 resultados, e a quarta, de 2008, será detalhada a seguir.

Estrutura taxonômica: domínios, classes e resultados

A estrutura taxonômica da NOC possui cinco níveis: domínios, classes, resultados, indicadores e escalas de mensuração. Todos eles possuem um código para facilitar seu uso na prática. A NOC também apresenta, em seu nível mais alto e abstrato, sete domínios, porém distintos dos domínios da NIC, seguidos por 31 classes e 385 resultados.[10,17] Cada domínio, classe e resultado possui definições, de modo a facilitar o seu entendimento e uso.

O Domínio 1 é de Saúde Funcional, definido como os resultados que descrevem a capacidade para o desempenho de tarefas básicas da vida e composto pelas classes manutenção da energia, crescimento e desenvolvimento, mobilidade e autocuidado.

O Domínio 2 é de Saúde Fisiológica, definido como os resultados que descrevem o funcionamento orgânico e composto pelas classes cardiopulmonar, eliminação, líquido e eletrólitos, resposta imune, regulação metabólica, neurocognição, digestão e nutrição, resposta terapêutica, integridade tissular e função sensorial.

O Domínio 3 é de Saúde Psicossocial, definido como os resultados que descrevem o funcionamento psicológico e social e composto pelas classes bem-estar psicológico, adaptação psicossocial, autocontrole e interação social.

O Domínio 4 é de Conhecimento de Saúde e Comportamento, definido como os resultados que descrevem atitudes, compreensão e ações relacionadas com saúde e doenças e composto pelas classes comportamento em saúde, crenças em saúde, conhecimentos em saúde e controle de riscos e segurança.

O Domínio 5 é de Saúde Percebida, definido como os resultados que descrevem impressões sobre saúde e assistência de saúde individuais e composto pelas classes saúde e qualidade de vida, estado dos sintomas e satisfação com a assistência.

O Domínio 6 é de Saúde Familiar, definido como os resultados que descrevem o estado de saúde, o comportamento ou o funcionamento da família como um todo ou de um indivíduo como membro da família e composto pelas classes desempenho do cuidador familiar, estado de saúde de um membro da família, bem-estar familiar e criação de filhos.

O Domínio 7 é de Saúde Comunitária, definido como os resultados que descrevem a saúde, o bem-estar e o funcionamento de uma comunidade ou de uma população e composto pelas classes bem-estar da comunidade e proteção da saúde da comunidade.

Cada resultado pode ser encontrado em uma classe, e possui um código numérico, que visa facilitar sua inserção em um sistema informatizado.

> **Segundo a NOC,**[10] **um resultado do paciente relacionado à enfermagem é:**
>
> "o estado, comportamento ou percepção de um indivíduo, da família ou da comunidade, mensurado ao longo de um *continuum*, em resposta a uma ou mais intervenções de enfermagem".

Uma série de variáveis, além da intervenção, influencia o resultado do paciente. Essas variáveis englobam: as ações realizadas por outros profissionais; os aspectos organizacionais e ambientais que influenciam a seleção e a implementação das intervenções, de acordo com as características do paciente; a saúde física e emocional do paciente; as circunstâncias existenciais vividas pelo paciente, entre outras. Cabe ao enfermeiro definir quais são os resultados mais influenciados pelas intervenções de enfermagem, ou seja, quais resultados apresentados por cada paciente, família ou comunidade são mais sensíveis ao cuidado de enfermagem.

Indicadores de resultados e escalas de mensuração

Cada resultado inclui um rótulo, ou nome, uma definição e uma lista de indicadores que descrevem o paciente, o cuidador ou a família. Os resultados incluem uma escala de medida ou combinações de escala do tipo Likert de cinco pontos para avaliar os indicadores listados. O título do resultado, a definição e a escala de medida são elementos padronizados. Pequenas alterações podem ser feitas na denominação dos indicadores; no entanto, o conceito não deve ser modificado.

Os indicadores são considerados resultados mais específicos e podem servir como resultados intermediários em um plano de cuidados padronizados. Nem todos os indicadores precisam ser utilizados quando um resultado é escolhido. Os enfermeiros irão julgar a pertinência dos indicadores ao selecioná-los para mensurar o resultado que um paciente apresenta no decorrer do tratamento.[10,20]

A NOC contempla 13 escalas de medidas, em que o quinto ponto, ou a pontuação final, representa a condição mais desejável do paciente em relação ao resultado. As escalas podem ser usadas tanto para indicadores como para resultados. Elas permitem a mensuração em qualquer ponto de um *continuum*, facilitando a identificação de alterações no estado do paciente por meio de diferentes pontuações ao longo do tempo. O intervalo entre as avaliações e o prazo para o alcance dos resultados são determinados pelo enfermeiro, sendo necessárias, no mínimo, duas avaliações. O resultado e/ou os indicadores podem ser mensurados a cada hora, turno, dia, semana ou mês, de acordo com o paciente e com o cenário da prática. Assim, as escalas possibilitam monitorar a melhora, a piora ou a estagnação da condição do paciente durante um período de cuidado ou por diferentes setores de atendimento.

Como exemplo, o resultado **Controle da Dor** tem como definição "ações pessoais para controlar a dor". Entre os 11 indicadores listados, encontra-se Reconhecimento do início da dor e Uso de medidas preventivas. A escala de medida do resultado é: 1 = nunca demonstrado, 2 = raramente demonstrado, 3 = algumas vezes demonstrado, 4 = frequentemente demonstrado, 5 = consistentemente demonstrado.[10,17]

Como utilizar a NOC

O manuseio da NOC e a leitura de seus capítulos iniciais são importantes para que o enfermeiro se familiarize com a Classificação e facilite seu uso na prática clínica, no ensino e na pesquisa.

A utilização da NOC é semelhante à da NIC até sua quarta edição. Ao tentar localizar um resultado, em primeiro lugar, é fundamental que se tenha um diagnóstico de enfermagem em mente. Assim, pode-se iniciar a busca na Classificação localizando o resultado mais adequado para cada caso, do seguinte modo:

- por **domínios e classes** – o enfermeiro consulta, em cada um dos sete domínios e em suas respectivas classes, a existência de determinado resultado que poderá ser útil em sua prática clínica. Assim como as classes, os resultados estão agrupados por critérios de semelhança e de acordo com as definições do domínio ao qual pertencem. Por exemplo, os resultados ligados à capacidade para o desempenho de tarefas básicas da vida estarão dentro do primeiro domínio – Saúde Funcional –, em uma de suas diferentes classes. Para tanto, a NOC apresenta um grande quadro, no qual se visualizam todos os domínios, classes e resultados, o que dá um panorama de toda a Classificação.
- por **ordem alfabética** – o enfermeiro busca o resultado direto na Classificação, na qual a encontrará com sua definição, lista de indicadores e escala de medidas. O ordenamento alfabético dá-se pelo primeiro termo do resultado.
- por **área de especialidade** – o enfermeiro busca o resultado de acordo com sua área de especialidade. A NOC apresenta uma listagem com resultados fundamentais identificados por organizações de enfermagem e por

enfermeiros representantes de áreas de especialidade, gerada sobretudo por pesquisas.
- pelo **capítulo das ligações com os diagnósticos da NANDA-I** – o enfermeiro busca o resultado direto nesse capítulo, que apresenta todos os diagnósticos de enfermagem da NANDA-I em ordem alfabética pelo conceito diagnóstico. A ligação é uma associação existente entre os problemas do paciente (diagnóstico de enfermagem) e um resultado desejável (resolução ou melhora do problema). Os tratamentos para os diagnósticos variam em decorrência do resultado selecionado. São propostas duas categorias de resultados para cada diagnóstico: Resultados Sugeridos (resultados mais adequados ao diagnóstico) e Resultados Adicionais Associados. Os diagnósticos de risco possuem apenas Resultados Sugeridos. A apresentação desses níveis de ligação para cada diagnóstico de enfermagem auxilia o enfermeiro a selecionar os resultados mais apropriados. Tais ligações, entretanto, não são prescritivas, já que a escolha depende do juízo clínico do profissional.

Os diferentes modos de utilizar a NOC auxiliam o leitor a compreender melhor a classificação e a empregá-la com maior propriedade.

LIGAÇÕES ENTRE NANDA-I, NOC E NIC

As classificações NANDA-I, NIC e NOC, ou seja, de diagnósticos, intervenções e resultados, podem ser utilizadas em conjunto, embora não haja obrigatoriedade. A sequência de sua aplicação no PE é NANDA-I (diagnósticos), NOC (resultado inicialmente avaliado, antes das intervenções), NIC (intervenções), NOC (resultados após as intervenções).

A partir da coleta de dados, identificam-se os possíveis DEs, com base na NANDA-I, para sua denominação. Depois, planejam-se os cuidados ou as intervenções; iniciando-se pela escolha do(s) resultado(s) da NOC que se quer alcançar, utilizam-se um ou mais indicadores e uma ou mais escalas e realiza-se a primeira mensuração antes da implementação das intervenções. Ainda no planejamento, elegem-se as intervenções e atividades NIC para solucionar/minimizar os DEs identificados. Por fim, uma vez executadas as intervenções de enfermagem, volta-se a utilizar a NOC para nova mensuração do(s) resultado(s) e para comparação com o resultado anterior, a fim de avaliar a melhora, a estagnação ou a piora do quadro clínico apresentado pelo paciente.

A seguir, apresenta-se uma representação esquemática do uso das classificações NANDA-I/NOC/NIC/NOC (Figura 1.1).

```
                    ┌─────────────────────────┐
                    │  Anamnese e exame físico│
                    │    ou coleta de dados   │
                    │   P. ex., alteração na PA,│
                    │   expressão facial de dor,│
                    │     relato verbal de dor│
                    └─────────────────────────┘
                            1ª etapa do PE

                    ┌─────────────────────────┐
                    │  Diagnóstico de enfermagem│
                    │  P. ex., Dor Aguda (NANDA-I)│
                    └─────────────────────────┘
                            2ª etapa do PE
```

Resultado esperado (NOC)	Intervenções (NIC)	Avaliação do resultado (NOC)
• Controle da dor (escolha dos indicadores e aplicação de suas escalas antes da intervenção)	• Administração de analgésicos • Controle do ambiente • Monitorização dos sinais vitais (seleção das atividades para cada intervenção escolhida)	• Controle da dor (aplicação dos indicadores escolhidos e de suas escalas após a intervenção)

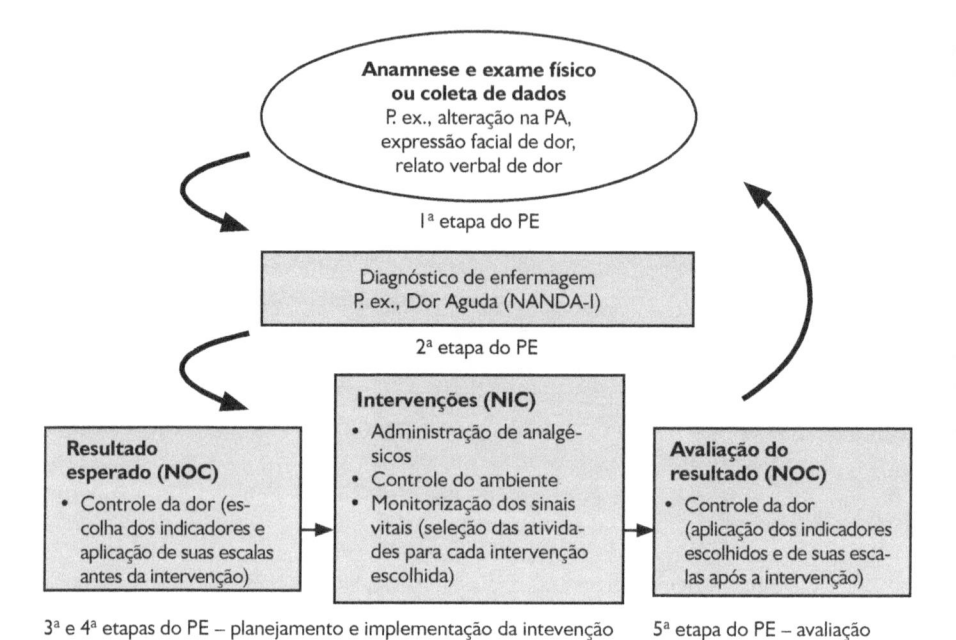

3ª e 4ª etapas do PE – planejamento e implementação da intevenção   5ª etapa do PE – avaliação

FIGURA 1.1
NANDA-I/NOC/NIC/NOC na prática clínica.
Fonte: Lucena e Almeida.[17]

CONSIDERAÇÕES FINAIS

Apesar de a literatura demonstrar que o PE era usado desde a década de 1950, essa metodologia e seus elementos só foram empregados como marco teórico da prática de enfermagem pela American Nurses Association em 1970.[17,21] A partir de então, passou-se a observar uma evolução desse conhecimento, conforme apontado pelas gerações do PE.

Todavia, é importante salientar que tal evolução tem ocorrido de diferentes formas, dependendo de estágio do conhecimento e da aplicação do PE. Essas gerações nem sempre correspondem ao período cronológico descrito, pois ainda existem instituições que não utilizam o PE ou que utilizam apenas algumas de suas etapas.

O uso das classificações traz ordem ao ambiente, auxilia a comunicação e facilita o entendimento e o avanço da base de conhecimentos de determinada área por meio da descoberta de princípios orientadores e da organização daquilo que já é conhecido. Além disso, as classificações favorecem a identificação de falhas no conhecimento, que podem ser corrigidas pelo desenvolvimento de pesquisas.[8,22] Na enfermagem, as classificações para sua prática são recentes e, a despeito dos avanços já produzidos por esses sistemas, é preciso considerar a diversidade de situações em que são usados os termos propostos, o que leva à necessidade constante de adequação e de refinamento dessas terminologias. Isso remete à necessidade constante de pesquisas, bem como seu uso, para que possa ocorrer seu aprimoramento.[17]

REFERÊNCIAS

1. Garcia TB, Nóbrega MML. Processo de enfermagem: da teoria à prática assistencial e de pesquisa. Esc Anna Nery. Rev Enferm. 2009;13(1):188-93.
2. Pesut DJ, Harman J. Nursing process: traditions and transformations. In: Pesut DJ, Harman J. Clinical reasoning: the art and science of critical and creative thinking. Albany: Delmar; 1999.
3. Gordon M. Nursing diagnosis: process and application. 3rd. ed. St. Louis: Mosby; 1994.
4. Horta WA. Processo de enfermagem. São Paulo: EPU; 1979.
5. Kletemberg DF, Siqueira MD, Mantovani MF. Uma história do processo de enfermagem nas publicações da Revista Brasileira de Enfermagem no período 1960- 1986. Esc Anna Nery Rev Enferm. 2006;10(3):478-86.
6. Almeida MA. Processo de enfermagem e as classificações NANDA-I, NOC e NIC. In: Trabalho apresentado no 1. Congreso Internacional de Proceso de Enfermería y Lenguaje Estandarizado e 1. Congreso Internacional de Proceso de Enfermería y Lenguaje Estandarizado; 2010; Bucaramanga, Colômbia. Bucaramanga: Universidad Industrial de Santander; 2010. p. 52-63.
7. Garcia TR, Nóbrega MML, Carvalho EC. Processo de enfermagem: aplicação à prática profissional. Online Brazilian Journal of Nursing. 2004;3(2):1-10.
8. NANDA International. Diagnósticos de enfermagem da NANDA: definições e classificação 2009-2011. Porto Alegre: Artmed; 2010.
9. Bulechek GM, Butcher HK, Dochterman J. Classificação das intervenções de enfermagem (NIC). 5. ed. Rio de Janeiro: Elsevier; 2010.
10. Moorhead S, Johnson M, Maas ML, Swanson E. Classificação dos resultados de enfermagem (NOC). 4. ed. Rio de Janeiro: Elsevier; 2010.
11. Lima CLH, Silva KL, Furtado LG, Nóbrega MML, Negreiros RV. Sistema de classificação de diagnóstico de enfermagem da NANDA: evolução histórica e estrutural. In: Nóbrega MML, Silva KL, organizadores. Fundamentos do cuidar em enfermagem. João Pessoa: Imprima; 2007. p. 163-194.
12. Cruz DALM. Processo de enfermagem e classificações. In: Gaidzinski RR, Soares AVN, Costa Lima AF, Gutierrez BAO, Monteiro da Cruz DAL, Rogenski NMB, et al. Diagnóstico de enfermagem na prática clínica. Porto Alegre: Artmed; 2008. p. 25-37.
13. Braga CG, Cruz DALM. A Taxonomia II proposta pela North American Nursing Diagnosis Association (NANDA). Rev Latino-Am Enfermagem. 2003;11(2):240-4.
14. NANDA International. Diagnósticos de enfermagem da NANDA: definições e classificação 2007-2008. Porto Alegre: Artmed; 2008.
15. Lucena AF. Mapeamento dos diagnósticos e intervenções de enfermagem de uma unidade de terapia intensiva [tese]. São Paulo: Universidade Federal de São Paulo; 2006.
16. Lunney M. Helping nurses use NANDA, NOC, and NIC: novice to expert. J Nurs Adm. 2006;36(3):118-25.
17. Lucena AF, Almeida MA. A utilização das Taxonomias NANDA-NIC-NOC na prática clinica. In: Souza EN, organizadora. Casos clínicos para a enfermagem. Porto Alegre: Moriá; 2010. p. 51-69.

18. Souza APMA, Silva KL, Nóbrega MML. Sistema de classificação dos resultados de enfermagem: NOC (Nursing Outcomes Classification). In: Nóbrega MML, Silva KL, organizadores. Fundamentos do cuidar em enfermagem. João Pessoa: Imprima; 2007. p. 211-20.
19. Garcia TR, Cubas MR, Almeida MA. Resultados de enfermagem. In: Garcia TR, Egry EY, organizadoras. Integralidade da atenção no SUS e sistematização da assistência de enfermagem. Porto Alegre: Artmed; 2010. p. 127-34.
20. Almeida MA, Seganfredo DH, Canto DF, Menna Barreto LN. Aplicabilidade da classificação dos resultados de enfermagem em pacientes com déficit no autocuidado: banho/higiene. Rev Gaúch Enferm. 2010;31(1):33-40.
21. Lucena AF, de Barros AL. Nursing diagnoses in a Brazilian intensive care unit. Int J Nurs Terminol Classif. 2006;17(3):139-46.
22. Lucena AF. As classificações NANDA-NIC-NOC: estrutura teórico-conceitual. In: Anais do 9. Simpósio Nacional de Diagnóstico de Enfermagem. Brasília: ABEn; 2008.

2

Construção do processo de enfermagem no HCPA e sua informatização

Maria da Graça Oliveira Crossetti
Myrna Lowenhaupt d'Ávila
Vera Lúcia Mendes Dias

A gestão da informação nas instituições de saúde tem-se constituído em um importante desafio. No Hospital de Clínicas de Porto Alegre (HCPA), esse desafio é decorrente das características de um hospital geral universitário ligado, de forma acadêmica, à Universidade Federal do Rio Grande do Sul (UFRGS), cuja missão é prestar assistência de excelência e referência com responsabilidade social, formar recursos humanos e gerar conhecimentos, atuando de modo decisivo na transformação da realidade e no desenvolvimento pleno da cidadania.

A busca por modelos e referenciais teóricos que orientem a prática profissional, definindo domínios e atribuindo visibilidade ao saber e ao fazer da enfermagem, tem sido uma constante em sua história. Nesse *continuum*, a metodologia do processo de enfermagem (PE) revela-se como um diferencial na prática clínica, por conferir competência e autonomia profissional.

O PE orienta o profissional de enfermagem a investigar as respostas humanas resultantes do desequilíbrio das necessidades básicas, conduzindo-o, por meio do raciocínio lógico e do julgamento, à tomada de decisão clínica, ou seja, ao diagnóstico, à definição de metas ou resultados e às intervenções de enfermagem, conferindo, assim, acurácia e segurança ao processo diagnóstico com base em uma estrutura teórica definida.[1]

Em atenção ao desenvolvimento da tecnologia e à qualidade de gestão da informação em saúde, constata-se que os enfermeiros têm-se apropriado da informática como ferramenta que promove a qualidade do gerenciamento no cuidado, sobretudo na tomada de decisão clínica no processo de enfermagem.

Nesse contexto, estrutura-se o modelo de assistência adotado pelo Grupo de Enfermagem do HCPA (GENF/HCPA), que, em atenção a sua filosofia, aos objetivos e à missão institucional, adotou, desde sua concepção, a metodologia do PE na prática profissional, direcionado ao cuidado individualizado.

A construção do PE e sua informatização no HCPA são o objeto deste capítulo, em que se propõe descrever a implementação desses instrumentos que constituem elementos estruturais das práticas de enfermagem na instituição.

A CONSTRUÇÃO DO PROCESSO DE ENFERMAGEM NO HCPA

O modelo de atenção implantado pelo GENF do HCPA, projetado desde a concepção do hospital, foi iniciado pelos enfermeiros do serviço ambulatorial com o modelo de consulta de enfermagem proposto por Horta no atendimento a pacientes com enfermidades crônicas. Os registros de enfermagem nas unidades de internação, abertas ao público em 1972, seguiram o sistema de registro orientado para problemas, Sistema de Weed, que era exigido de todos os profissionais da equipe de saúde que tinham acesso ao prontuário do paciente e que nele fizessem registros.[2]

Os registros de enfermagem, de acordo com o sistema de Weed,[3] compreendiam:

1. **anamnese e exame físico de enfermagem**: incluindo dados subjetivos (S) expressos pelos relatos do paciente mediante entrevista; dados objetivos (O) obtidos no exame físico do paciente no sentido cefalocaudal, registro da presença ou não de alterações dos padrões de normalidade; conduta (C) expressa pelo registro da orientação do cuidado realizado ou a ser realizado e/ou remissão a "conforme prescrição". Essa etapa, realizada de modo completo na admissão do paciente, era registrada na chamada folha de evolução. Os problemas de enfermagem levantados, como dispneia, diarreia, hipertermia (temperatura elevada), eram documentados em uma folha exclusiva (primeira folha do prontuário do paciente) para registros dos diagnósticos e/ou de hipóteses diagnósticas elaboradas por médicos e outros profissionais. Com o tempo, os enfermeiros começaram a fazer esses registros de admissão em folha de evolução, passando esta a localizar-se como a última folha do prontuário do paciente.
2. **evolução de enfermagem**: que contemplava os registros das condições de saúde do paciente em atenção a algum problema pontual que vinha apresentando ou uma situação clínica nova que merecesse destaque. Eram realizadas diariamente ao término de cada plantão. A sistemática era a mesma da admissão: subjetivo (S), objetivo (O) e conduta (C), sendo que os registros de encaminhamento do paciente para realização de exames eram feitos nesse item.
3. **folha de controle**: continha o registro de sinais vitais, líquidos infundidos (p. ex., soro, sangue), líquidos eliminados (p. ex., urina, drenagens, vô-

mito) e outras informações relevantes do paciente sob responsabilidade da equipe de enfermagem. Assim se caracterizava a sistematização dos registros no HCPA.

O GENF, com a continuidade da assistência de enfermagem, identificou lacunas no sistema de Weed quanto à qualidade dos registros de enfermagem, pois não contemplava as fases de prescrição e de diagnóstico de enfermagem, proporcionando pouca visibilidade ao trabalho do enfermeiro na instituição. Assim, em 1977, adotou-se como marco de referência para a sistematização da assistência o processo de enfermagem proposto por Horta,[4] baseado na Teoria das Necessidades Humanas Básicas.

A implantação dessa metodologia de trabalho implicou mudanças comportamentais da equipe de enfermagem, pois a forma de pensar e executar o cuidado exigiu modificações relacionadas a "o que, onde e como" registrar os dados do paciente, o que exigiu a capacitação dos enfermeiros sobre a aplicação teórica e prática do PE. Isso ocorreu por meio de um curso ministrado pela doutora Wanda de Aguiar Horta. Com esse modelo, o PE aplicado pelos enfermeiros passou a conter as etapas de anamnese e exame físico de enfermagem; lista de problemas de enfermagem, que representava a etapa de diagnóstico de enfermagem; prescrição de enfermagem; e evolução de enfermagem estruturada em dados subjetivos (S), objetivos (O) e conduta (C), mantendo-se as folhas de controle de sinais vitais e de controle hídrico.

A estrutura da prescrição de enfermagem foi adequada ao modelo redacional da prescrição de enfermagem proposto por Paim,[5] sendo que o enfermeiro, ao redigi-la, deveria iniciar com o verbo no infinitivo, representando o nível de dependência do paciente, seguido do conteúdo da prescrição ou do cuidado a ser executado, da frequência de realização do cuidado e do seu aprazamento. As prescrições de enfermagem passaram, em 1982, a ser registradas em formulário específico – até então de uso exclusivo dos médicos.[2]

Com o crescimento do hospital a partir da oferta de novos serviços à população e com o consequente aumento da demanda de pacientes e de profissionais, o GENF/HCPA, entre outras metas, decidiu estudar o PE e aplicá-lo em todas as unidades de internação, bem como nas unidades de terapia intensiva adulto e pediátrica. Ao se estudar a estrutura das prescrições de enfermagem, constatou-se, entre outros aspectos, que estas não contemplavam de modo continuado e sistemático os problemas dos pacientes levantados na lista de problemas de enfermagem, os quais se caracterizavam, essencialmente, por procedimentos de enfermagem (p. ex., presença de cateter de oxigênio em narina D) e por diagnósticos médicos (hipertensão arterial sistólica).[2] Tais conclusões remeteram à necessidade de desenvolvimento da etapa do diagnóstico de enfermagem, até então uma lacuna na aplicação do PE. Esses dados motivaram, em 1990, a criação de um grupo de estudo sobre o PE, composto por enfermeiros das áreas clínica e cirúrgica de adultos, pediátrica, da neonatologia, materna, psiquiátrica e ambulatorial, com o objetivo de estudar os referenciais teóricos que orientavam a assistência de enfermagem, assim como para verificar quais etapas estavam sendo desenvolvidas nas diferentes áreas de atuação dos enfermeiros.

Nesse ínterim, a produção do conhecimento de enfermagem caracterizou-se por um crescente interesse dos enfermeiros em descrever e classificar os fenômenos que lhes são próprios, em busca de uma linguagem padronizada, de modo a diagnosticar e definir resultados e intervir nos problemas de saúde do indivíduo, da família e da comunidade com acurácia.

Comprometido com o desenvolvimento da profissão, com a seleção e com a aplicação das melhores práticas no cuidado, o GENF/HCPA decidiu (re)construir o modelo de PE em diferentes contextos da prática clínica de enfermagem. Assim, buscou sustentação teórica na classificação dos diagnósticos de enfermagem da North American Nursing Diagnosis Association (NANDA);[6] na obra de Benedet e Bub,[7] que uniu a Taxonomia I dos diagnósticos de enfermagem da NANDA às necessidades humanas básicas de Horta; de Carpenito-Moyet;[8] e, sobretudo, na prática profissional do grupo de enfermeiros assistenciais e docentes que atuavam no hospital.

Ao definir como um dos primeiros objetivos a introdução da classificação dos diagnósticos de enfermagem da NANDA no PE, o GENF seguiu as seguintes estratégias:

- elaboração de um projeto de desenvolvimento para implantação dos diagnósticos de enfermagem na prática clínica, com aprovação do Comitê de Ética e Pesquisa do HCPA;
- criação de um grupo de trabalho sobre diagnóstico de enfermagem (GTDE) para estudar e exercitar a fundamentação teórica e prática da taxonomia da NANDA, constituído por enfermeiros de diferentes áreas de atuação do hospital e por docentes da Escola de Enfermagem da UFRGS;
- capacitação teórico-prática do GTDE sobre o processo diagnóstico, utilizando como referencial teórico básico a proposta de Benedet e Bub[7] e os estudos de Carpenito-Moyet;[8]
- levantamento dos diagnósticos de enfermagem mínimos (DEMs), de acordo com o perfil da clientela da instituição em diferentes áreas de atuação dos enfermeiros, ou seja, pediatria, emergência adulto e pediátrica, terapia intensiva adulto e pediátrica, neonatologia, médico-cirúrgica, centro obstétrico, internação obstétrica e psiquiatria;
- estruturação de novos modelos de registros de anamnese e exame físico do paciente, de acordo com o perfil da clientela, com base no modelo proposto por Taptich e colaboradores,[9] estruturado nas necessidades humanas básicas orientadas para os DEMs, visando a informatização do PE;
- elaboração dos manuais de orientação para o preenchimento da anamnese e exame físico do paciente de acordo com o perfil da clientela;

- realização do Fórum do GTDE em 1999, no qual foram apresentados e discutidos os DEMs com suas respectivas estruturas, intervenções e necessidades básicas afetadas. Nesse fórum, o GENF/HCPA decidiu pela aplicação do novo modelo de PE com foco nos DEs propostos pela NANDA, considerando a importância de mudanças nas habilidades de pensamento crítico, de raciocínio diagnóstico e clínico do enfermeiro, pois se acreditava que, até então, sua formação orientava-o para a tomada de decisão clínica focada no modelo biomédico. O momento exigia que os enfermeiros exercitassem o pensamento crítico, diagnosticassem fenômenos inerentes à prática de enfermagem, pois tinham competência técnico-científica, ética, estética, humanística e legal para resolvê-los;
- construção do sistema informatizado do PE denominado de sistema informatizado da prescrição de enfermagem com foco nos DEs;
- reestruturação do GTDE, com a criação de um grupo central (GTDEC), composto por um coordenador e dois enfermeiros representantes dos diferentes serviços de enfermagem e a criação dos Petit Comitês (PC) por unidade de internação ou serviço de enfermagem, cujo coordenador era membro do grupo central, bem como a definição das competências desses grupos;
- realização de estudos clínicos com foco nos DEs, com início em março de 2001, em que cada serviço de enfermagem deveria apresentar um caso clínico real, contextualizado e fundamentado em conhecimentos técnico-científicos, com o objetivo de se discutir e analisar as premissas, a argumentação e as hipóteses diagnósticas inerentes ao processo diagnóstico desenvolvido pelos enfermeiros responsáveis pela apresentação. Dessa atividade participavam enfermeiros, docentes da Escola de Enfermagem e alunos de graduação e pós-graduação em Enfermagem.

A CONSTRUÇÃO DO MODELO INFORMATIZADO DO PROCESSO DE ENFERMAGEM

O modelo informatizado do HCPA está vinculado à trajetória da enfermagem no hospital. Para implementar o processo de enfermagem com esse novo olhar, ou seja, com a introdução da etapa do diagnóstico de enfermagem com base na taxonomia da NANDA,[6] utilizou-se como ferramenta a informática, desenvolvendo um *software* estruturado, de modo a contemplar todas as etapas da metodologia, sem perder a perspectiva do cuidado humanizado. Essa foi uma tarefa desafiadora, pois se propunha a estruturar os processos que retratavam a prática clínica de enfermagem, diante da inexistência de modelos semelhantes na realidade brasileira que pudessem subsidiar essa iniciativa.[1]

Assim, com base na produção do GTDE e dos Petit Comitês acerca dos novos registros de anamnese e exame físico focados nos diagnósticos de enfermagem, e contando com o trabalho conjunto de enfermeiros com domínio da informática e de um analista de sistemas, desenvolveu-se o sistema informatizado de prescrição de enfermagem do HCPA. As etapas de formulação de diagnósticos de enfermagem e prescrição de enfermagem foram implantadas no ano de 2000 em todas as unidades de internação do hospital. A consulta de enfermagem realizada nos ambulatórios foi totalmente informatizada no ano de 2004. Em 2007, foi criado o portal do paciente internado, possibilitando o registro informatizado das etapas de anamnese, exame físico e evolução do paciente. As etapas do PE e sua relação com os módulos do sistema informatizado podem ser visualizadas na Figura 2.1.

METODOLOGIA DE DESENVOLVIMENTO E IMPLANTAÇÃO DOS SISTEMAS

A partir da decisão de informatizar o prontuário do pacientes, para o desenvolvimento de cada módulo ou etapa do sistema Aplicativos de Gestão Hospitalar (AGH), foi constituído um grupo de trabalho multidisciplinar composto por médicos, enfermeiros, administradores e analistas de sistemas, que elaborou cada projeto definindo requisitos e conceitos básicos, telas, funcionalidades, principais limitações associadas, custos, necessidades de investimentos em infraestrutura para implantação do

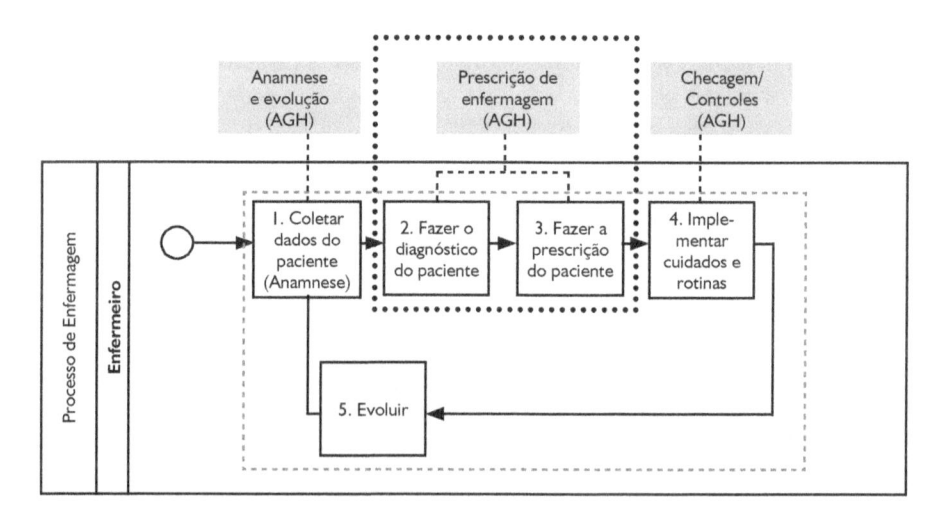

FIGURA 2.1
Processo de enfermagem e sistemas informatizados.
Fonte: Mapeamento do Processo de Enfermagem/AGHU – HCPA, 2011.

sistema, prazos para o desenvolvimento, cronograma de implantação e capacitação necessária. Todos os projetos ou módulos do complexo de AGH foram submetidos à aprovação da administração central do hospital e também às críticas e sugestões da comunidade usuária.

A implantação de cada módulo do sistema AGH – por exemplo, o módulo de prescrição (médica e de enfermagem) – foi precedida de homologação por parte dos usuários, sendo estabelecido um cronograma de implantação e capacitação. A capacitação das equipes é feita durante o processo de trabalho no ambiente real de atendimento ao paciente. Os novos profissionais da equipe de enfermagem admitidos no hospital são capacitados para uso do PE informatizado por componentes do GTDE.

Para cada módulo do sistema implantado, houve uma preocupação com o tempo de resposta do sistema, o armazenamento e o acesso em tempo real das informações. Nesse sentido, foram necessários investimentos em *hardware*, tanto no que se refere aos microcomputadores para uso dos profissionais quanto no que se refere aos servidores, com o objetivo de aumentar a capacidade de processamento dos dados. Para tal, uma nova área de armazenamento de dados foi adquirida, aumentando de modo considerável a disponibilidade de informações *online*. Houve adequação do mobiliário para as impressoras e os computadores, e preocupação com questões ergonômicas. O posicionamento dos computadores foi planejado com o objetivo de não interferir na relação do profissional com o paciente.[10]

Foram adotadas algumas funcionalidades no que se refere aos registros dos profissionais. Criou-se um roteiro geral para o registro da anamnese e do exame físico (histórico de enfermagem), com base no roteiro elaborado no ano 2000 para registro em papel, que permite customizações para as especificidades das áreas. As telas foram definidas considerando visualização amigável e navegação intuitiva para consulta e registros dos dados no prontuário eletrônico do paciente (PEP). Os diagnósticos de enfermagem identificados pelos profissionais passam a fazer parte da lista que contém os diagnósticos do paciente, definidos pelos profissionais de saúde. Os documentos registrados e salvos pelos profissionais são enviados diretamente ao prontuário *online* (POL). A partir do portal do paciente, é possível consultar seu histórico, seus resultados de exames, suas cirurgias, seus procedimentos, suas internações prévias e demais registros realizados pelos diversos profissionais da saúde. Os professores podem acompanhar de modo remoto os documentos realizados pelos alunos sob sua supervisão, revisar seus conteúdos e confirmar aqueles que necessitam do registro no órgão de classe.

REGISTROS DE ENFERMAGEM E PRONTUÁRIO ELETRÔNICO DO PACIENTE

Os enfermeiros precisam ter acesso à informação para planejar de maneira adequada as intervenções de cuidado e desempenhar as atividades gerenciais em suas unidades de trabalho, qualificando, assim, o cuidado ao paciente. O uso de sistemas informatizados como instrumentos de apoio para o registro e a visualização das informações no processo de cuidado direto ao paciente necessita, ainda, de muito investimento por parte dos gestores da saúde. Entretanto, no ambiente hospitalar, os enfermeiros estão cada vez mais envolvidos com o uso de computadores, tanto do ponto de vista administrativo como do assistencial.[11]

Os sistemas informatizados devem ser capazes de produzir telas bem estruturadas e acessíveis, baseadas nos registros feitos em prontuário de papel. Devem melhorar a recuperação das informações existentes sobre os pacientes, reduzindo a duplicação de dados, além de possibilitar o compartilhamento simultâneo das informações entre diferentes profissionais.

Assim, a documentação minuciosa das ações de enfermagem é um pré-requisito para o cuidado adequado do paciente e para uma eficiente comunicação e cooperação entre os profissionais da saúde, além de ser uma importante parte dos registros clínicos.[11,12] Nesse sentido, uma terminologia organizada em sistema de classificações de diagnósticos, intervenções e resultados de enfermagem pode melhorar a qualidade dos registros de enfermagem e possibilitar um sistema de suporte de decisões que facilite a obtenção de dados e informações para pesquisa nos prontuários eletrônicos.[12]

É importante ressaltar que os sistemas informatizados para os registros de enfermagem devem ser concebidos dentro de uma visão integradora, objetivando a construção de um prontuário do paciente que contenha todos os elementos relacionados ao atendimento prestado em qualquer que seja o setor, a época ou por qualquer profissional.

PERCEPÇÃO DOS ENFERMEIROS SOBRE O REGISTRO ELETRÔNICO DO PROCESSO DE ENFERMAGEM

Os enfermeiros perceberam algumas vantagens com o PE informatizado, tais como o uso simultâneo do prontuário do paciente (PEP) por vários profissionais, o que permite registro e acesso mais rápido aos dados; a capacitação em loco, com registros reais em vez de ocorrer em ambiente fictício de sala de aula, o que facilitou a resolução de dúvidas quanto à utilização do sistema; registros legíveis que determinam maior segurança para o paciente; linguagem uniforme que facilita a comunicação; possibilidade de coletar os dados à beira do leito com o uso de equipamento móvel, evitando o trabalho dobrado e o risco com a transcrição de dados, o que favorece a interação com o paciente; possibilidade de visualização dos registros no PEP; maior visibilidade do trabalho do enfermeiro, produtividade evidenciada, por exemplo, pela taxa de prescrição diária dos pacientes; disponibilidade de dados para pesquisas em enfermagem; possibilidade de gerar indicadores para acompanhamento e análise da qualidade assistencial.[10]

Inicialmente, houve dificuldades e resistência por parte de alguns profissionais em relação ao uso do computador, o que foi superado já na implantação dos primeiros módulos, uma vez que o sistema foi implantado em todo o hospital. Os cadastros dos sistemas estão em permanente construção para contemplar as necessidades manifestadas pelos enfermeiros. A rede *wirelles* é ainda instável, o que inviabiliza a utilização segura de equipamentos móveis próximo ao leito do paciente. Assim, a implantação de cada módulo implica um período de transição (meio eletrônico e papel). Exemplificando, o encaminhamento de um paciente para outra área do hospital, a fim de realizar exames ou procedimentos, é documentado pelo enfermeiro em seu prontuário. Quando em papel, esse prontuário pode ser entregue a ele para esse registro. No entanto, quando é feito em sistema informatizado, exige que o enfermeiro se desloque até um computador para realizar o registro.

SEGURANÇA DO PRONTUÁRIO ELETRÔNICO

Na implantação de cada módulo do AGH, houve a preocupação de que as telas fossem amigáveis ou intuitivas. Outro item que mereceu atenção foi a capacitação de um grande número de profissionais e a divulgação, por meio de cartazes, além da presença constante dos profissionais da equipe que participaram do projeto e do desenvolvimento do sistema. Manuais e tutoriais foram criados para a orientação dos profissionais.

Os sistemas assistenciais utilizados em tempo real exigem alta disponibilidade e tempo de resposta adequado, o que demandou análise de riscos e gerenciamento destes. Para o caso de queda do sistema ou problemas com a rede, um plano de contingência foi criado para o acesso aos dados dos pacientes que são gerados em arquivo *portable document format* (PDF).

Além dessa situação, foi previsto para os casos de urgência com os pacientes a criação de um sistema de contingência, a fim de que os profissionais, mesmo não conhecendo o paciente, pudessem dispor de um resumo dos documentos com as informações necessárias ao seu atendimento.

No quesito segurança, houve uma preocupação quanto à integridade e à legitimidade dos documentos do prontuário, bem como em relação à privacidade dos pacientes. Foram definidos perfis de acesso de cada categoria profissional para as funcionalidades dos módulos do sistema, bem como para o acesso ao banco de dados dos pacientes. Os documentos, uma vez concluídos e salvos pelos profissionais, não podem ser alterados nem mesmo pelo próprio profissional que os fez. Nesse sentido, também a certificação digital, implantada em 2009, além de conferir legitimidade aos documentos, vem reforçar a segurança de tais documentos.

A impressão de documentos pode ser feita para atendimento de situações de urgência, como parada cardiorrespiratória, ou, ainda, por outra necessidade do processo de trabalho. Essas impressões, após serem utilizadas, são picotadas e descartadas, não sendo armazenadas no prontuário do paciente. Todos os documentos possuem registro de data, hora e local gerado de modo automático, bem como registro de autoria, gerado a partir do usuário e da senha de acesso.

DESAFIOS A SEREM SUPERADOS

Um dos grandes desafios é incorporar a tecnologia da informação em todos os processos da assistência ao paciente, eliminando totalmente o papel no que se refere aos registros do cuidado armazenados em seu prontuário. Tornar o prontuário acessível em sua totalidade pelo meio eletrônico implica mudanças na passagem de plantão, com vistas a garantir a segurança do paciente. Outro desafio é realizar auditorias a partir dos documentos informatizados, objetivando a melhora da qualidade dos registros e do cuidado, uma vez que a auditoria quantitativa dos registros foi facilitada pela ferramenta informatizada.

A capacitação dos profissionais visando incorporar em seu processo de trabalho cada um dos módulos informatizados também tem sido um desafio diário enfrentado, pois exige modificação desses processos já consolidados.

O sistema de Aplicativos da Gestão Hospitalar (AGH) do HCPA, no que se refere ao prontuário eletrônico do paciente e aos processos assistenciais, entre os quais o processo de enfermagem, está em constante construção e aprimoramento. No momento, estão sendo incorporadas novas tecnologias, não mais baseadas no ambiente proprietário e no banco de dados Oracle, mas em uma tecnologia de *software* livre, no banco de dados *Postgre SQL* e na linguagem de desenvolvimento Java, com vistas a propiciar sua implantação nos hospitais universitários federais (HUF) do Ministério da Educação (MEC),[13] fortalecendo as melhores práticas de gestão. Entre os principais resultados esperados estão a troca de experiências bem-sucedidas e a padronização de práticas administrativas e assistenciais nos HUF, permitindo a implementação de novas iniciativas do MEC de forma sistêmica.

CONCLUSÕES

A natureza da enfermagem alicerça-se em bases humanísticas em que a construção do conhecimento tem-se dado a partir do que "é, pensa, deseja e necessita o ser humano", estruturando-se por meio da inter-relação e da intersubjetividade dos que a fazem acontecer, ou seja, do "cuidado", fenômeno que aproxima e dá sentido à vida.

A construção e a informatização do PE no HCPA têm seguido esse princípio desde a concepção do modo de cuidar que orienta a atenção de enfermagem, sendo esse, há mais de três décadas, o caminho que guia a prática profissional na instituição, definindo seus domínios, ampliando seus espaços, caracterizando-a como autônoma, sem, contudo, limitar o exercício de funções inter e multidisciplinares. O PE delimita o campo de atuação da enfermagem e os consequentes fenômenos que lhe são próprios, visando a identificação e a resolução dos reais e potenciais problemas de saúde do indivíduo, da família e da comunidade.

As constantes e crescentes demandas das necessidades de saúde e as mudanças no perfil epidemiológico da população, decorrentes das transformações da sociedade, exigem dos enfermeiros competências técnico-científicas, éticas e humanísticas, de modo a tomar decisões rápidas e acuradas.

A metodologia do processo de enfermagem informatizado do HCPA, em constante adequação às novas tecnologias de cuidado e de informação, tem conduzido os enfermeiros na aplicação desse processo, de modo a diagnosticar e a estabelecer resultados e intervenções de enfermagem adequados aos problemas de saúde do paciente. Assim, tal modelo de atenção do GENF/HCPA tem-se caracterizado como um diferencial no cuidado de enfermagem, pela excelência de seus processos assistenciais, constituindo-se em referência para diferentes instituições de saúde em nível nacional e internacional.

REFERÊNCIAS

1. Crossetti MGO, Rodegheri M, d'Avila ML, Dias VLM. O uso do computador como ferramenta para implantação do processo de enfermagem. Rev Bras Enferm. 2002;55(6):705-13.
2. Crossetti MG. Análise da prescrição de enfermagem em seu aspecto estrutural: implicações assistências e educativas [tese de livre docência]. Rio de Janeiro: Universidade Estadual do Rio de Janeiro; 1989.
3. Weed L. Medical records, patient care, and medical education. Irish J Med Scie. 1973;39(6):271-82.
4. Horta WA. A metodologia do processo de enfermagem. Rev Bras Enferm. 1971;24(6):81-95.
5. Paim L. Qualitativos e quantitativos do cuidado de enfermagem [tese]. Rio de Janeiro: Universidade Federal do Rio De Janeiro; 1977.
6. NANDA. Diagnósticos de enfermagem da NANDA: definições e classificação 1999-2000. Porto Alegre: Artmed; 1999.
7. Benedet SA, Bub MBC. Manual de diagnóstico de enfermagem: uma abordagem baseada na teoria das necessidades humanas básicas e na classificação diagnóstica da NANDA. 2. ed. Florianópolis: Bernúncia; 2001.
8. Carpenito-Moyet LJ. Diagnósticos de enfermagem. 6. ed. Porto Alegre: Artmed; 1997.
9. Taptich BJ, Iyer PW, Bernocchi-Losey D. Processo e diagnóstico em enfermagem. 3. ed. Porto Alegre: Artmed; 1993.
10. Klück M, Guimarães JR, Caye L, Zirbes SF. Registro eletrônico do atendimento ambulatorial: consolidando o prontuário eletrônico do paciente no Hospital de Clínicas de Porto Alegre 2003. In: Anais do X Congresso Brasileiro de Informática em Saúde; 2006 14-18 out.; Florianópolis, Santa Catarina. São Paulo: SBIS; 2006.
11. Marin H. Os componentes de enfermagem do prontuário eletrônico do paciente. In: Massad E, Marin HF, Azevedo Neto RS, editores. O prontuário eletrônico do paciente na assistência, informação e conhecimento médico. São Paulo: FMUSP; 2003. p. 213.
12. Von Krogh G, Dale C, Nåden D. A framework for integrating NANDA, NIC, and NOC terminology in electronic patient records. J Nurs Scholarsh. 2005;37(3):275-81.
13. Brasil. Ministério da Educação. O projeto AGHU. Brasília: Ministério da Educação; 2009. Aplicativos para Gestão Hospitalar dos Hospitais Universitários.

3

Operacionalização do processo de enfermagem no HCPA

Lisiane Pruinelli, Isis Marques Severo, Miriam de Abreu Almeida
Amália de Fátima Lucena, Gabriela Gomes dos Santos

O processo de enfermagem (PE) é o método científico com o qual o enfermeiro organiza seu conhecimento e sua prática, o que pressupõe a existência de uma abordagem sistematizada e norteada pelo pensamento crítico. O PE constitui-se das seguintes etapas: coleta de dados ou história de enfermagem (anamnese e exame físico), diagnóstico, planejamento (prescrição de cuidados), implementação e avaliação (evolução de enfermagem).[1]

No Hospital de Clínicas de Porto Alegre (HCPA), o registro do PE integra o prontuário do paciente desde a década de 1970, e, a partir do ano 2000, passou a ser informatizado. A informatização do PE constituiu-se em uma ferramenta de auxílio à agilidade e à qualidade do trabalho do enfermeiro. É importante, porém, frisar que o uso de computadores e de *softwares* não substitui o raciocínio clínico do enfermeiro, essencial para a realização de todas as etapas do PE. O sistema informatizado oferece algumas opções aos profissionais que devem tomar decisões a partir dos dados colhidos, das informações teóricas e de seu raciocínio clínico.

No HCPA, atualmente, as etapas de anamnese e exame físico, diagnóstico, prescrição e evolução de enfermagem estão disponíveis no prontuário eletrônico que integra o Aplicativo de Gestão Hospitalar (AGH). É por meio deste que o enfermeiro acessa o sistema informatizado, com o uso de uma senha pessoal, e realiza os registros do PE.

É importante destacar que, para a informatização do PE, foi necessário iniciar o uso de sistemas de classificação de enfermagem atrelados ao modelo de Wanda Horta,[1] que é o referencial utilizado no hospital. Na etapa do diagnóstico de enfermagem (DE), utiliza-se a terminologia da North American Nursing Diagnosis Association International (NANDA-I),[2] associada às necessidades psicobiológicas, psicossociais e psicoespirituais de Horta (Anexo 1),[1,3] de modo diverso da Taxonomia II da NANDA-I, que estrutura os DEs por domínios e classes.

Quanto aos cuidados de enfermagem utilizados na etapa de prescrição, seguem a experiência clínica dos enfermeiros e a Classificação das Intervenções de Enfermagem (NIC).[4] A avaliação da efetividade das intervenções de enfermagem está em fase de estruturação para posterior informatização, seguindo a Classificação dos Resultados de Enfermagem (NOC).[5]

A constante necessidade da atualização do conhecimento do PE fez com que os enfermeiros do HCPA se organizassem em um grupo de estudo e de operacionalização do PE na instituição. Esse grupo, hoje denominado Comissão do Processo de Enfermagem (COPE), desenvolve atividades em busca do aperfeiçoamento das etapas do PE, bem como da capacitação dos profissionais que utilizam tal modelo.

A COPE é composta por enfermeiros representantes dos diversos serviços de enfermagem e por professores da Escola de Enfermagem da Universidade Federal do Rio Grande do Sul (UFRGS), sendo que um deles coordena essa comissão. Os membros da COPE reúnem-se semanalmente, e o encontro configura-se em um espaço de discussão, criação e modificação do PE. Os resultados dessas discussões e decisões remetem ao refinamento do sistema informatizado do PE.

Alguns dos enfermeiros que compõem a COPE destinam seis horas de sua jornada de trabalho às atividades semanais dessa comissão. Tal trabalho é denominado de ação diferenciada (AD) e é complementar à carga horária assistencial desses profissionais. A COPE também conta com a participação de enfermeiros que compõem os *Petit Comitês* que representam cada uma das unidades dos diferentes serviços de enfermagem do HCPA. Esses enfermeiros auxiliam na elaboração de estudos clínicos, buscam melhorias na operacionalização do PE, com enfoque nas demandas específicas de suas unidades, e participam da sensibilização da equipe de enfermagem para o uso adequado do PE (Figura 3.1).

As principais atividades que norteiam a operacionalização do PE no HCPA são divididas em:

- administrativas/gerenciais
- educativas
- pesquisa
- prática clínica

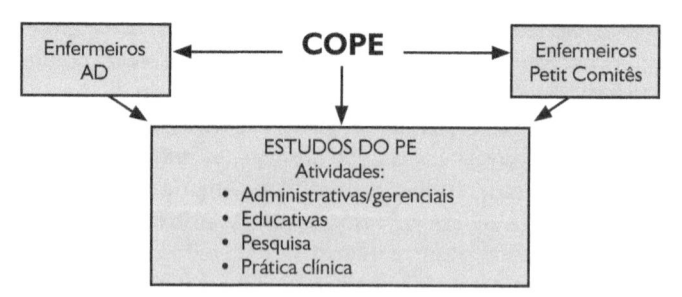

FIGURA 3.1
Composição da COPE e operacionalização do PE no HCPA.

ATIVIDADES ADMINISTRATIVAS/GERENCIAIS

As atividades administrativas/gerenciais da COPE são desenvolvidas por enfermeiros em AD, auxiliados por dois bolsistas, alunos do curso de graduação em Enfermagem. Esses profissionais realizam:

- gerenciamento de reuniões e de suas pautas;
- organização de materiais para discussão e estudo;
- elaboração de um boletim informativo publicado trimestralmente, o qual tem sido um meio de comunicação eficaz com a equipe de enfermagem do HCPA;
- agendamento das capacitações que envolvem o PE na instituição;
- representação da comissão em eventos;
- substituição do coordenador da comissão em seus impedimentos.

ATIVIDADES EDUCATIVAS

As atividades educativas desenvolvidas pela COPE incluem:

- capacitação dos enfermeiros recém-admitidos no hospital, dos residentes da área de enfermagem e de acadêmicos em atividades de extensão;
- acompanhamento de visitantes (docentes, discentes e enfermeiros de todo o Brasil) que solicitam conhecer a operacionalização do PE no HCPA;
- educação permanente para profissionais de enfermagem da instituição;
- promoção de estudos clínicos, que se configuram em revisões de casos que visam o conhecimento e o debate sobre as diversas etapas do PE, com foco nos DEs, de modo a exercitar a acurácia diagnóstica. A partir disso, surgem propostas de modificações no sistema informatizado do PE, como a alteração no conceito e nos demais elementos que compõem um DE, a inclusão ou a exclusão de cuidados de enfermagem. Além disso, estão sendo construídas definições para as etiologias (fatores relacionados) dos DEs. Os estudos clínicos têm como base um relato de caso individual, que surge de uma situação da prática clínica. Tem como objetivo aprofundar o conhecimento dessa situação e compartilhar a experiência com outros profissionais, sendo considerado uma excelente estratégia de aprendizagem, difusão de conhecimentos e discussão de diagnósticos e tratamentos.[6] A elaboração desses estudos atende a alguns critérios estabelecidos pela comissão (Quadro 3.1).

Quadro 3.1	Critérios predefinidos pela COPE para construção do estudo clínico

a) **História do paciente**: deve contemplar sinais e sintomas (características definidoras), fatores relacionados (etiologia) e fatores de risco, coletados por meio da anamnese, do exame físico e de exames complementares, que se constituirão nas pistas para as hipóteses diagnósticas;
b) **Diagnóstico de enfermagem (DE)**: deve constar no título do estudo e ser descrito de acordo com a terminologia da NANDA-I.[2] O DE principal deve ser localizado segundo as necessidades humanas básicas (NHB),[1] bem como de acordo com os domínios e classes da NANDA-I.[2] Os demais DEs estabelecidos também devem ser fundamentados e justificados devido a sua relevância clínica no caso;
c) **Resultados**: devem ser apresentados com os indicadores e as escalas utilizadas, de acordo com a NOC.[5] A escolha dos resultados da NOC é fundamental para o planejamento das intervenções de enfermagem. Nessa etapa, o paciente é avaliado para identificar seu estado inicial em relação a um DE e, assim, estabelecer as metas ou os resultados a serem alcançados por meio de intervenções de enfermagem;
d) **Intervenções**: descritas na prescrição de enfermagem e implementadas no cuidado ao paciente. São descritas de acordo com a nomenclatura que compõe o sistema de prescrição de enfermagem do HCPA e complementadas com intervenções da NIC.[4] As intervenções de enfermagem visam atingir os resultados esperados;
e) **Avaliação dos resultados**: realizada por meio dos resultados e de seus indicadores e escalas, conforme a NOC,[5] com vistas a verificar a efetividade das intervenções.

ATIVIDADES DE PESQUISA

O HCPA está vinculado de forma acadêmica à Universidade Federal do Rio Grande do Sul (UFRGS) e configura-se em um espaço para a construção do conhecimento por meio da pesquisa. Sendo assim, a enfermagem desse hospital tem produzido diversas pesquisas na área do PE, incluindo o desenvolvimento de novos DEs a partir de sua prática clínica, o que tem levado à submissão dos DEs junto à NANDA-I.[2]

O DE da área de imagenologia denominado Risco de Reação Adversa ao Contraste Iodado[7] foi recentemente aprovado pelo Comitê de Desenvolvimento de Diagnósticos (DDC) na NANDA-I,[2] e outros estão em processo de avaliação por esse comitê. Esse fato importante representa, de alguma forma, o estágio de maturidade da enfermagem da instituição em relação ao conhecimento e à utilização do PE em sua prática cotidiana.

Os projetos de pesquisa relacionados ao PE são desenvolvidos por enfermeiros, professores e alunos de graduação e pós-graduação, bem como por bolsistas de iniciação científica, em geral em grupo. A maioria dos estudos dessa área é realizada com a participação dos membros da COPE e tem contribuído para o avanço desse conhecimento, bem como para a acurácia diagnóstica e a tomada de decisão nos diferentes cenários do hospital.

As atividades de pesquisa que a COPE desenvolve têm representado um diferencial para a consolidação e a divulgação do PE realizado no HCPA. Os estudos abordam os principais elementos da prática da enfermagem, ou seja, o diagnóstico, a intervenção e o resultado. Algumas das principais produções científicas desenvolvidas nos últimos anos encontram-se listadas no Quadro 3.2.

Os resultados dessas investigações, publicadas em periódicos indexados da área, têm propiciado, além de maior conhecimento dos fenômenos investigados, a participação de seus autores em atividades científicas. Esses pesquisadores também têm realizado a divulgação desses resultados, por meio de palestras e em encontros acadêmicos em universidades, em eventos científicos nacionais e internacionais. Além disso, a COPE também promove e participa de encontros realizados na instituição para a discussão da temática do PE, como na Semana de Enfermagem e no Simpósio do Processo de Enfermagem.

Quadro 3.2 — Produção científica referente ao PE no HCPA

Principais pesquisas desenvolvidas no HCPA sobre o PE
Novos diagnósticos de enfermagem em imagenologia: submissão à NANDA International[7]
Mensuração do tempo despendido pelos enfermeiros de uma unidade de terapia intensiva no processo de enfermagem[8]
Estudos clínicos sobre processo e diagnóstico de enfermagem em um hospital universitário[9]
Mapeamento dos diagnósticos e das intervenções de enfermagem de uma unidade de terapia intensiva[10]
Nursing diagnoses in a brazilian intensive care unit[11]
Correspondência entre cuidados prescritos para pacientes com problemas ortopédicos à Classificação das Intervenções de Enfermagem[12]
Intervenções de enfermagem utilizadas na prática clínica de uma unidade de terapia intensiva[13]
Validação de resultados de enfermagem segundo a Nursing Outcomes Classification – NOC – na prática clínica de um hospital universitário[14]
Construção e validação de um instrumento para avaliar o risco de quedas[15]
Utilização da Escala de Braden, de indicador de qualidade assistencial e de diagnósticos de enfermagem relacionados à úlcera por pressão[16]

Além de subsidiar a prática assistencial, o PE também pode dar suporte ao gerenciamento do cuidado de enfermagem. Uma das formas adotadas para que isso aconteça tem sido o desenvolvimento de pesquisas que utilizam dados do registro do PE, como, por exemplo, os DEs e as intervenções de enfermagem de determinado grupo de pacientes associados aos indicadores de qualidade assistencial. Essas associações têm possibilitado uma melhor avaliação das fragilidades existentes na assistência de enfermagem e o estabelecimento de novas estratégias para corrigi-las.[17]

ATIVIDADES DA PRÁTICA CLÍNICA

O PE é um método sistemático, cíclico, dinâmico e reflexivo, focado em resultados e baseado em evidências, que auxilia o enfermeiro a organizar e a priorizar o cuidado ao paciente. Conforme descrito na parte inicial deste capítulo, o PE é realizado no HCPA há mais de três décadas e utiliza as seguintes etapas: anamnese e exame físico, diagnóstico de enfermagem, prescrição de enfermagem, implementação de intervenções e evolução da assistência de enfermagem, que também apresenta a avaliação. O referencial teórico é o modelo de Wanda Horta,[1] o qual se baseia na teoria das Necessidades Humanas Básicas (NHB). Além dele, é utilizada a terminologia da NANDA-I,[2] da NIC[4] e, em processo de estudo para implantação, a da NOC.[5]

PASSO A PASSO DA OPERACIONALIZAÇÃO DAS ETAPAS DO PE INFORMATIZADO DESENVOLVIDO NA PRÁTICA CLÍNICA DO HCPA

O PE é realizado cotidianamente no HCPA, atendendo à filosofia da instituição e à legislação profissional.[18] Para tanto, o enfermeiro utiliza o sistema AGH, no qual encontra o módulo denominado assistência ao paciente, que contempla a prescrição do paciente (prescrição médica e de enfermagem), que é acessado por meio de um perfil e de uma senha, previamente cadastrados no sistema. A partir daí o enfermeiro inicia o registro informatizado do PE para todos os pacientes que estão sob seus cuidados.

Anamnese e exame físico

O instrumento de anamnese e de exame físico representa a principal forma de coleta de dados do paciente, quando as necessidades dele e/ou de sua família são levantadas pelo enfermeiro. A anamnese engloba questões que possibilitam conhecer o ser humano como um todo. As particularidades das diferentes áreas de especialidades são abordadas por meio de instrumentos customizados, mas que possuem em comum o mesmo referencial teórico descrito por Wanda Horta.[1]

O instrumento de registro da anamnese e do exame físico está informatizado em todas as unidades de internação do hospital. Os dados que o compõem podem ser registrados em um modelo estruturado ou de forma livre, considerando cada NHB. Esse registro deve ser realizado a cada internação do paciente.

Diagnóstico de enfermagem

Os DEs constituem a base para a implementação das intervenções, para que os resultados positivos à saúde do paciente possam ser atingidos. Conforme já referido, no HCPA se utiliza a terminologia diagnóstica da NANDA-I.[2]

Para estabelecer um DE, o enfermeiro necessita, em primeiro lugar, coletar dados (anamnese e exame físico), interpretá-los por meio do pensamento crítico e do raciocínio clínico e, depois, estabelecer suas hipóteses diagnósticas. Para isso, auxilia-se pelo sistema informatizado que apresenta uma lista com os DEs organizados dentro de cada NHB (Anexo I), em que pode escolher o que é mais adequado à situação clínica do paciente. Essa lista pode ser acessada por dois meios no sistema informatizado: pelos sinais e sintomas identificados ou direto pelo DE estabelecido.[10]

Na primeira forma, os sinais e sintomas do paciente examinado são digitados pelo enfermeiro, que, em seguida, realiza uma pesquisa por aproximação, em que o sistema oferece uma lista de possíveis diagnósticos de enfermagem. Com base nesses dados, o enfermeiro define o DE, bem como sua etiologia (fatores relacionados ou fatores de risco), para, então, realizar a prescrição de enfermagem.[10] Na segunda hipótese, recorre-se a uma lista de DEs, e suas possíveis etiologias, entre os quais o enfermeiro seleciona aqueles que se aplicam ao caso.[10]

Depois de estabelecidos os DEs, o enfermeiro revisa diariamente aqueles que estão ativos, mantendo-os ou alterando-os, de acordo com o estado de saúde do paciente.

Prescrição de enfermagem

A prescrição de enfermagem consiste no conjunto de cuidados prescritos pelo enfermeiro, que direciona e coordena a assistência de enfermagem ao paciente de forma individualizada e contínua, com o objetivo de prevenir, promover, proteger, recuperar e manter a saúde.

Pelo sistema informatizado, após ter estabelecido o DE, o enfermeiro começa a selecionar os cuidados pertinentes à situação clínica do paciente, estabelecendo a frequência, o tipo e o aprazamento de tais cuidados. Para cada DE estabelecido, existem cuidados de enfermagem correspondentes, os quais são selecionados pelo enfermeiro de acordo com cada caso. Além de fazer a escolha do cuidado, é possível individualizá-lo ainda mais ao digitar em um espaço destinado para "complemento", no qual se escreve o que mais possa ser necessário.

Ao finalizar a prescrição no sistema informatizado, existem algumas possibilidades, entre elas imprimir, deixar pendente e desfazer a última movimentação. Outra possibilidade encontrada na tela de prescrição é a consulta da origem dos cuidados selecionados, ou seja, o DE que os gerou, assim como a rotina de determinados cuidados, que é a descrição do chamado procedimento operacional-padrão (POP).[10]

Evolução de enfermagem

No HCPA, a evolução de enfermagem é o registro feito pelo enfermeiro após a avaliação **diária** do estado geral do paciente. É necessário que seja, também, registrada na admissão do paciente, na sua transferência, na alta, no óbito ou nas intercorrências relacionadas a ele e a seu estado de saúde. A estrutura da evolução compreende:

a) Subjetivo: o que o paciente e/ou familiar referem.
b) Objetivo: descreve o exame físico do paciente segundo as NHBs,[1] enfatizando os sinais e sintomas que geraram os DEs. Se surgirem novos sinais e sintomas (características definidoras), estes deverão ser descritos para justificar a abertura ou o encerramento de determinado DE. Também devem ser registradas a avaliação da dor e as condições da pele, que são avaliadas por meio de escalas padronizadas do HCPA. Esses itens atendem a dados essenciais para o controle dos indicadores de qualidade assistencial.
c) Impressão: neste espaço estão relacionados os diagnósticos de enfermagem ativos com suas etiologias (fatores relacionados). O enfermeiro **deve acrescentar** a condição atual do diagnóstico: **melhorado, mantido, piorado, encerrado** – o que remete para os resultados de enfermagem esperados (NOC).[5]
d) Conduta: o enfermeiro registra as intervenções que respondem aos sinais e/ou sintomas coletados, bem como os encaminhamentos realizados, o planejamento dos cuidados, as orientações e o entendimento destas por parte do paciente/familiar.

CONSIDERAÇÕES FINAIS

Espera-se que a descrição da operacionalização do PE no HCPA – a qual se dá por meio de atividades administrativas/gerenciais, educativas, de pesquisa e de utilização na prática clínica – tenha contribuído para o entendimento, assim como servido de eixo norteador para a implementação e/ou qualificação desse entendimento em outros cenários da prática de enfermagem.

É sabida a importância de as instituições de saúde terem em mente a vontade de operacionalizar o PE e de os enfermeiros estarem engajados e preparados para essa proposta, com o objetivo de qualificar a assistência e buscar os melhores resultados possíveis. Entende-se que o uso de linguagens padronizadas, além de qualificar o PE, também facilita o compartilhamento da informação nos mais diversos campos de atuação da enfermagem, o que propicia o avanço do conhecimento.

REFERÊNCIAS

1. Horta WA. A metodologia do processo de enfermagem. Rev Bras Enferm. 1971;24(6):81-95.
2. NANDA International. Diagnósticos de enfermagem da NANDA: definições e classificação 2009-2011. Porto Alegre: Artmed; 2010.
3. Benedet SA, Bub MBC. Manual de diagnóstico de enfermagem: uma abordagem baseada na teoria das necessidades humanas básicas e na classificação diagnóstica da NANDA. 2. ed. Florianópolis: Bernúncia; 2001.
4. Bulechek GM, Butcher HK, Dochterman MJ. Nursing interventions classification (NIC). 5th ed. St. Louis: Mosby; 2007.
5. Moorhead S, Johnson M, Maas M, Swanson E. Nursing outcomes classification (NOC). St. Louis: Mosby; 2007.
6. Goldim JR, Fleck MP. Ética e publicação de relatos de caso individuais. Rev Bras Psiquiatr. 2010;32(1):1-2.
7. Juchem BC, Almeida MA, Lucena AF. Novos diagnósticos de enfermagem em imagenologia: submissão à NANDA International. Rev Bras Enferm. 2010;63(3):480-6.
8. Severo IM, Almeida MA, Magalhães AMM, Dutra C, Franzen E, Vieira RW, et.al. Mensuração do tempo despendido pelos enfermeiros de uma unidade de terapia intensiva no processo de enfermagem. In: Anais do 9. Simpósio Nacional de Diagnóstico de Enfermagem; 2008; Porto Alegre, Rio Grande do Sul. Porto Alegre: ABEn; 2008. p. 1-3.
9. Almeida MA, Franzen E, Vieira RW, Araújo VG, Laurent MCR. Estudos clínicos sobre processo e diagnóstico de enfermagem em um hospital universitário. Rev HCPA. 2007;27(2):65-8.
10. Lucena AF. Mapeamento dos diagnósticos e intervenções de enfermagem de uma unidade de terapia intensiva [tese]. São Paulo: Universidade Federal de São Paulo; 2006.
11. Lucena AF, de Barros AL. Nursing diagnoses in a brazilian intensive care unit. Intl J Nurs Terminol Classif. 2006;17(3):139-46.
12. Almeida MA, Longaray VK, Cezaro P, Barilli SLS. Correspondência entre cuidados prescritos para pacientes com problemas ortopédicos à Classificação das Intervenções de Enfermagem. Rev Gaúch Enferm. 2007;28(4):480-8.
13. Lucena AF, Gutiérrez MGR, Echer IC, Barros ALBL. Intervenções de enfermagem utilizadas na prática clínica de uma unidade de terapia intensiva. Rev Latino-Am Enfermagem. 2010;18(5):873-80.
14. Almeida MA, Lucena AF, Araujo G, Vieira RW, Unicovsky MR, Pereira JCR, et al. Validação de resultados de enfermagem segundo a Nursing Outcomes Classification: NOC na prática clínica de um hospital universitário [projeto de pesquisa]. Porto Alegre: Universidade Federal do Rio Grande do Sul; 2008.

15. Severo IM, Almeida MA. Construção e validação de um instrumento para avaliar o risco de quedas [projeto de pesquisa]. Porto Alegre: Universidade Federal do Rio Grande do Sul; 2010.
16. Lucena AF, Almeida MA, Menegon DB, Severo IM, Scain SF, Bercini RR, et al. A utilização da escala de Braden, de indicador de qualidade assistencial e de diagnósticos de enfermagem relacionados a úlcera de pressão. In: Anais da 28. Semana Científica do HCPA; 2008; Porto Alegre, Rio Grande do Sul. Porto Alegre: HCPA; 2008. p. 110.
17. Nascimento CCP, Toffoletto MC, Gonçalves LA, Freitas WG, Padilha KG. Indicadores de resultados da assistência: análise dos eventos adversos durante a internação hospitalar. Rev Latino-Am Enfermagem. 2008;16(4):746-51.
18. Brasil. Conselho Federal de Enfermagem. Resolução COFEN n° 358/2009, dispõe sobre a sistematização da assistência de enfermagem e a implementação do processo de enfermagem em ambientes, públicos ou privados, em que ocorre o cuidado profissional de enfermagem, e dá outras providências. Brasília: COFEn; 2009.

Anexo I
Diagnósticos de enfermagem por necessidades humanas básicas

Necessidades psicobiológicas

Regulação neurológica
- Negligência unilateral
- Confusão aguda
- Confusão crônica
- Memória prejudicada
- Processo de pensamento alterado
- Capacidade adaptativa intracraniana diminuída

Percepção dos órgãos dos sentidos
- Dor aguda
- Dor crônica
- Percepção sensorial perturbada: visual
- Percepção sensorial perturbada: auditiva
- Conforto prejudicado

Oxigenação
- Padrão respiratório ineficaz
- Troca de gases prejudicada
- Desobstrução ineficaz de vias aéreas
- Resposta disfuncional ao desmame ventilatório
- Risco de função respiratória prejudicada
- Ventilação espontânea prejudicada

Regulação vascular
- Débito cardíaco diminuído
- Alteração na perfusão tissular
- Risco de perfusão renal ineficaz
- Risco de perfusão tissular cardíaca diminuída
- Risco de perfusão tissular gastrintestinal ineficaz
- Perfusão tissular periférica ineficaz
- Risco de sangramento

Hidratação
- Risco de volume de líquidos deficiente
- Risco de desequilíbrio do volume de líquidos
- Volume de líquidos deficiente
- Volume de líquidos excessivo

Eliminações
- Constipação
- Incontinência intestinal
- Diarreia
- Motilidade gastrintestinal disfuncional
- Eliminação urinária prejudicada

Integridade cutâneo-mucosa
- Integridade tissular prejudicada
- Mucosa oral prejudicada
- Integridade da pele prejudicada
- Risco de integridade da pele prejudicada

Regulação térmica
- Risco de desequilíbrio na temperatura corporal
- Termorregulação ineficaz

Segurança física/meio ambiente
- Risco de infecção
- Risco de lesão
- Risco de aspiração
- Risco de automutilação
- Risco de trauma
- Risco de comportamento infantil desorganizado
- Comportamento infantil desorganizado
- Risco de suicídio
- Risco de agressão
- Proteção ineficaz
- Risco de lesão por posicionamento perioperatório
- Risco de quedas
- Risco de resposta alérgica ao látex
- Comportamento desorganizado do bebê

Terapêutica
- Risco de síndrome do desuso

Alimentação
- Deglutição prejudicada
- Déficit no autocuidado para alimentação
- Amamentação ineficaz
- Amamentação interrompida
- Risco de amamentação ineficaz
- Nutrição desequilibrada: mais do que as necessidades corporais
- Nutrição desequilibrada: menos do que as necessidades corporais
- Risco de nutrição desequilibrada: mais do que as necessidades corporais

Atividade física
- Mobilidade física prejudicada
- Intolerância à atividade
- Fadiga

Sono e repouso
- Distúrbio no Padrão do Sono

Cuidado corporal
- Déficit no autocuidado para higiene íntima
- Déficit no autocuidado para banho
- Síndrome do déficit do autocuidado

Regulação/crescimento celular
- Alteração no crescimento e desenvolvimento
- Icterícia neonatal

Regulação hormonal
- Risco de glicemia instável

Necessidades psicossociais
Comunicação
- Comunicação verbal prejudicada

Gregária
- Isolamento social
- Interação social prejudicada

Liberdade e participação
- Conflito de decisão
- Adaptação prejudicada

Autoimagem/autoestima/aceitação
- Distúrbio na autoestima
- Distúrbio da identidade pessoal
- Distúrbio de autoimagem
- Distúrbio na imagem corporal

Autorrealização/recreação/lazer
- Conflito de desempenho do papel de pai/mãe
- Tensão do papel de cuidador
- Déficit da atividade de lazer

Segurança emocional
- Pesar
- Negação ineficaz
- Medo
- Ansiedade
- Desesperança
- Síndrome do estresse por mudança
- Síndrome pós-trauma

Amor/afeto/atenção
- Risco de vínculo prejudicado

Educação para saúde/apredizagem
- Comportamento de busca de saúde
- Manutenção ineficaz da saúde
- Controle ineficaz do regime terapêutico
- Conhecimento deficiente
- Controle familiar ineficaz do regime terapêutico

Necessidades psicoespirituais

Religiosidade/ética
- Sofrimento espiritual

Fonte: Cadastro do Sistema de Prescrição de Enfermagem do AGH – HCPA. Diagnósticos ativos em fevereiro de 2011.

4

Bioética e processo de enfermagem

Rosmari Wittmann-Vieira
José Roberto Goldim

Na área da saúde, trabalhar na promoção e na prevenção de problemas e/ou no tratamento de agravos de saúde é o objetivo de todos os profissionais. Para o atendimento adequado das diversas necessidades do indivíduo, da família ou da comunidade, é imprescindível que este seja realizado por uma equipe multiprofissional, em que a soma dos diferentes conhecimentos e habilidades possibilitará um atendimento integral.

Nesse contexto, é necessário que cada categoria profissional delimite suas atribuições, o que evita a sobreposição das atividades desenvolvidas por cada uma. Assim, cada integrante da equipe precisa saber qual é o seu papel, bem como conhecer o dos demais integrantes.

Na enfermagem, uma importante ferramenta que pode auxiliar nessa delimitação da área de atuação profissional é o processo de enfermagem (PE). Esse método, além de possibilitar o planejamento, a organização, a execução e a avaliação do trabalho com base em conhecimentos científicos, também propicia o registro das atividades práticas, o que serve de parâmetro para a avaliação diária dos pacientes, que é realizada por enfermeiros e demais profissionais da equipe multiprofissional.

A bioética é um importante recurso dos enfermeiros nas tomadas de decisão do PE, a partir das questões envolvidas no ato de cuidar.

Este capítulo propõe uma reflexão compartilhada do PE com a bioética. Como em toda atividade interdisciplinar, é necessário que haja um nivelamento conceitual e uma harmonização nos termos empregados.

BIOÉTICA

Entre os inúmeros pontos da ética e da bioética, vale destacar alguns aspectos históricos e outros itens de fundamentação teórica. O conceito de bioética está relacionado de maneira intrínseca ao de ética. A literatura cita que o objetivo da ética é promover a realização das pessoas.[1] Em uma perspectiva operacional, a ética é como uma reflexão baseada nas intuições e nas escolhas morais que as pessoas fazem.[2] Em uma perspectiva abrangente, entende-se que o sentido da vida se constrói a partir do encontro com o outro.[3]

A concretização de reflexões éticas exigiu a inserção de novos elementos na atenção à saúde, tais como a perspectiva interdisciplinar de compreender a relação do ser humano com a sociedade, com a sua saúde, com a própria vida. Essas novas reflexões levaram ao surgimento da bioética.

As referências históricas sugeriam que a palavra bioética havia sido criada por Van Rensselaer Potter, nos Estados Unidos, quando da publicação do artigo "Bioethics, the science of survival" ("Bioética, a ciência da sobrevivência"), no periódico *Perspectives in Biology and Medicine*, em 1970.[4] Na realidade, esse termo já havia sido proposto em 1927, em um artigo publicado por Fritz Jahr, no periódico científico *Kosmos*, na Alemanha. Esse artigo incluía a palavra bioética no próprio título: "Bio-ethik: Eine umschau über die ethischen Beziehungen des Menschen zu Tier und Pflanze" ("Bioética: um panorama sobre os deveres éticos dos seres humanos para com os animais e as plantas").[5] Nesse artigo, Fritz Jahr propôs que os animais e as plantas são parceiros morais dos humanos. Propôs que a bioética deve inserir-se nas relações do ser humano com a sociedade, com a humanidade e com a biosfera como um todo.[6]

A bioética destaca que os componentes para se atingir uma nova sabedoria – tão necessária – são o conhecimento biológico e os valores humanos.[4] Assim, a bioética está fundamentada nos valores objetivos da vida e da pessoa e na razão, estimulando profundas reflexões sobre as interfaces entre a ética e o comportamento humano.[7] A bioética também foi entendida, por algum tempo, como uma ética aplicada às ciências da vida, incluindo a saúde.[8]

A bioética é fruto de uma sociedade secular e democrática, afasta-se das conotações meramente religiosas da moral, sem excluir a importância dos estudos e das reflexões de aspectos espirituais. É interdisciplinar, servindo-se da colaboração e da interação da diversidade das ciências biológicas, sociais e humanas. Não há um predomínio de fundamentação ética, pois a bioética também é intercultural, respeitando a pluralidade das sociedades contemporâneas.[9]

As ações humanas têm consequências boas e más, que podem ou não ser reparadas. Isso aumenta a responsabilidade de todos. É importante prever suas diferentes consequências e avaliá-las antes que uma decisão seja tomada. Por exemplo, se uma medicação quimioterápica, ao ser administrada, extravasa da rede venosa, ocorrerão consequências, como uma necrose na região circundante, podendo resultar até na perda de movimentos. Mesmo não havendo uma repercussão fisiológica, o que ocorreu será lembrado pelo paciente. Isso demonstra que o ato profissional gera consequências irreversíveis.[10] Esse conceito demonstra a importância da bioética nas decisões relacionadas ao planejamento dos cuidados, pois destaca o fato de a vida ser um processo irreversível e de os atos humanos poderem alterar a vida (sentimentos, saúde, percepções) de maneira também irreversível. Com isso, julgam-se as consequências como boas ou más de acordo com a intensidade e a qualidade da atuação.[11]

Agir pelo melhor interesse do doente, ou, pelo menos, não o prejudicar, é, desde Hipócrates, o alicerce da ética médica, que, a rigor, era uma moral médica, mas que se mantém atual até os dias de hoje.[12]

A bioética complexa, perspectiva aqui empregada, propõe que haja "uma reflexão compartilhada, complexa e interdisciplinar sobre a adequação das ações que envolvem a vida e o viver".[13] Dessa forma, as questões sobre como os cuidados de enfermagem são planejados, executados e avaliados estão plenamente inseridas nessas reflexões.

RELAÇÃO ENTRE OS REFERENCIAIS TEÓRICOS DA BIOÉTICA E O PROCESSO DE ENFERMAGEM

O PE é um instrumento metodológico utilizado na realização do cuidado. Sua execução requer pensamento crítico e raciocínio clínico, os quais devem-se embasar em referenciais teóricos. Nesse sentido, no Brasil, destaca-se a enfermeira Wanda Aguiar Horta,[14] que impulsionou a enfermagem como profissão ao propor uma assistência sistematizada, por meio do planejamento de ações, com vistas a suprir as necessidades específicas de cada indivíduo e/ou família.

O processo de enfermagem é holístico, pois parte da avaliação do indivíduo como um todo, e não apenas da doença, para depois propor a elaboração dos diagnósticos e o planejamento das intervenções. Contribui, assim, para um menor tempo de tratamento, reduzindo a internação, prevenindo erros e garantindo maior qualidade de assistência prestada.

A discussão bioética em torno do PE justifica-se pelo fato de envolver todas as pessoas que procuram por atendimento de saúde, independentemente de estarem doentes ou não, trabalhando também com a promoção e a prevenção de problemas de saúde.

Sabe-se que os referenciais teóricos da bioética devem servir de alicerce para justificar as ações dos profissionais de saúde e que se dividem em três grandes grupos: Direito, Ética e Moral (Figura 4.1).

Utilizando do modelo da bioética complexa, o referencial teórico é um dos componentes de reflexão sobre as questões que geram algum tipo de demanda bioética. Outros elementos – tais como o repertório de casos relacionáveis, oriundos da vivência profissional, os fatos e as circunstâncias, o sistema de crenças e valores e a afetividade – são importantes para a compreensão adequada da questão envolvida (Figura 4.2).

A aplicação do PE é regulada pelo Conselho Federal de Enfermagem (COFEN). Suas Resoluções estão fundamentadas no referencial teórico do **Direito**, que se

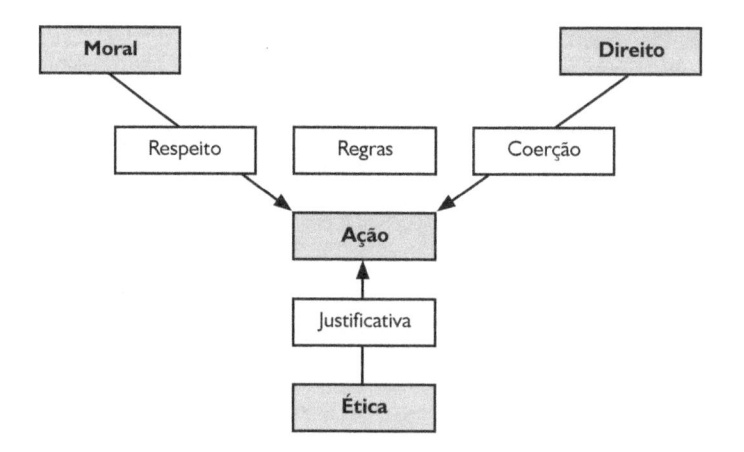

FIGURA 4.1
Referenciais teóricos da bioética.

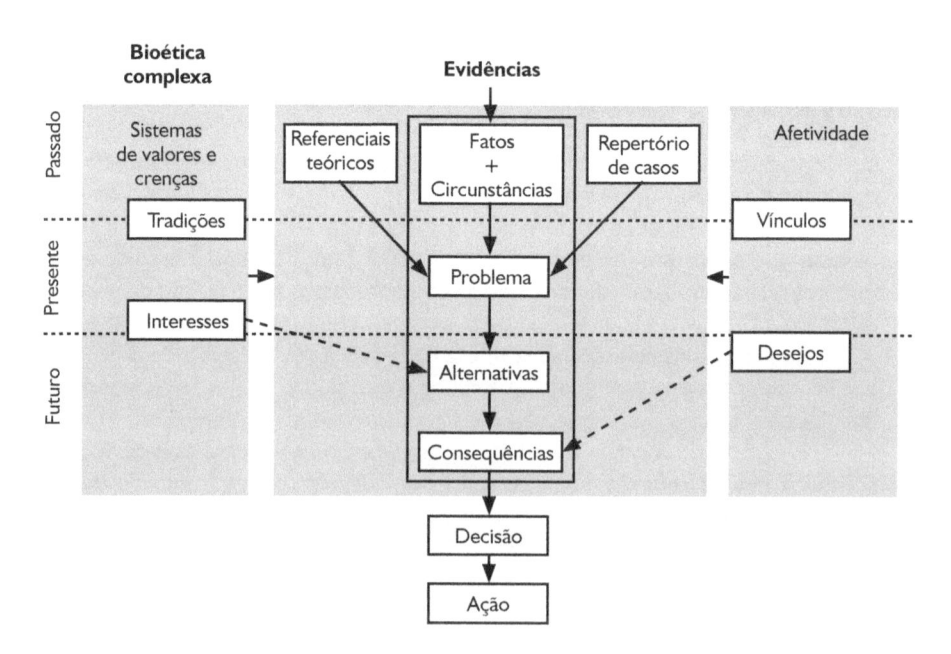

FIGURA 4.2
Modelo conceitual da bioética complexa e seus elementos.

refere às normas impostas pela sociedade. É possível observar isso nas seguintes resoluções:

- Resolução COFEN 272/2002 (determina a utilização do PE);[15]
- Resolução COFEN 311/2007 (determina que o enfermeiro tem o dever de registrar no prontuário do paciente as informações inerentes e indispensáveis ao processo de cuidar, e o direito de participar da prática multiprofissional e interdisciplinar com responsabilidade, autonomia e liberdade);[16]
- Resolução COFEN 358/2009 (considera que o PE deve ser realizado, de modo deliberado e sistemático, em todos os ambientes, públicos ou privados, em que ocorre o cuidado profissional de enfermagem).[17]

Os referenciais teóricos da **ética** são utilizados para justificar as ações e são compreendidos: pelos **princípios**, entendidos como deveres; pelos **direitos humanos**, entendidos como direitos fundamentais; pelas **virtudes**, como comportamentos individuais adequados; e pela **alteridade**, quando a relação com o outro é o fundamento das ações humanas.

Quanto aos **princípios**, existem três considerados como fundamentais: a *beneficência*, o *respeito às pessoas* e a *justiça*.[18]

Com a aplicação do PE, o paciente recebe um atendimento sistematizado, uma vez que este possui etapas planejadas de forma a promover o cuidado individual e humanizado. As etapas são registradas no prontuário do paciente, permitindo, com isso, transparência no que está sendo planejado e no que foi e será realizado. Além disso, possibilita que diferentes profissionais de saúde possam ter ciência do tratamento do paciente e dar continuidade a ele. Desse modo, o princípio ético da *beneficência*, cujo objetivo é evitar o mal e fazer o bem, está contemplado.

O princípio ético de *respeito às pessoas* pode ser avaliado por meio do respeito à veracidade, da voluntariedade, da confidencialidade e da autodeterminação. Esse princípio ético é respeitado no PE, na medida em que os registros de enfermagem possuem veracidade nas informações pertinentes a cada caso. Os registros devem ser detalhados no prontuário e, assim, estar disponíveis para todos os profissionais envolvidos no atendimento do paciente.

A voluntariedade é a possibilidade de o paciente escolher, de acordo com o seu melhor interesse, livre de pressões externas. As pessoas com voluntariedade preservada organizam sua vida com base em um conjunto de crenças, valores, interesses, desejos e objetivos. Esses elementos permitem que a decisão de cada pessoa seja peculiar.[13] Para atender a isso, o PE deve ser realizado com a participação do paciente no planejamento e na execução dos cuidados.[19,20]

Várias atitudes são tomadas para preservar a confidencialidade do paciente, tais como as discussões do caso em locais adequados e reservados e a restrição do acesso às informações contidas no prontuário apenas aos profissionais envolvidos no seu atendimento.

A autodeterminação do paciente deve ser respeitada sempre que possível. Quando são feitos a anamnese e o exame físico, as percepções do enfermeiro devem ser confirmadas junto ao paciente sempre que este possuir condições cognitivas para tal.[20] Assim, as escolhas e o comprometimento na execução dos cuidados serão compartilhados.

O princípio ético de *justiça* pode ser avaliado por meio do controle social, da vulnerabilidade e da não discriminação. A utilização do PE como ferramenta de trabalho aplicada a todos os pacientes facilita o respeito ao princípio de justiça, pois pode proteger o paciente nesse momento de vulnerabilidade e evitar a discriminação.[18]

Nos **direitos humanos** estão incluídos os direitos individuais, os coletivos e os transpessoais. Os direitos individuais englobam a vida, a liberdade, a privacidade e a não discriminação, entre outros; os coletivos referem-se à saúde, à educação e à assistência social como direito de todos. Os transpessoais (ambiente e solidariedade), por sua vez, são utilizados para a elaboração de leis.[21,22] A realização do PE, em todas as suas etapas, busca respeitar os direitos humanos, sejam eles individuais, coletivos ou transpessoais.

No referencial das **virtudes**, entendidas como traços adequados do caráter de uma pessoa,[23] há a busca pela excelência das ações humanas e do autoaprimoramento, servindo de conduta básica para a realização dos direitos e princípios. Várias são as virtudes que merecem ser destacadas: amor, humor, boa-fé, simplicidade, tolerância, humildade, gratidão, compaixão, generosidade, justiça, coragem, temperança, prudência, fidelidade e polidez. Todas elas são importantes no desenvolvimento do PE.

Pode-se salientar como virtudes básicas a temperança, quando se usam os recursos na medida da necessidade; a coragem, quando entendida como a particularidade de fazer o que deve ser feito; a sabedoria, como o uso do conhecimento de forma adequada; a justiça, no sentido de tratar as diferentes pessoas de forma não desigual. O amor, a maior de todas as virtudes, pode-se dizer, engloba todas as demais, servindo de base e justificativa para todas as condutas adequadas do indivíduo.

Como último referencial teórico da ética, a **alteridade** reconhece que o olhar do outro é que legitima a pessoa e a ressignifica.[24] Essa efetiva interação torna as pessoas corresponsáveis, estabelecendo uma copresença ética, na qual não há lugar para a neutralidade.[23] A alteridade ressignifica o entendimento da relação profissional/paciente, pesquisador/participante da pesquisa, profissionais de saúde entre si, profissional/família, a partir da noção de corresponsabilidade. É, portanto, fundamental na relação entre profissionais de enfermagem e paciente. O PE utiliza o princípio da dignidade humana e o direito dos cidadãos como justificativa para a humanização na prestação dos cuidados nos serviços de saúde. Quando se menciona a dignidade humana como valor fundamental, reporta-se ao imperativo categórico kantiano de cada indivíduo ser tratado como um fim em si mesmo, e não apenas como um meio para a satisfação dos interesses de terceiros.[25]

Quanto ao referencial teórico **moral,** o PE justifica-se pelo respeito ao cidadão que recebe o atendimento, em que se entende que o desenvolvimento deste é uma conduta obrigatória, ou seja, a aplicação é aprovável (no sentido de aprovação) e o não fazer é censurável.[26]

As evidências levantadas durante a anamnese, o exame físico e a avaliação diária do paciente geram dados que devem ser analisados criteriosamente. Esses dados apontam *sinais e sintomas* que devem ser associados a *fatos e circunstâncias,* os quais indicam um ou mais possíveis diagnósticos de enfermagem (DEs). Estes DEs devem ser vistos no *contexto de vida* do paciente, dos sistemas de *valores e crenças* provenientes do *passado,* das *tradições* que guiam suas atitudes no presente e de seus *interesses* para o futuro. Após levantar quais os DEs que mais se adequam ao paciente, é preciso avaliar quais deles são prioritários – o que irá variar de acordo com o tipo de doença ou com a necessidade de saúde, a previsão do tempo de internação ou o tempo entre uma consulta e outra e o que foi estabelecido pelo paciente como importante para aquele momento.

Unindo todas essas informações, conclui-se que, para realizar o PE, além do conhecimento técnico-científico e dos referenciais teóricos que embasam o trabalho do enfermeiro, é necessário considerar a complexidade inerente a todas as questões envolvidas no ato de cuidar. Assim, a bioética complexa pode orientar em tal abordagem.

Como referido, vários fatores devem influenciar as decisões que guiarão o plano de cuidados e as ações da enfermagem. Fatores relevantes, como convívio em sociedade, *direito,* política, economia, ciência, profissão, educação, história, *ética,* psicologia, assistência, biologia, ambiente, cultura, espiritualidade e *moral,* devem ser avaliados individualmente para garantir o respeito à autonomia e a preservação das pessoas vulneráveis.[13]

A utilização do PE em setores da saúde nos quais existam enfermeiros trabalhando, seja dentro ou fora dos hospitais, é uma exigência do Conselho Federal de Enfermagem (COFEN).[15-17] Mesmo sem tal determinação, de base legal, o PE se justificaria pelo acréscimo da qualidade na assistência de enfermagem prestada nas instituições. Isso pode ser constatado pela observação do desempenho da enfermagem nos hospitais que implantaram o PE e que hoje se apresentam como modelos de assistência de enfermagem qualificada, sendo reconhecidos nacionalmente, como é o caso do Hospital de Clínicas de Porto Alegre (HCPA) e do Hospital Universitário da USP.

Muitos hospitais, contudo, ainda não utilizam o PE, e vários são os fatores que podem ser identificados como dificultadores para sua implantação de forma sistemática e efetiva na prática profissional. Entre tais fatores, destacam-se a falta de interesse das instituições empregadoras, a formação deficiente de alguns profissionais de enfermagem, a organização (ou desorganização) do processo de trabalho vigente, o modo como a sociedade ou os gestores da saúde entendem a enfermagem, uma quantidade insuficiente de enfermeiros – o que acarreta em número expressivo de pacientes a cuidar –, o excesso de trabalhos administrativos, entre outros.

Esses são alguns dos fatores que colaboram para a falha grave no desenvolvimento desse trabalho.[27]

Observa-se, porém, que estamos vivendo um momento de transição, no qual, além das iniciativas isoladas de diversos hospitais em inserir o PE, de acordo com suas possibilidades, também está sendo implantado um projeto, para todos os hospitais universitários federais, na área de tecnologia da informação, que irá disponibilizar o modelo de PE que já vem sendo utilizado nos últimos 10 anos pelo HCPA. Tais medidas irão ampliar a utilização do PE como ferramenta de trabalho dos enfermeiros.

CONSIDERAÇÕES FINAIS

Os princípios que norteiam a ética e a bioética se aplicam de maneira adequada ao PE, visto que pregam o respeito e a autonomia dos pacientes perante o planejamento dos cuidados, eliminando ou diminuindo possíveis prejuízos para indivíduo/família e garantindo o direito a um tratamento justo e igualitário.

Esse método é um processo reflexivo e, portanto, também cabem alguns questionamentos sobre como os enfermeiros percebem o PE. Será que os enfermeiros estão devidamente preparados para o uso da ferramenta? O enfermeiro assistencial acredita no PE como uma tecnologia capaz de auxiliá-lo na promoção da saúde, por meio de um atendimento sistematizado do cuidado, ou pensa no PE como mais uma tarefa a ser executada? Os enfermeiros que aplicam tal ferramenta utilizam-na por ser ela obrigatória ou por entenderem a sua real importância?

O PE é uma ferramenta tecnológica utilizada para promover o cuidado por meio da organização das condições necessárias à sua realização, além de possibilitar a documentação da prática profissional. Deve, portanto, ser compreendido como um meio e não como um fim em si mesmo. A aplicação deliberada e sistemática do PE facilita o trabalho em equipe, acrescenta qualidade ao cuidado, melhora a visibilidade e o reconhecimento profissional e representa uma possibilidade concreta de avaliação da prática profissional.

A bioética complexa permeia a atitude do profissional em todas as suas decisões, sendo indispensável para a realização do PE. A bioética permite que os diferentes aspectos éticos, legais e sociais sejam discutidos, enquanto o PE se caracteriza pelo incremento na qualidade assistencial. Bioética e PE complementam-se e potencializam-se. Este gera novos problemas surgidos da prática; aquela reflete e justifica as ações realizadas ou a serem realizadas.

REFERÊNCIAS

1. Clotet J. Una introducción al tema de la ética. Psico. 1986;12(1):84-92.
2. Veatch RM. Medical ethics. 2nd ed. Boston: Jones and Bartlett; 1997.

3. Souza RT de. Razões plurais: itinerários da racionalidade ética no século XX: Adorno, Bergson, Derrida, Levinas, Rosenzweig. Porto Alegre: EDIPUCRS; 2004.
4. Potter VR. Bioethics, the science of survival. Perspect Biol Med. 1970;14:127-53.
5. Goldim JR. Revisiting the beginning of bioethics: the contribution of Fritz Jahr (1927). Perspect Biol Med. 2009;52(3):377-80.
6. Jahr F. Bio-ethik: eine umschau über die ethischen beziehungen des menschen zu tier und pflanze. Kosmos: Handweiser für Naturfreunde. 1927;24(1):2-4.
7. Silva CHD. Bioética da proteção aplicada aos cuidados paliativos em saúde. Associação Médica em Revista [Internet]. 2008 set.-dez. [capturado em 25 fev. 2011]:29-30. Disponível em: http://www.somerj.com.br/biblio/pdf/2008_10.pdf.
8. Carvalho NS de. Ética no trabalho científico. Arq Gastroenterol. 2009;46(3):164-6.
9. Fortes PAC, Zoboli ELCP. Bioética e saúde pública. 2. ed. São Paulo: Loyola; 2004.
10. Kottow MH. Introducción a la bioética. Santiago: Universitária; 1995.
11. Schramm FR. Bioética e comunicação em oncologia. Rev Bras Cancerol [Internet]. 2001 [capturado em 4 abr. 2010];47(1):25-32. Disponível em: http://www.inca.gov.br/rbc/n_47/v01/pdf/artigo1.pdf.
12. Cunha JMA da. A autonomia e a tomada de decisão no fim da vida [dissertação na internet]. Porto: Universidade do Porto; 2004 [capturado em 10 abr. 2010]. Disponível em: http://repositorio-aberto.up.pt/bitstream/10216/9658/3/5506_TM_01_P.pdf.
13. Goldim JR. Bioética, origens e complexidade. Rev HCPA. 2006;26(2):86-92.
14. Horta WA. Processo de enfermagem. São Paulo: EPU; 1979.
15. Brasil. Conselho Federal de Enfermagem. Resolução COFEN – 272/2002 [Internet]. Rio de Janeiro: COFEN; 2002 [capturado em 25 fev. 2011]. Disponível em: http://www.portalcoren-rs.gov.br/web/resoluca/r272.htm.
16. Brasil. Conselho Federal de Enfermagem. Resolução COFEN – 311/2007 [Internet]. Código de ética dos profissionais de enfermagem. Rio de Janeiro: COFEN; 2007 [capturado em 11 set. 2009]. Disponível em: http://www.portalcofen.gov.br/sitenovo/node/4394.
17. Brasil. Conselho Federal de Enfermagem. Resolução COFEN – 358/2009 [Internet]. Dispões sobre Sistematização da Assistência de Enfermagem – SAE. Brasília, DF: COFEN; 2009 [capturado em 25 fev. 2011]. Disponível em: http://www.portalcofen.gov.br/ sitenovo/node/4384.
18. The National Commission for the Protection of Human Subjects of Biomedical and Behavioral Research. The Belmont report: ethical principles and guidelines for the protection of human subjects of research. Washington: U.S. Govt. Print. Off.; 1978.
19. Protas JS, Bittencourt VC, Wollmann L, Moreira CA, Fernandes C. Fernandes MS, et al. Avaliação da percepção de coerção no processo de consentimento. Rev HCPA. 2007;27 Supl 1:272.
20. Lunney M. Pensamento crítico e diagnósticos de enfermagem: estudos de casos e análises. Porto Alegre: Artmed; 2004.
21. Bandman EL, Bandman B. Bioethics and human rights: a reader for health professionals. Boston: Little, Brown; 1978.
22. Organização das Nações Unidas para a Educação, Ciência e Cultura. Declaração universal sobre bioética e direitos humanos [Internet]. Lisboa: UNESCO; 2006 [capturado em 25 fev. 2011]. Disponível em: http://unesdoc.unesco.org/images/0014/001461/146180por.pdf.
23. Aristóteles. Ética a nicômacos. 2. ed. Brasília: EDUNB; 1992.
24. Souza RT de, Goldim JR. Ética, genética e pediatria. J Pediatr (Rio J.). 2008;84(4 Supl):2-7.
25. Kant I. A metafísica dos costumes. Bauru: Edipro; 2003.
26. Cardia MS. Ética I: estrutura da moralidade. Lisboa: Presença; 1992.
27. Garcia TR, Nóbrega MML da. Processo de enfermagem: da teoria à prática assistencial e de pesquisa. Esc Anna Nery Rev Enferm. 2009;13(1):188-93.

5

Desenvolvimento de novos diagnósticos de enfermagem

Beatriz Cavalcanti Juchem, Deise dos Santos Vieira
Miriam de Abreu Almeida, Amália de Fátima Lucena

A importância de um diagnóstico de enfermagem (DE) acurado, que expresse as respostas do paciente aos problemas de saúde e/ou processos vitais reais ou potenciais para um adequado planejamento de resultados e intervenções é reconhecida pelo enfermeiro. Contudo, para que isso ocorra, é necessário que exista, na taxonomia diagnóstica, um vocabulário que dê conta das mais diversas situações clínicas, nas diferentes especialidades da enfermagem.

Em função disso, os sistemas de classificação estão em constante desenvolvimento e aperfeiçoamento, o que é evidenciado pelo avanço dos estudos na área, que evoluíram de uma primeira lista de 80 DEs, elaborada na década de 1970, para o sistema multiaxial da Taxonomia II da NANDA-I,[1,2] que dispõe, atualmente, de mais de 200 DEs aprovados. Nota-se que, em alguns domínios e classes da NANDA-I, os DEs ainda precisam ser desenvolvidos. Isso significa que ainda existem muitas lacunas a serem preenchidas e que, portanto, cabe aos enfermeiros perceber essas necessidades e auxiliar no desenvolvimento e no refinamento da taxonomia diagnóstica de enfermagem, de forma a contemplar as demandas da prática clínica.

Assim, neste capítulo, aborda-se a experiência no desenvolvimento de novos DEs vivenciada pelos enfermeiros do Hospital de Clínicas de Porto Alegre (HCPA) nas áreas de imagenologia,[3] pediatria e clínica médica e cirúrgica.

ETAPAS DO DESENVOLVIMENTO DE UM NOVO DIAGNÓSTICO DE ENFERMAGEM

A primeira etapa da criação de um novo DE é perceber que determinada situação clínica apresentada pelo paciente não está contemplada na taxonomia diagnóstica. A partir dessa constatação, que implica conhecer com propriedade os DEs disponíveis, é necessário delimitar o problema e elaborar um esboço do título e do conceito diagnóstico para o caso em questão. Para tanto, deve-se levar em consideração os sete eixos[1,2] que compõem a estrutura da Taxonomia II da NANDA-I, ou seja:

- **Conceito diagnóstico (Eixo 1):** é o principal elemento do diagnóstico, composto por um ou mais substantivos combinados, ou, ainda, um substantivo mais um adjetivo, que dão um significado único ao DE. Exemplos: Mobilidade, Equilíbrio de Líquidos, Sofrimento Espiritual.
- **Sujeito do diagnóstico (Eixo 2):** refere-se ao(s) sujeito(s) para quem o diagnóstico é determinado: *indivíduo*, um único ser humano; *família*, duas ou mais pessoas com relações contínuas ou permanentes; *grupo*, conjunto de pessoas com características compartilhadas; *comunidade*, pessoas que moram em um mesmo lugar, sob as mesmas condições. Exemplos: indivíduo (Deglutição Prejudicada), família (Processos Familiares Interrompidos), comunidade (Enfrentamento Comunitário Ineficaz).
- **Julgamento (Eixo 3):** consiste em um termo modificador que especifica o sentido do conceito diagnóstico. Exemplos: prejudicado (Eliminação Urinária Prejudicada), melhorado (Disposição para Sono Melhorado), deficiente (Conhecimento Deficiente), entre outros. Alguns diagnósticos não requerem um modificador, pois o enunciado já possui especificidade suficiente, como Náusea ou Fadiga.
- **Localização (Eixo 4):** descreve a parte ou função do corpo a que o diagnóstico se refere. Exemplos: tecidos (Perfusão Tissular Periférica Ineficaz), oral (Mucosa Oral Prejudicada). A localização nem sempre está presente em todos os diagnósticos, como em Contaminação.
- **Idade (Eixo 5):** refere-se à idade do sujeito do diagnóstico. Exemplo: neonato (Padrão Ineficaz de Alimentação do Bebê), adulto (Insuficiência na Capacidade do Adulto para Melhorar).
- **Tempo (Eixo 6):** descreve a duração do conceito diagnóstico. Exemplos: aguda (Dor Aguda), crônica (Confusão Crônica).
- **Situação do diagnóstico (Eixo 7):** refere-se à realidade ou à potencialidade do problema, ou, então, à categoria do diagnóstico. Exemplos: real (Dor Crônica), de risco (Risco de Quedas), de bem-estar (Disposição para Bem-estar Aumentado), promoção da saúde (Disposição para Enfrentamento Aumentado) e síndrome (Síndrome do Estresse por Mudança).

O passo seguinte é contatar a NANDA-I, o que pode ser feito via correio eletrônico, para averiguar se algum diagnóstico semelhante não foi submetido para avaliação pelo Comitê de Desenvolvimento de Diagnósticos (DDC – Diagnosis Development Committee). Nesse contato, é necessário expressar com clareza a necessidade e a pertinência da proposta, diferenciando o novo DE de outros já constantes na taxonomia, pois alguns aspectos sobre o DE sugerido podem ser questionados.

Em geral, novas propostas de diagnósticos têm sido encorajadas, segundo as orientações constantes no *site* da NANDA International Nursing Diagnosis Submission[4] ou no livro da NANDA-I.[1]

Após a anuência da NANDA-I para desenvolver o DE, inicia-se o processo de revisão da literatura, para que todos os componentes do DE tenham apoio em referências atuais. Recomenda-se uma revisão integrativa da literatura, que consiste em um método de revisão bastante amplo, incluindo pesquisas experimentais e não experimentais, com o intuito de entender melhor um dado fenômeno.[5-8] Referências de artigos são mais valorizadas do que de livros, especialmente se apresentarem níveis de evidência elevados. Publicações de outras áreas, como as ciências sociais, por exemplo, podem ser pertinentes.

Os elementos que devem compor a proposta do novo DE e ser incluídos em formulário próprio são descritos a seguir:[1]

- **Enunciado diagnóstico:** é um título claro e conciso, capaz de expressar o problema do paciente.
- **Definição:** explica no que consiste o diagnóstico, diferenciando-o dos outros DEs existentes.
- **Características definidoras:** utilizadas no caso de diagnóstico real, de bem-estar, de promoção da saúde e de síndrome. Equivalem aos sinais e sintomas presentes no quadro que o paciente apresenta. Nos diagnósticos de risco, as características definidoras são substituídas pelos fatores de risco.
- **Fatores de risco:** utilizados nos diagnósticos de risco, são as condições que aumentam as chances para a ocorrência da situação ou do evento expresso no diagnóstico.
- **Fatores relacionados:** em um diagnóstico real, exprimem a etiologia do diagnóstico, ou seja, as causas do problema.

Após a descrição desses elementos do diagnóstico proposto, é necessário incluir pelo menos um exemplo de resultado, de acordo com a Nursing Outcomes Classification (NOC),[9] e pelo menos dois exemplos de intervenções de enfermagem, conforme a Nursing Interventions Classification (NIC),[10] com suporte da literatura. As referências devem ser listadas no formato APA (American Psychological Association), cujas orientações podem ser obtidas no *site* The Basics of APA Style.[11]

Além dos itens descritos, também será necessário definir a que domínio e classe da taxonomia II da NANDA-I o DE poderá pertencer.*

---

* O envio da proposta pode ser feito diretamente no *site* da NANDA-I[12] ou pelo correio.

EXEMPLOS DE PROPOSTAS DE NOVO DIAGNÓSTICO DE ENFERMAGEM À NANDA-I

No HCPA, alguns enfermeiros já experienciaram as diversas etapas de criação e submissão de novos diagnósticos à NANDA-I. Uma dessas propostas já obteve a aprovação para um novo DE, e outros ainda se encontram em fase de desenvolvimento e avaliação.

No caso da área da Radiologia, observou-se que a enfermagem atua diretamente na assistência a pacientes em situações reais e de risco para a ocorrência de eventos adversos, em função do uso de substâncias contrastantes nos exames radiológicos. Observando-se que as intervenções de enfermagem nesses casos não estavam associadas a nenhum DE existente, é que se propuseram os dois DEs à NANDA-I.

- Reação Adversa ao Contraste Iodado (sob avaliação).
- Risco de Reação Adversa ao Contraste Iodado[3] (aprovado).

ACOMPANHAMENTO DA AVALIAÇÃO PELO COMITÊ DE DESENVOLVIMENTO DE DIAGNÓSTICOS (DDC)

O material enviado é recebido por um membro do DDC, que realiza uma avaliação prévia do conteúdo, antes de enviá-lo à avaliação dos demais componentes do Comitê. Nessa etapa, os avaliadores podem fazer contatos via *e-mail*, solicitando aos autores esclarecimentos sobre a proposta. Quando o conteúdo se encontra a contento, o material é enviado a todos os membros do DDC para avaliação e, se aprovado nessa instância, o DE é finalmente encaminhado para votação pelos membros da NANDA-I.

O andamento das avaliações pode ser acompanhado no *International Journal of Nursing Terminologies and Classifications* (IJNTC), em espaço específico denominado *NANDA International News*, onde são publicadas notícias referentes às atividades do DDC.[13]

EXEMPLO DE PROPOSTA DE NOVO DIAGNÓSTICO DE ENFERMAGEM APROVADO PELA NANDA-I

O novo diagnóstico, **Risco de Reação Adversa ao Contraste Iodado**, é apresentado como um exemplo de proposta encaminhada e aprovada. Seu conteúdo foi disposto em formulário específico disponibilizado pela NANDA-I em seu *site*,[12] onde constam quadros para comparação do novo DE com um já existente. Nesse caso, o escolhido foi Risco de Resposta Alérgica ao Látex. O DE proposto pode ser incluído no Domínio 11, Segurança/Proteção, e na Classe 2, Lesão Física, ou na Classe 5, Processos Defensivos.

North American Nursing Diagnosis Association
DRC Submission/Revision Packet

Submissão de Diagnósticos NANDA-I:
FORMULÁRIO PARA SUBMISSÃO DE DIAGNÓSTICOS

TÍTULO DO DIAGNÓSTICO: *RISCO DE REAÇÃO ADVERSA AO CONTRASTE IODADO (1, 19, 21-22, 26-27)*

(DIAGNÓSTICO NANDA EXISTENTE: *RISCO DE RESPOSTA ALÉRGICA AO LÁTEX)*

TIPO DE PROPOSTA:
☐ Revisão de Diagnóstico de Enfermagem
☒ Novo Diagnóstico de Enfermagem

DEFINIÇÃO (Novas submissões em negrito)

DIAGNÓSTICO NOVO/REVISADO	Diagnóstico NANDA-I existente
Risco de qualquer reação nociva ou indesejável associada ao uso de meio de contraste iodado, que pode ocorrer durante ou até 7 dias após a injeção do agente contrastante. *(1, 19, 21-22, 26-27)*	*Risco de hipersensibilidade a produtos de borracha de látex natural. (17)*

DEFINIÇÃO (Novas submissões em negrito)

DIAGNÓSTICO NOVO/REVISADO	Diagnóstico NANDA-I existente
– **Propriedades físico-químicas do contraste iodado (concentração, viscosidade, alta osmolalidade e ionicidade)** – **História prévia de reação adversa ao contraste iodado** – **História de alergias** – **Doenças associadas (doença cardíaca, doença pulmonar, discrasias sanguíneas, doença renal, feocromocitoma, doença autoimune)** – **Uso concomitante de medicamentos (betabloqueadores, interleucina-2, metformina, drogas nefrotóxicas)**	*Alergia a abacate* *Alergia a banana* *Alergia a castanhas* *Alergia a frutas tropicais* *Alergia a kiwi* *Alergia a planta poinsettia* *História de alergias* *História de asma* *História de reações ao látex* *Procedimentos cirúrgicos múltiplos, especialmente na infância* *Profissões que sofrem exposição diária ao látex (17)*

DEFINIÇÃO (Novas submissões em negrito)

DIAGNÓSTICO NOVO/REVISADO	Diagnóstico NANDA-I existente
– Veias frágeis (**tratamento quimioterápico atual ou prévio, radiação no membro a ser injetado, múltiplas tentativas de punção, acesso venoso instalado há mais de 24 horas, cirurgia prévia de ressecção linfática no membro a ser injetado, acesso venoso na extremidade distal do membro: mão, punho, pé, tornozelo**) – Extremos de idade – Debilidade geral – Desidratação – Inconsciência – Ansiedade *(1-4, 6-9, 11-14, 16, 18-25, 27-28)*	

EXEMPLOS DE INTERVENÇÕES DE ENFERMAGEM (NIC)

DIAGNÓSTICO NOVO/REVISADO	
6610	*Identificação de risco (1, 4, 6-7, 9, 12-14, 16, 18, 20, 22-25, 27-28)*
6520	*Avaliação da saúde (1, 4, 7-9, 12-14, 16, 20, 22-25, 27-28)*
7680	*Assistência em exames (1, 6-7, 9, 12, 16, 20, 25)*
6410	*Controle de alergia (7, 9, 20, 24)*
2300	*Administração de medicamentos (1, 4, 7-9, 12, 14, 16, 18-23, 25, 27-28)*
2311	*Administração de medicamentos: inalação (9, 24)*
2304	*Administração de medicamentos: oral (1, 4, 7, 9, 14, 16, 18, 20, 24-25, 28)*
2314	*Administração de medicamentos: endovenosa* **(EV)** *(1, 7-9, 21-24, 28)*
6680	*Monitoração de sinais vitais (9, 20, 22, 24)*
4200	*Terapia endovenosa (EV) (1, 7, 9, 14, 16, 20, 22-25, 28)*
4190	*Punção venosa (9, 12, 22, 24-25, 28)*
2100	*Terapia por hemodiálise (1, 7, 28)*
5820	*Redução da ansiedade (7, 9, 12, 22, 25)*
5270	*Suporte emocional (7, 12, 22)*
5606	*Ensino: indivíduo (27)*
5250	*Apoio à tomada de decisão (9, 24)*

North American Nursing Diagnosis Association
DRC Submission/Revision Packet

Submissão de Diagnósticos NANDA-I:
FORMULÁRIO PARA SUBMISSÃO DE DIAGNÓSTICOS

EXEMPLOS DE RESULTADOS DE ENFERMAGEM (NOC)

DIAGNÓSTICO NOVO/REVISADO	
0701	**Controle da hipersensibilidade imunológica:** extensão em que respostas imunológicas inadequadas são suprimidas. *(7, 9, 20, 24)*
0702	**Estado imunológico:** adequação da resistência natural e adquirida, adequadamente voltada a antígenos internos e externos. *(7, 9, 20, 24)*
1908	**Detecção de riscos:** ações realizadas para identificar ameaças à saúde pessoal. *(1, 4, 6-7, 9, 12-14, 16, 18, 20, 22-25, 27-28)*
0704	**Controle da asma:** atos pessoais para reverter condição inflamatória resultante da constrição dos brônquios nas vias aéreas. *(7-9, 14, 16, 20, 22)*
1914	**Controle de riscos: saúde cardiovascular:** ações para eliminar ou reduzir ameaças à saúde cardiovascular. *(1, 7, 9, 14, 20, 22, 24)*
2301	**Respostas à medicação:** efeitos terapêuticos e adversos da medicação prescrita. *(1, 4, 7-9, 12, 14, 16, 18-23, 25, 27-28)*
0802	**Estado dos sinais vitais:** temperatura, pulso, respiração e pressão sanguínea nos padrões esperados para o indivíduo. *(9, 20, 22, 24)*
0601	**Equilíbrio de líquidos:** equilíbrio da água nos compartimentos intracelulares e extracelulares do organismo. *(1, 7, 9, 14, 27-28)*

EXEMPLOS DE RESULTADOS DE ENFERMAGEM (NOC)

DIAGNÓSTICO NOVO/REVISADO	
0601	**Equilíbrio de líquidos:** equilíbrio da água nos compartimentos intracelulares e extracelulares do organismo. *(1, 7, 9, 14, 27-28)*
1402	**Controle da ansiedade:** atos pessoais para eliminar ou reduzir as sensações de apreensão e de tensão decorrentes de fonte não identificável. *(7, 9, 12, 22, 25)*
1404	**Controle do medo:** ações pessoais para eliminar ou reduzir sentimentos incapacitantes de alarme despertados por uma fonte identificável. *(7, 9, 12, 22, 25)*
1808	**Conhecimento: medicação:** extensão da compreensão transmitida sobre o uso seguro de medicação. *(27)*
1705	**Orientação para a saúde:** visão pessoal da saúde e de comportamentos de saúde como prioridade. *(27)*
1606	**Participação: decisões sobre cuidados de saúde:** envolvimento pessoal na seleção e avaliação de opções de cuidado de saúde. *(9, 24, 27)*

EXEMPLOS DE RESULTADOS DE ENFERMAGEM (NOC)

DIAGNÓSTICO NOVO/REVISADO	
1809	**Conhecimento: segurança pessoal:** *extensão da compreensão transmitida sobre prevenção de lesões não intencionais. (9, 24, 27)*
0906	**Tomada de decisões:** *capacidade de escolher entre duas ou mais alternativas. (9, 24, 27)*
0601	**Equilíbrio de líquidos:** *equilíbrio da água nos compartimentos intracelulares e extracelulares do organismo. (1, 7, 9, 14, 27-28)*
1402	**Controle da ansiedade:** *atos pessoais para eliminar ou reduzir as sensações de apreensão e de tensão decorrentes de fonte não identificável. (7, 9, 12, 22, 25)*
1404	**Controle do medo:** *ações pessoais para eliminar ou reduzir sentimentos incapacitantes de alarme despertados por uma fonte identificável. (7, 9, 12, 22, 25)*
1808	**Conhecimento: medicação:** *extensão da compreensão transmitida sobre o uso seguro de medicação. (27)*
1705	**Orientação para a saúde:** *visão pessoal da saúde e de comportamentos de saúde como prioridade. (27)*
1606	**Participação: decisões sobre cuidados de saúde:** *envolvimento pessoal na seleção e avaliação de opções de cuidado de saúde. (9, 24, 27)*
1809	**Conhecimento: segurança pessoal:** *extensão da compreensão transmitida sobre prevenção de lesões não intencionais. (9, 24, 27)*
0906	**Tomada de decisões:** *capacidade de escolher entre duas ou mais alternativas. (9, 24, 27)*

REFERÊNCIAS

1. American College of Radiology [ACR] (2008). *Manual on contrast media* (version 6). Reston, VA: Author.
2. Bellin, M., Jakobsen, J., Tomassin, I., Thomsen, H. S., & Morcos, S. K. (2002). Contrast medium extravasation injury: guidelines for prevention and management. *European Radiology*, 12 (11), 2807-2812.
3. Bettmann, M. A. (2004). Frequently asked questions: iodinated contrast agents. *Radiographics*, 24 (Special Issue), S3-S10.
4. Brockow, K. et al., (2005) Management of hypersensitivity reactions to iodinated contrast media. *Allergy*, 60 (2), 150-158
5. Bulechek, G. M., Butcher, H. K., & Dochterman, J. C. (Eds.). (2008). *Nursing Interventions Classification (NIC)* (5th ed.). St. Louis, MO: Mosby Elsevier.
6. Cohan, R. H., Ellis, J. H., Garner, W. L. (1996). Extravasation of radiographic contrast material: recognition, prevention, and treatment. *Radiology*, 200 (3), 593-604.
7. Costa, N. (2004). Understanding contrast media. *Journal of Infusion Nursing*, 27 (5), 302-312.
8. European Society of Urogenital Radiology [ESUR] (2007). *ESUR Guidelines on contrast media* (version 6). Heidelberg: Springer-Verlag.

North American Nursing Diagnosis Association
DRC Submission/Revision Packet

Submissão de Diagnósticos **NANDA-I:**
FORMULÁRIO PARA SUBMISSÃO DE DIAGNÓSTICOS

REFERÊNCIAS

9. Hash, R. B. (1999). Intravascular radiographic contrast media: issues for family physicians. *Journal of the American Board of Family Practice,* 12 (1), 32-42.
10. Johnson, M., Bulechek, G., Dochterman, J. M., Maas, M., & Moorhead, S. (2005). *Diagnósticos, resultados e intervenções de enfermagem: Ligações entre NANDA, NOC e NIC.* Porto Alegre, RS: Artmed, p. 388.
11. Juchem, B. C., & Dall'Agnol, C. M. (2007). Immediate adverse reactions to intravenous iodinated contrast media in computed tomography. *Revista Latino-Americana de Enfermagem,* 15 (1), 78-83.
12. Juchem, B. C., Dall"Agnol, C. M., & Magalhães, A. M. M. (2004). Contraste iodado em tomografia computadorizada: prevenção de reações adversas. *Revista Brasileira de Enfermagem,* 57 (1), 57-61.
13. Katayama, H. et al. (1990). Adverse reactions to ionic and nonionic contrast media: a report from the Japanese Comittee on the Safety of Contrast Media. *Radiology,* 175 (3), 621-628.
14. Maddox, T. G. (2002). Adverse reactions to contrast material: recognition, prevention, and treatment. *American Phamily Physician,* 66 (7), 1229-1234.
15. Moorhead, S., Johnson, M., & Maas, M. (Eds.) (2004). *Nursing Outcomes Classification (NOC)* (3rd ed.). St. Louis, MO: Mosby.
16. Namasivayam, S., Kalra, M. K., Torres, W. E., & Small, W. C. (2006). Adverse reactions to intravenous iodinated contrast media: a primer for radiologists. *Emergency Radiology,* 12 (5), 210-215.
17. NANDA International (2007). *Nursing diagnoses: definitions and classification 2007-2008.* (1 ed.). Philadelphia: Author, p. 8.
18. Reddan, D. (2007). Patients at high risk of adverse events from intravenous contrast media after computed tomography examination. *European Journal of Radiology,* 62 (1), 26-32.
19. Riedl, M. A., & Casillas, A. M. (2003). Adverse drug reactions: types and tretment options. *American Family Physician,* 68 (9), 17811790.
20. Siddiqi, N. H. (2008). Contrast medium reactions, recognition and treatment. *Emedicine.* Retrieved May 19, 2008 from: http://www.emedicine.com/Radio/topic864.htm
21. Schild, H. H., Kuhl, C. K., Hübner-Steiner, U., Böhm, I., & Speck, U. (2006). Adverse events after unenhanced and monomeric and dimeric contrast-enhanced CT: a prospective randomized controlled trial. *Radiology,* 240 (1), 56-64.
22. Singh, J., & Daftary, A. (2008). Iodinated contrast media and their adverse reactions. *Journal of Nuclear Medicine Technology,* 36 (2), 69-74.
23. Stacul, F. (2007). Managing the risk associated with use of contrast media for computed tomography. *European Journal of Radiology,* 62 (1), 33-37.
24. Thomsen, H. S., & Morcos, S. K. (2004). Management of acute adverse reactions to contrast media. *European Radiology,* 14 (3): 476-481.

REFERÊNCIAS

25. Valls, C., Andía, E., Sánchez, A., & Moreno, V. (2003). Selective use of low-osmolality contrast media in computed tomography. *European Radiology*, 13 (8), 2000-2005.
26. Vervloet, D., & Durham, S. (1998). Adverse reactions to drugs. *British Medical Journal*, 316 (7143), 1511-1514.
27. Webb, J. A., Stacul, F., Thompsen, H. S., Morcos, S. K. (2003) Late adverse reactions to intravascular iodinated contrast media. *European Radiology*, 13 (1), 181-184.
28. Widmark, J. M. (2007). Imaging-related medications: a class overview. *Proceedings (Baylor University Medical Center)*, 20 (4), 408-417.

CONSIDERAÇÕES FINAIS

O aprimoramento de uma taxonomia diagnóstica capaz de contemplar as respostas do paciente aos problemas de saúde e/ou processos vitais reais ou potenciais em todas as áreas de atuação da enfermagem é fundamental para o desenvolvimento dos processos assistenciais, gerenciais, de ensino e pesquisa. Portanto, espera-se que este capítulo sirva de modelo e incentivo para que os enfermeiros brasileiros sigam contribuindo com o desenvolvimento dessa nomenclatura, seja com a criação e submissão de novos diagnósticos, seja com revisões ou estudos de validação, o que auxilia no aperfeiçoamento e na definição do corpo de conhecimentos da enfermagem.

REFERÊNCIAS

1. NANDA International. Nursing diagnoses: definitions and classification 2009-2011. Indianapolis: Wiley-Blackwell; 2009.
2. Scroggins LM. The developmental processes for NANDA International nursing diagnoses. Int J Nurs Terminol Classif. 2008;19(2):57-63.
3. Juchem BC, Almeida MA, Lucena AF. Novos diagnósticos de enfermagem em imagenologia: submissão à NANDA International. Rev Bras Enferm. 2010;63(3):480-6.
4. NANDA International. Diagnosis Submission [Internet]. Kaukauna: NANDA International; c2010 [capturado em 25 out. 2010]. Disponível em: http://www.nanda.org/DiagnosisDevelopment/DiagnosisSubmission.aspx.
5. Whittemore R, Knafl K. The integrative review: updated methodology. J Adv Nurs. 2005;52(5):546-53.
6. Mendes KDS, Silveira RCCP, Galvão CM. Revisão integrativa: método de pesquisa para a incorporação de evidências na saúde e na enfermagem. Texto Contexto Enferm. 2008;17(4):758-64.
7. Pompeo DA, Rossi LA, Galvão CM. Revisão integrativa: etapa inicial do processo de validação de diagnóstico de enfermagem. Acta Paul Enferm. 2009;22(4):434-8.

8. Souza MT, Silva MD, Carvalho R. Integrative review: what is it? How to do it? Einstein. 2010;8(1 Pt 1):102-6.
9. Moorhead S, Johnson M, Maas M, Swanson E, editors. Nursing Outcomes Classification (NOC). 4th ed. St Louis: Mosby; 2008.
10. Bulechek GM, Butcher HK, Dochterman JM. Nursing Interventions Classification (NIC). 5th ed. St. Louis: Mosby; 2008. Publicado em português em: Dochterman JM, Bulechek GM. Classificação das intervenções de enfermagem (NIC). Porto Alegre: Artmed; 2008.
11. PA Style. The basics of APA style [Internet]. Washington: American Psychological Association; c2010 [capturado em 25 out. 2010]. Disponível em: http://apastyle.apa.org/ learn/tutorials/basics-tutorial.aspx.
12. NANDA International [Internet]. Kaukauna: NANDA International; c2010 [capturado em 25 out. 2010]. Disponível em: http://www.nanda.org/.
13. Herdman TH, Krogh GV, Meyer G, Farren AT, Moorhead S. NANDA International news. Int J Nurs Terminol Classif. 2010;21(3):137-42.

6
Validação de diagnósticos, intervenções e resultados de enfermagem

Maria da Graça Oliveira Crossetti, Gislaine Saurin
Michele Antunes, Thaíla Tanccini

Os fenômenos que estruturam a enfermagem como disciplina têm sido descritos ao longo de sua história, fato que se atesta pela crescente produção do conhecimento específico. Nesse sentido, a busca de modelos de cuidado adequados às respostas humanas é um desafio constante para os enfermeiros, na medida em que se constatam mudanças no perfil epidemiológico das populações, assim como o rápido desenvolvimento da tecnologia em saúde. Esses determinantes atestam a necessidade da enfermagem em fundamentar suas práticas de assistência, ensino e pesquisa em modelos que ofereçam eficiência, eficácia e resolutividade aos problemas de saúde do indivíduo, da família e da comunidade.

A busca de referenciais para o cuidado de enfermagem tem demarcado iniciativas profissionais no sentido de construir e testar modelos teóricos e taxonomias, de modo a permitir a apreensão de maneira uniforme dos fenômenos que caracterizam a prática da enfermagem. Tal fato pressupõe uma linguagem padronizada, capaz de resultar na qualidade da informação e na consequente tomada de decisão no cuidado ao ser humano. Assim, os enfermeiros, em diferentes realidades, têm procurado estruturar uma linguagem padronizada por meio de sistemas de classificação dos elementos da sua prática.[1]

As classificações de enfermagem têm diferentes propósitos, tais como: permitir a coleta e a análise das informações, documentar a prática da enfermagem no cuidado ao paciente, permitir o desenvolvimento de sistemas eletrônicos de informação clínica e registro eletrônico do paciente, proporcionar uma linguagem aos profissionais de enfermagem para que se comuniquem entre si, bem como com outros profissionais da equipe de saúde e com a população, e facilitar o ensino na tomada de decisões clínicas.[2,3]

Na prática clínica da enfermagem brasileira, destacam-se as classificações dos diagnósticos de enfermagem (DEs) da North American Nursing Diagnosis Association International (NANDA-I),[4] das intervenções de enfermagem descritas pela Nursing Interventions Classification (NIC)[5] e dos resultados de enfermagem descritos pela Nursing Outcomes Classification (NOC).[6]

Essas classificações, embora já estejam estruturadas, necessitam ser refinadas e validadas na prática, considerando-se a situação clínica em que são aplicadas, bem como o contexto do paciente e o ambiente de cuidado. Assim, este capítulo tem como propósito apresentar o estado da arte quanto à natureza e aos métodos mais utilizados nos estudos de validação das classificações NANDA-I, NIC e NOC na enfermagem.

OBJETIVOS DOS ESTUDOS DE VALIDAÇÃO

O termo *validar* significa o ato ou efeito de tornar algo válido, legítimo, isto é, tornar algo verdadeiro, algo cuja autenticidade é comprovada.

Considerando a importância dos estudos de validação, a NANDA-I,[4] classificação amplamente difundida pelos enfermeiros nos cenários nacional e internacional, tem recomendado o desenvolvimento desses estudos. Validar um DE significa torná-lo verdadeiro, comprová-lo mediante a identificação de sinais e sintomas para determinada situação clínica.[7]

Do mesmo modo, os estudos de validação das intervenções de enfermagem buscam verificar o quanto estas são adequadas aos pacientes, ou seja, se possibilitam mudanças nas respostas humanas relacionadas às categorias diagnósticas selecionadas. Já o foco na validação dos resultados de enfermagem tem por objetivo verificar o quanto eles permitem avaliar e documentar as modificações das condições do paciente a partir de intervenções implementadas.

Salienta-se que um resultado a ser alcançado, conforme a NOC,[6] deve ser elencado pelo enfermeiro responsável pelo paciente durante o processo diagnóstico, necessitando, pois, estar diretamente relacionado com o DE e as intervenções de enfermagem selecionadas.

Os estudos de validação são fundamentais para testar e legitimar a utilização dos elementos da prática da enfermagem (diagnóstico, intervenção e resultado). Tais estudos constituem fontes essenciais na busca de evidências que auxiliem na redução da probabilidade de erros no processo diagnóstico e na tomada de decisão quanto às melhores práticas a serem implementadas na assistência. Também contribuem para o desenvolvimento e para a adequação das classificações em diferentes realidades profissionais e contextos socioculturais.[8]

Nesse contexto, diferentes autores têm desenvolvido estudos que objetivam validar diagnósticos, intervenções e resultados de enfermagem de forma isolada e/ou inter-relacionada, seguindo procedimentos metodológicos criteriosos e adequados à natureza do objeto de estudo.[9-13]

NATUREZA DOS ESTUDOS DE VALIDAÇÃO

A natureza dos estudos de validação caracteriza-se pelas diferentes formas de se estudar a fidedignidade e a validade dos diagnósticos, das intervenções e dos resultados de enfermagem. Assim, têm-se estudos de validade teórica ou de construto que, embora ainda pouco utilizados, podem fornecer maior confiabilidade aos resultados das pesquisas; a validação de conteúdo e a validação clínica.[14]

Os estudos de validação de conteúdo diagnóstico têm por objetivo verificar a fidedignidade e a validade de um DE; a fidedignidade de um DE refere-se ao grau de concordância dos elementos que o estruturam, ou seja, os conceitos que o definem: título; características definidoras (CD) – sinais e sintomas –; fatores relacionados (FR) – etiologia ou causa.

A validação de conteúdo dá-se por meio da avaliação descritiva de enfermeiros e/ou de outros profissionais, dependendo da categoria diagnóstica em estudo. A validade é entendida como o grau em que o título, as CDs e/ou os FRs que estruturam o conteúdo do DE expressam de fato a categoria diagnóstica descrita pela NANDA-I.

Os estudos de validação clínica dos DEs visam verificar na prática clínica o grau de concordância das CDs e/ou dos FRs elencados por dois ou mais enfermeiros no mesmo contexto profissional e as condições clínicas do paciente, utilizando métodos de coleta de dados semelhantes. A validade é entendida como o grau em que o diagnóstico representa as reais condições do paciente, ou seja, seu verdadeiro problema clínico.[10,15-18] Recomenda-se que, antes da observação, seja realizada a construção das definições operacionais das evidências clínicas.

As pesquisas sobre validação do conteúdo das intervenções NIC objetivam constatar o grau de concordância dos elementos que as estruturam: o título, sua definição e as atividades que as compõem. Em geral, as intervenções validadas estão relacionadas a um ou mais DEs característicos de um dado contexto clínico.[12,13]

Semelhantes são os estudos de validação de resultados NOC, em que se constata o grau de concordância dos seus elementos: o título, sua definição e os indicadores e escalas que o compõem. Em geral, também são relacionados a um determinado diagnóstico e à condição clínica do paciente.[9]

Os diagnósticos, as intervenções e os resultados de enfermagem, para que sejam validados clinicamente, pressupõem sua avaliação na prática clínica.

MODELOS METODOLÓGICOS PARA ESTUDOS DE VALIDAÇÃO DE DIAGNÓSTICOS, INTERVENÇÕES E RESULTADOS

Os modelos metodológicos de validação prevalentes na prática clínica de enfermagem são os propostos por Fehring,[19-21] Gordon e Sweeney,[16] Hoskins[22] e Walker e Avant,[23] conforme resultados de estudo realizado no contexto brasileiro, os quais são apresentados na Figura 6.1.[24]

Esses referenciais apresentam características semelhantes. Metodologicamente, a validação de conteúdo dá-se em duas fases distintas: a análise conceitual ou teórica, que é feita pelo pesquisador com base na revisão bibliográfica ou na revisão integrativa da literatura específica relacionada ao objeto de estudo; e a avaliação dessa análise por especialistas, *experts* ou peritos.[15] Todos os elementos que estruturam o diagnóstico, a intervenção ou o resultado podem ter seu conteúdo validado. Na Figura 6.2, apresentam-se os modelos metodológicos propostos pelos autores anteriormente citados para estudos de validação de conteúdo.

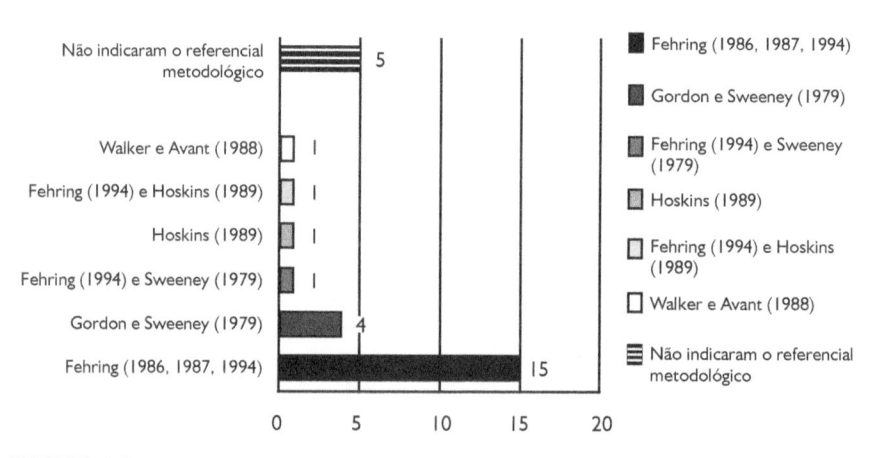

FIGURA 6.1
Referenciais metodológicos utilizados para validação de diagnósticos de enfermagem.
Fonte: Crossetti e colaboradores.[24]

	Validação de conteúdo e de conceito
Gordon e Sweeney[16]	**Modelo Retrospectivo** Validacão do DE com base nas CDs já descritas na taxonomia
Fehring[19-21]	**Validação de conteúdo** **1º Passo**: enfermeiros peritos atribuem um valor a cada característica definidora do DE em teste em uma escala de 1 a 5: 1 = absolutamente não característico 2 = muito pouco característico 3 = de algum modo característico 4 = consideravelmente característico 5 = muito característico **2º Passo**: é opcional Técnica Delphi – rodadas repetidas de questionários para obter o consenso de um grupo de enfermeiros peritos sobre características do DE em estudo. **3º Passo**: calcula-se a média ponderada das notas atribuídas pelos enfermeiros peritos para cada uma das CDs, atribuindo-se os seguintes pesos aos cálculos: Peso 1 = 0 Peso 2 = 0,25 Peso 3 = 0,50 Peso 4 = 0,75 Peso 5 = 1 **4º Passo**: as CDs com média ponderada ≤ 0,50 são descartadas Consideram-se os resultados deste passo provisórios, até que sejam realizados estudos com amostras amplas de enfermeiros clínicos peritos, ou até que estudos menores e repetidos corroborem os resultados alcançados. **5º Passo**: as CDs com média ponderada ≥ 0,80 serão consideradas como principais As CDs ≤ 0,80, mas ≥ 0,50, serão consideradas como secundárias. Os resultados desse passo são considerados provisórios até que outros estudos os confirmem. **6º Passo**: o escore total da validação de conteúdo diagnóstico (Diagnostic Content Validation – DCV) é obtido pela soma dos escores individuais dividida pelo número total de CDs do DE, excluindo-se as com média ponderada ≤ 50.

(continua)

FIGURA 6.2
Modelos metodológicos para estudos de validação de conceito e conteúdo.

Validação de conteúdo e de conceito	
Walker e Avant[23]	**Validação de conceito** 1º **Passo**: análise de conceito e construção de sua definição conceitual 2º **Passo**: validação de conceito diagnóstico por especialistas selecionados. A análise dos dados é descritiva com base em critérios estabelecidos para o consenso entre os juízes
Hoskins[22]	**Análise de conceito** Aplicada para identificar os atributos particulares e as características de um conceito. Análise de conceito é uma estrutura teórica do processo de pesquisa – explica por que se espera que certas características estejam presentes quando ocorre determinado fenômeno.

FIGURA 6.2
Modelos metodológicos para estudos de validação de conceito e conteúdo (*continuação*).

Os procedimentos metodológicos para a validação clínica dos diagnósticos e das intervenções de enfermagem e, acredita-se, para a validação de resultados de enfermagem caracterizam-se, basicamente, por duas etapas: *primeiro*, é realizada uma busca na literatura para fundamentação teórica ou análise conceitual dos elementos que estão sendo validados; *segundo*, a etapa de avaliação clínica do paciente é realizada por *experts*, peritos ou especialistas na busca de evidências clínicas, de modo a validar, ou não, os elementos analisados na etapa anterior. Faz-se necessário que, antes de iniciar esta etapa, seja realizada a construção das definições operacionais das evidências clínicas a serem avaliadas junto ao paciente. Na Figura 6.3, apresentam-se os modelos metodológicos propostos por Gordon e Sweeney,[16] Fehring[19-21] e Hoskins[22] para estudos de validação clínica.

Validação clínica	
Gordon e Sweeney[16]	1º **Passo**: relacionar as definições e as CDs (sinais e sintomas) já descritas na taxonomia (modelo retrospectivo) 2º **Passo**: proceder observações diretas dos comportamentos do paciente visando buscar evidências que confirmem o DE; esta etapa se desenvolve em ambientes clínicos; foco em dados obtidos pelo enfermeiro a partir da avaliação do paciente

(*continua*)

FIGURA 6.3
Modelos metodológicos para estudos de validação clínica.

	Validação clínica
	3º Passo: proceder a análise dos dados: tabulação da frequência das CDs listadas para o DE e que estão presentes quando este é elaborado Obs.: Pode-se adicionar CDs (sinais e sintomas) observadas pelos enfermeiros na avaliação clínica.
Fehring[19-21]	**1º Passo**: dois enfermeiros clínicos peritos avaliam um número determinado de pacientes com um DE preestabelecido
	2º Passo: para cada um dos pacientes, os dois enfermeiros observam, de modo individual, a presença ou a ausência de cada uma das CDs do DE
	3º Passo: calcula-se a taxa de fidedignidade entre os observadores para cada CD, por meio da fórmula: $$R = \frac{A}{A+D} \times \frac{F1 \div N + F2 \div N}{2}$$ A = nº de concordâncias D = nº de discordâncias F2 = frequências das características definidoras observadas pelo enfermeiro N = nº de sujeitos/pacientes observados R = taxa de fidedignidade entre os observados
Hoskins[22]	**1º Passo**: análise de conceito com os passos descritos por Walker e Avant A análise de conceito visa identificar os atributos particulares e as características de um conceito. A análise de conceito é uma estrutura teórica do processo de pesquisa – explica por que se espera que certas características estejam presentes quando ocorre certo fenômeno.
	2º Passo: validação por especialistas/peritos Após análise de conceito e elaboração de uma lista de CDs, obter a concordância dos peritos de que a lista está completa e representa adequadamente o conceito. A lista gerada é revisada por peritos no assunto, que atribuem um valor a cada CD no que diz respeito a sua importância para o DE em estudo.
	3º Passo: validação clínica Objetiva testar se a listagem de CDs do DE foi desenvolvida pela análise de conceito, validada pelo grupo de especialista e sustentada por dados clínicos. Interação direta e/ou observação do comportamento do paciente por, no mínimo, dois enfermeiros.

FIGURA 6.3
Modelos metodológicos para estudos de validação clínica (*continuação*).

SELEÇÃO DE PERITOS, *EXPERTS* E ESPECIALISTAS

Os termos *perito*, *expert*, ou *expertise*, e *especialista* são usados como sinônimos nos estudos de validação, ficando a critério do pesquisador a eleição de uma ou outra denominação a ser dada para o profissional que participará como juiz no julgamento do diagnóstico, da intervenção e/ou do resultado de enfermagem em estudo. Contudo, é importante salientar algumas diferenças entre esses termos. Por exemplo, refere-se como especialista aquele que se dedica com especial cuidado, ou exclusivamente, a determinado estudo ou ramo de sua profissão.[25] Já *perito* ou *expert* é aquele que adquiriu grande conhecimento e possui habilidades em virtude da experiência e da prática somadas ao longo tempo de exercício profissional, conferindo-lhe o domínio de diferentes dimensões de seu saber e fazer.[25]

Os critérios para a seleção dos enfermeiros especialistas ou *experts* são definidos pelo pesquisador, considerando seu objeto de estudo, o que retrata diversidades nessa conduta entre os estudiosos, demonstrando que não há um consenso sobre o que define ou não um *expert*. Sendo assim, um enfermeiro que atue na prática assistencial pode ser considerado especialista, perito ou *expert*, assim como um docente de enfermagem em determinado assunto. Portanto, ambos os participantes podem ser de estudos de validação, na qualidade de juízes, desde que tenham conhecimento teórico e/ou prático profundo, documentado, na área em que o pesquisador se propõe a investigar.[26] Na Figura 6.4, apresentam-se os critérios de seleção de *experts*, peritos e especialistas de acordo com os modelos metodológicos aplicados para os estudos de validação na enfermagem.

Os critérios de seleção de especialistas, peritos ou *experts* têm sido adaptados considerando a natureza e, sobretudo, o contexto dos estudos de validação de diagnósticos, das intervenções ou dos resultado de enfermagem.[9,10,12,13,27,28]

É ainda importante considerar que esses profissionais não podem ser selecionados apenas por um critério. Outras características relevantes a serem consideradas nessa escolha são: a capacidade de categorizar problemas com um alto nível de teorização e aplicar melhor seus conhecimentos na prática, a consciência a respeito do que sabe e do que não sabe, a flexibilidade, a especificidade, a capacidade para a contextualização e para fazer generalizações.[29]

CONSIDERAÇÕES FINAIS

A necessidade do desenvolvimento de estudos de validação dos elementos da prática de enfermagem – diagnósticos, intervenções e resultados – é uma realidade, na medida em que se atesta na literatura a crescente utilização dos sistemas de classificação na aplicação do processo de enfermagem de forma a favorecer a comunicação e o registro padronizado das diferentes situações clínicas.

Os estudos de validação dos elementos da prática de enfermagem constituem-se em determinantes fundamentais para o exercício de uma prática clínica acurada,

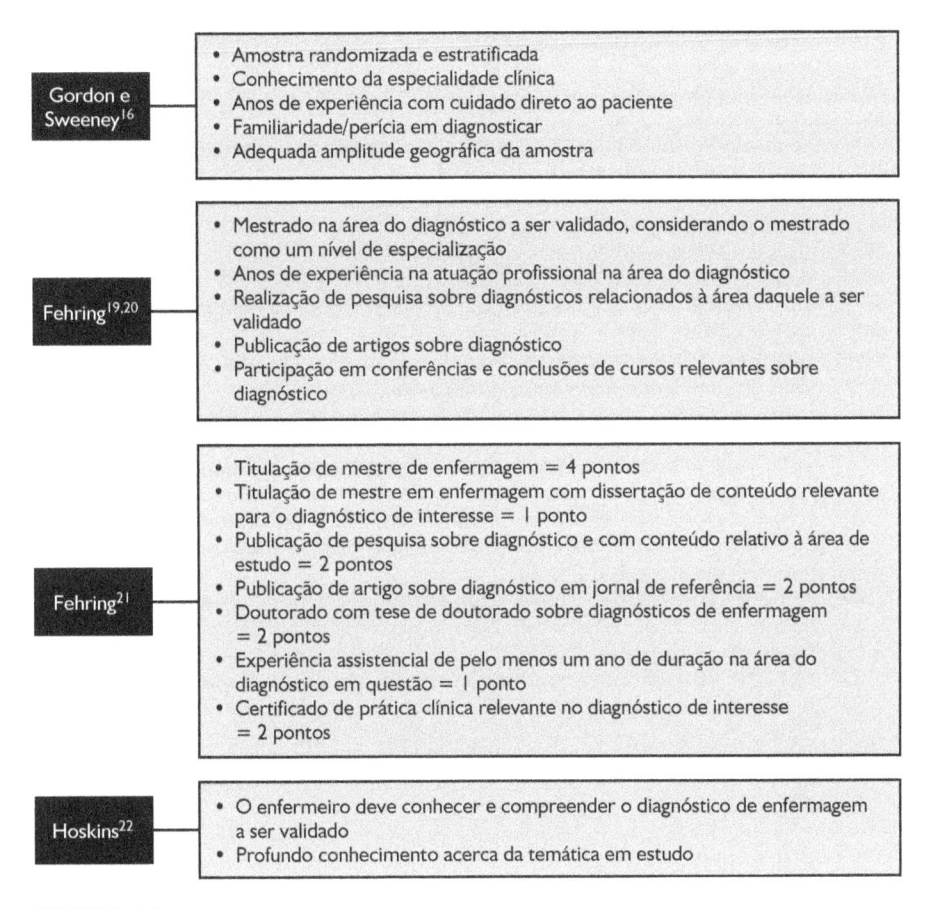

Gordon e Sweeney[16]
- Amostra randomizada e estratificada
- Conhecimento da especialidade clínica
- Anos de experiência com cuidado direto ao paciente
- Familiaridade/perícia em diagnosticar
- Adequada amplitude geográfica da amostra

Fehring[19,20]
- Mestrado na área do diagnóstico a ser validado, considerando o mestrado como um nível de especialização
- Anos de experiência na atuação profissional na área do diagnóstico
- Realização de pesquisa sobre diagnósticos relacionados à área daquele a ser validado
- Publicação de artigos sobre diagnóstico
- Participação em conferências e conclusões de cursos relevantes sobre diagnóstico

Fehring[21]
- Titulação de mestre de enfermagem = 4 pontos
- Titulação de mestre em enfermagem com dissertação de conteúdo relevante para o diagnóstico de interesse = 1 ponto
- Publicação de pesquisa sobre diagnóstico e com conteúdo relativo à área de estudo = 2 pontos
- Publicação de artigo sobre diagnóstico em jornal de referência = 2 pontos
- Doutorado com tese de doutorado sobre diagnósticos de enfermagem = 2 pontos
- Experiência assistencial de pelo menos um ano de duração na área do diagnóstico em questão = 1 ponto
- Certificado de prática clínica relevante no diagnóstico de interesse = 2 pontos

Hoskins[22]
- O enfermeiro deve conhecer e compreender o diagnóstico de enfermagem a ser validado
- Profundo conhecimento acerca da temática em estudo

FIGURA 6.4
Critérios de seleção de *experts*, peritos e especialistas descritos pelos modelos metodológicos para os estudos de validação na enfermagem.

assim como contribuem para o refinamento das classificações de enfermagem e as tornam culturalmente adequadas, o que favorece a individualização e a qualificação do cuidado.

REFERÊNCIAS

1. Crossetti MGO, Dias V. Utilização da classificação na prática e no ensino de enfermagem: experiência brasileira. Rev Bras Enferm. 2002;55(6):720-4.
2. Johnson M, Bulechek GM, Dochterman JMC, Maas ML, Moorhead S, Swanson E, et al. Inter-relaciones NANDA, NOC y NIC: diagnosticos enfermeros, resultados e intervenciones. 2. ed. Madrid: Elsevier; 2006.

3. Lucena AF. Mapeamento dos diagnósticos e intervenções de enfermagem de uma unidade de terapia intensiva [tese]. São Paulo (SP): Universidade Federal de São Paulo; 2006.
4. NANDA International. Diagnósticos de enfermagem da NANDA: definições e classificação 2009-2011. Porto Alegre: Artmed; 2010.
5. Bulechek GM, Butcher HK, Dochterman JM. Classificação das intervenções de enfermagem (NIC). 5. ed. Rio de Janeiro: Elsevier; 2010.
6. Moorhead S, Johnson M, Maas ML, Swanson E. Classificação dos resultados de enfermagem (NOC). 4. ed. Rio de Janeiro: Elsevier; 2010.
7. Galdeano LE, Rossi LA, Pelegrino FM. Validação de conteúdo do diagnóstico de enfermagem conhecimento deficiente. Acta Paul Enferm. 2008;21(4):549-55.
8. Carpenito-Moyet LJ. Diagnósticos de enfermagem: aplicação à prática clínica. 11. ed. Porto Alegre: Artmed; 2009.
9. Seganfredo DH. Validação de resultados de enfermagem segundo a Nursing Outcomes Classification – NOC na prática clínica de enfermagem em um hospital universitário [dissertação]. Porto Alegre (RS): Universidade Federal do Rio Grande do Sul; 2010.
10. Barth QCM. Diagnósticos de enfermagem de débito cardíaco diminuído e volume excessivo de líquidos: validação clinica em pacientes com insuficiência cardíaca descompensada [dissertação]. Porto Alegre (RS): Universidade Federal do Rio Grande do Sul; 2008.
11. Almeida MA, Pergher AK, Canto DF do. Validação do mapeamento de cuidados prescritos para pacientes ortopédicos à classificação das intervenções de enfermagem. Rev Latino-Am Enfermagem. 2010;18(1):116-23.
12. Andrade LT. Validação das intervenções de enfermagem para o diagnóstico de mobilidade física prejudicada nos lesados medulares [dissertação]. Belo Horizonte (MG): Universidade Federal de Minas Gerais; 2007.
13. Mata LRF. Validação de intervenções de enfermagem para a alta de pacientes submetidos à prostatectomia [dissertação]. São Carlos (SP): Universidade Federal de São Carlos; 2009.
14. Carvalho EC de, Mello AS, Napoleão AA, Bachion MM, Dalri MCB, Canini SRMS. Validação de diagnóstico de enfermagem: reflexão sobre dificuldades enfrentadas por pesquisadores. Rev Eletrônica Enferm. 2008;10(1):235-40.
15. Garcia TR. Modelos metodológicos para validação de diagnósticos de enfermagem. Acta Paul Enferm. 1998;11(3):24-31.
16. Gordon M, Sweeney MA. Methodological problems and issues in identifying and standardizing nursing diagnoses. ANS Adv Nurs Sci. 1979;2(1):1-15.
17. Ferreira AM. Validação do diagnóstico de enfermagem dor aguda em crianças hospitalizadas [dissertação]. Porto Alegre (RS): Universidade Federal do Rio Grande do Sul; 2009.
18. Matos SS de. Diagnósticos de enfermagem em pacientes no pós-operatório mediato de transplante cardíaco e validação do diagnóstico considerado mais característico: angustia espiritual [tese]. Belo Horizonte (MG): Universidade Federal de Minas Gerais; 2009.
19. Fehring RJ. Validating diagnostic labels: standard methodology nursing diagnosis. In: Hurley M, editor. Classification of nursing diagnoses: proceedings of the sixth conference of North American Nursing Diagnosis Association. St. Louis: Mosby; 1986. p. 183-90.
20. Fehring RJ. Methods to validate nursing diagnoses. Heart & Lung. 1987;16(6):625-9.
21. Fehring RJ. Symposium of validation models: the Fehring model. In: Carroll-Johnson RM, Paquette M, editors. Classification of nursing diagnoses: proceedings of the tenth conference, North American Nursing Diagnosis Association. Philadelphia: Lippincott; 1994. p. 55-62.
22. Hoskins LM. Clinical validation, methodologies for nursing diagnoses research. In: Carroll-Johnson RM, editor. Classification of nursing diagnoses: proceedings of the eight conference, North American Nursing Diagnosis Association. Philadelphia: Lippincott; 1989. p. 126-31.

23. Walker LO, Avant KC. Strategies for theory construction in nursing. 2nd ed. Norwalk: Appleton & Lange; 1988.
24. Crossetti MGO, Antunes M, Tanccini T. Diagnósticos de enfermería: métodos de validación y criterios de selección del experts en realidad brasileña. In: Proceedings of the Congreso Internacional AENTDE/NANDA-I; 2010; Madrid, Espanha. 2010. p. 1224-5.
25. Michaelis. Dicionário [Internet]. São Paulo: Melhoramentos; c2009 [capturado em 11 jan. 2011]. Disponível em: http://www.uol.com.br/michaelis/.
26. Galdeano LE, Rossi LA. Validação de conteúdo diagnóstico: critérios para seleção de expertos. Ciência, Cuidado e Saúde. 2006;5(1):60-6.
27. Jesus CAC de. Raciocínio clínico de graduandos e enfermeiros na construção de diagnósticos de enfermagem [tese]. Ribeirão Preto (SP): Universidade de São Paulo; 2000.
28. Chaves EHB. Validação do envelhecimento como fator relacionado do diagnóstico de enfermagem memória prejudicada [tese]. São Paulo (SP): Universidade Federal de São Paulo; 2008.
29. Fox-Young SK. Issues in the assessment of expert nurses: purposes, standards and methods. Nurse Educ Today. 1995;15(2):96-100.

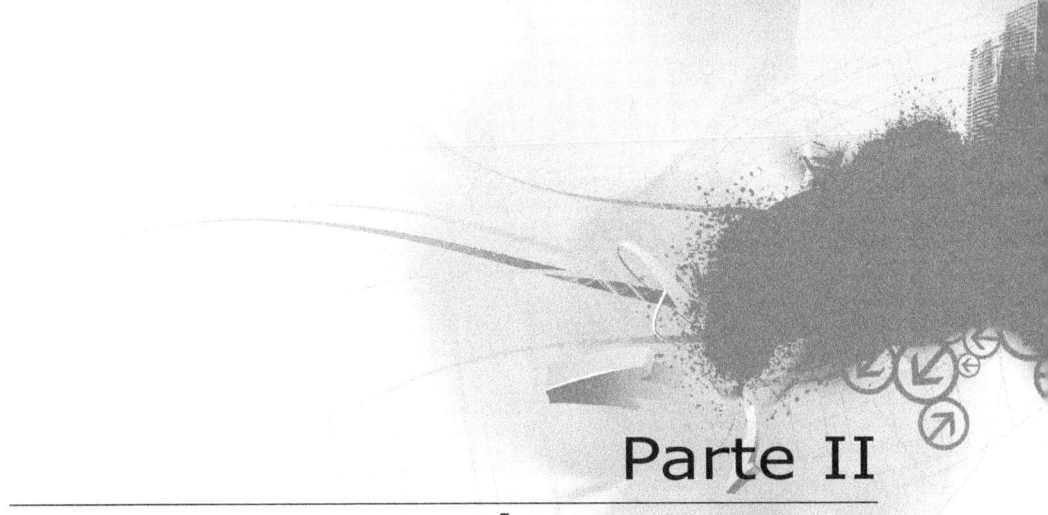

Parte II
ESTUDOS CLÍNICOS
Necessidades Psicobiológicas/
Psicossociais/Psicoespirituais

7

Paciente com diagnóstico de Integridade tissular prejudicada submetido a intervenção coronariana percutânea (ICP)

Marta Georgina Oliveira de Góes, Márcia Weissheimer, Rose Cristina Lagemann
Simone Pasin, Amália de Fátima Lucena, Miriam de Abreu Almeida

ESTUDO DE CASO

Paciente masculino, 79 anos, viúvo, aposentado, procedente de uma cidade do interior do Rio Grande do Sul. Acompanhado do filho. Admitido na unidade de hemodinâmica para submeter-se a intervenção coronariana percutânea (ICP). Apresentava história de tabagismo e etilismo, encontrava-se lúcido, orientado e coerente, ansioso e com episódios de perda de memória e regular capacidade de apreensão das orientações. Desconhecia alergias e os medicamentos em uso. Apresentava hipoacusia bilateral e perda da visão do olho direito. Pulsos periféricos débeis e enchimento vascular lento. Normotenso, eupneico, afebril, sem queixas de dor. Peso: 61,3 kg; altura: 1,61 m; índice de massa corporal: 21 kg/m². Submetido a cineangiocoronariografia há alguns dias por precordialgia, quando foi identificada lesão no segmento proximal da artéria circunflexa.

Uma vez obtida a história do paciente, foi puncionado acesso venoso periférico no membro superior esquerdo, o qual foi mantido com soro fisiológico 0,9%, e tricotomizada a região inguinal bilateral. O médico iniciou a ICP puncionando acesso arterial na região femoral direita, sob infiltração local com lidocaína a 2%, sem progressão do introdutor. Em razão disso, nova punção foi realizada na artéria femoral esquerda para execução da ICP. Durante o procedimento, utilizou-se contraste hiposmolar (200 mL), heparina 7.000 UI endovenosa (EV), morfina 4 mg EV. O paciente também recebeu prometazina 50 mg intramuscular, devido ao surgimento de grande pápula em região torácica lateral esquerda. Foi implantado *stent* no segmento proximal da artéria circunflexa. Os sinais vitais mantiveram-se estáveis.

Ao término da ICP, o paciente estava com dois introdutores 7 French bilaterais, sendo que o introdutor à direita estava parcialmente exteriorizado, com sangramento

(continua)

> **ESTUDO DE CASO** (continuação)
>
> ativo em sua inserção e um hematoma com diâmetro (⌀) > 2 cm. O resíduo de antisséptico da pele foi removido e foram realizados curativos sobre os introdutores. O paciente, ao ser admitido na sala de recuperação, apresentava-se com hiperemia na região ventroglútea esquerda (área de antissepsia), recebeu analgesia com morfina 5 mg EV para remoção do introdutor, e foi instalado um dispositivo mecânico para hemostasia na região inguinal direita. Devido à agitação do paciente, tentou-se aliviar a pressão do dispositivo, o que desencadeou o surgimento de um grande hematoma (⌀ > 10 cm) na região inguinal direita. Além disso, ele se apresentava irrequieto, vigilante, irritado, olhando ao redor e com receio, o que fez com que o familiar permanecesse ao seu lado durante o período de recuperação. Após três horas com o dispositivo mecânico para hemostasia, o paciente apresentava-se novamente inquieto, relatando sensação de bexiga cheia e dificuldade para urinar de forma espontânea quando foi identificado, pelo exame físico, globo vesical. Após quatro horas da última dose de heparina EV, o introdutor arterial esquerdo foi removido sob compressão digital, sendo que o paciente apresentou um hematoma residual (⌀ < 5 cm). O dispositivo mecânico para hemostasia na região inguinal direita foi liberado somente após seis horas e meia, com presença de hematoma residual (⌀ > 5 cm).

INFORMAÇÕES RELEVANTES

A intervenção coronária percutânea (ICP) é um procedimento terapêutico para remodelamento da placa ateromatosa, por meio da insuflação de um balão e posterior liberação de prótese metálica (stent) no local da lesão. Apesar de seguro, tal procedimento pode apresentar diferentes eventos adversos, que variam em gravidade. Entre eles, destacam-se as complicações vasculares,[1] as quais, em geral, ocorrem entre 1,3 e 9% das intervenções realizadas pela punção femoral. Já as reações de hipersensibilidade[2] ao meio de contraste situam-se, atualmente, em torno de 1%. Algumas dessas complicações foram apresentadas pelo paciente e identificadas pelos sinais e sintomas, os quais foram agrupados de modo a subsidiar as hipóteses diagnósticas.

SINAIS E SINTOMAS IDENTIFICADOS NO ESTUDO DE CASO

- Hematoma na região inguinal direita
- Sangramento ativo na região inguinal direita
- Pápula na região torácica lateral esquerda
- Hiperemia na região ventroglútea esquerda
- Agitação
- Irrequietação
- Vigilância
- Irritação

- Olhar receoso e ao redor
- Globo vesical
- Sensação de bexiga cheia
- Dificuldade para urinar de forma espontânea

Com base nos sinais e sintomas listados, identificaram-se três diagnósticos de enfermagem considerados prioritários ao caso, os quais são apresentados conforme as Necessidades Humanas Básicas de Horta,[3,4] em cada um dos seus grupos e subgrupos, e conforme os domínios e as classes da Taxonomia II da NANDA-I[5] (Quadro 7.1).

Quadro 7.1 Diagnósticos de enfermagem conforme a estrutura preconizada por Horta[3,4] e a Taxonomia II da NANDA-I[5]

Diagnósticos de enfermagem/ definições	Necessidades Humanas Básicas de Horta[3,4]		Domínios da NANDA-I[5]	
	Grupo	Subgrupo	Domínio	Classe
Integridade Tissular Prejudicada – Dano a membranas mucosas, córnea, pele ou tecidos subcutâneos[5]	Necessidades Psicobiológicas	Integridade Cutaneo--mucosa	Segurança e Proteção	Lesão Física
Ansiedade – É um vago e incomodo sentimento de desconforto ou temor, acompanhado por resposta autonômica (com a fonte frequentemente inespecífica ou desconhecida para o indivíduo); sentimento de apreensão causado pela antecipação do perigo. É um sinal de alerta que chama a atenção para perigo iminente e permite ao indivíduo tomar medidas para lidar com a ameaça[5]	Necessidades Psicossociais	Segurança Emocional	Enfrentamento/Tolerância ao Estresse	Respostas de Enfrentamento: Processo de Controlar o Estresse Ambiental

(continua)

Quadro 7.1	Diagnósticos de enfermagem conforme a estrutura preconizada por Horta[3,4] e a Taxonomia II da NANDA-I[5] (continuação)				
Diagnósticos de enfermagem/ definições	Necessidades Humanas Básicas de Horta[3,4]		Domínios da NANDA-I[5]		
	Grupo	Subgrupo	Domínio	Classe	
Retenção Urinária – Estado em que o indivíduo experimenta esvaziamento vesical incompleto[5]	Necessidades Psicobiológicas	Eliminações	Eliminação/ Troca	Função Urinária	

Para os três diagnósticos de enfermagem estabelecidos, são apresentadas as etiologias e os sinais e sintomas evidenciados. Para cada etiologia, foram elaboradas definições (Quadros 7.2, 7.4 e 7.6).

Os cuidados de enfermagem para cada um dos diagnósticos elencados estão descritos de acordo com o sistema de prescrição de enfermagem informatizado do Hospital de Clínicas de Porto Alegre (HCPA) e com as intervenções e atividades de enfermagem segundo a Classificação das Intervenções de Enfermagem (NIC)[6] (Quadros 7.2, 7.4 e 7.6).

Os resultados e os indicadores foram selecionados para a avaliação da efetividade das intervenções de enfermagem aplicadas para cada um dos diagnósticos de enfermagem identificados, de acordo com a Classificação dos Resultados de Enfermagem (NOC)[7] (Quadros 7.3, 7.5 e 7.7).

Para o diagnóstico de enfermagem **Integridade Tissular Prejudicada**, foram eleitos 17 cuidados de enfermagem entre aqueles contidos no sistema de prescrição do HCPA, bem como sete intervenções e 25 atividades segundo a NIC[6] (Quadro 7.2).

Quadro 7.2	Seleção dos cuidados de enfermagem a partir das informações contidas no sistema informatizado do HCPA e conforme as intervenções/atividades de enfermagem descritas pela NIC[6]

Integridade Tissular Prejudicada *relacionada* a trauma mecânico e substâncias irritantes, *evidenciada* por hematoma na região inguinal direita, sangramento ativo na região inguinal direita, pápula na região torácica lateral esquerda e hiperemia na região ventroglútea esquerda.

(continua)

Quadro 7.2 — Seleção dos cuidados de enfermagem a partir das informações contidas no sistema informatizado do HCPA e conforme as intervenções/atividades de enfermagem descritas pela NIC[6] (*continuação*)

Etiologia 1: *Trauma mecânico* é uma lesão mecânica de qualquer etiologia, incluindo cirurgia, equipamentos terapêuticos de fixação (talas, garrotes pneumáticos, contenções), sondas e drenos.

Etiologia 2: *Substâncias irritantes* é um fator definido como a exposição a agentes que podem causar dano tissular, tais como secreções, excreções e agentes químicos (degermantes, medicações).

Cuidados de enfermagem segundo o sistema de prescrição do HCPA	Intervenções/atividades de enfermagem segundo a NIC[6]		
– Vigiar sangramentos – Comunicar a formação de hematoma – Delimitar o tamanho do hematoma dos membros inferiores direito e esquerdo – Monitorar o tamanho e o caráter do hematoma – Implementar cuidados com dispositivo mecânico de hemostasia – Orientar o paciente e a família sobre os cuidados com a lesão	**Precauções Contra Sangramento Redução do Sangramento**	**Domínio** Fisiológico: Complexo	**Classe** Controle da Perfusão Tissular
	■ Identificar a causa do sangramento ■ Monitorar a quantidade e a natureza da perda de sangue ■ Manter o acesso EV pérvio ■ Orientar o paciente sobre limitações à atividade ■ Orientar o paciente e/ou a família sobre sinais de sangramento e ações apropriadas (p. ex., avisar o enfermeiro) se ocorrer mais sangramento ■ Orientar o paciente e a família sobre a gravidade de uma perda de sangue e as ações corretas a serem realizadas		
	Controle de Hemorragia Redução do Sangramento: Ferimento	**Domínio** Fisiológico: Complexo	**Classe** Controle da Perfusão Tissular
	■ Aplicar pressão manual à área do sangramento ou do potencial sangramento		

(*continua*)

Quadro 7.2 Seleção dos cuidados de enfermagem a partir das informações contidas no sistema informatizado do HCPA e conforme as intervenções/atividades de enfermagem descritas pela NIC[6] (*continuação*)

	Controle de Hemorragia Redução do Sangramento: Ferimento	Domínio	Classe
		Fisiológico: Complexo	Controle da Perfusão Tissular
	<ul><li>Orientar o paciente a aplicar pressão no local, quando espirrar, tossir, e assim por diante</li><li>Usar dispositivo mecânico (p. ex., clampe tipo C) para aplicação de pressão por períodos mais longos, conforme apropriado</li><li>Monitorar os pulsos distais no local do sangramento</li><li>Avaliar a reação psicológica do paciente à hemorragia e à percepção dos acontecimentos</li><li>Anotar o nível de hemoglobina/hematócritos antes e depois da perda de sangue, conforme indicado</li></ul>		
– Manter a cabeceira elevada a 30° – Evitar flexão dos membros inferiores direito e esquerdo – Manter repouso em decúbito dorsal por quatro horas após a remoção do introdutor arterial – Elevar a cabeceira do leito acima de 45° cinco horas após – Observar pertuito e locais de inserção de cateter-introdutor arterial no membro inferior esquerdo – Orientar o paciente e a família sobre evitar a flexão dos membros inferiores e fazer repouso	Posicionamento	Domínio	Classe
		Fisiológico: Básico	Controle da Imobilidade
	<ul><li>Colocar o paciente na posição terapêutica designada</li><li>Posicionar o paciente considerando o alinhamento correto do corpo</li><li>Imobilizar ou apoiar a parte do corpo afetada, conforme apropriado</li><li>Encorajar exercícios ativos e passivos ou de amplitude de movimentos, conforme apropriado</li><li>Elevar a cabeceira da cama, conforme apropriado</li></ul>		

(*continua*)

Quadro 7.2	Seleção dos cuidados de enfermagem a partir das informações contidas no sistema informatizado do HCPA e conforme as intervenções/atividades de enfermagem descritas pela NIC[6] *(continuação)*		
– Verificar sinais vitais	**Monitoração de Sinais Vitais**	Domínio	Classe
		Segurança	Controle de Riscos
	■ Monitorar a cor, a temperatura e a umidade da pele ■ Monitorar a presença e a qualidade dos pulsos ■ Monitorar a oximetria de pulso ■ Identificar possíveis causas de mudanças dos sinais vitais ■ Observar as tendências e as oscilações na pressão sanguínea		
– Inspecionar a pele em busca de pontos hiperemiados ou isquêmicos – Comunicar o aspecto da lesão – Registrar o aspecto da lesão – Observar reações alérgicas	**Supervisão da Pele**	Domínio	Classe
		Fisiológico: Complexo	Controle da Pele/Feridas
	■ Observar as extremidades quanto a cor, calor, inchaço, pulsos, textura, edema e ulcerações ■ Monitorar a cor e a temperatura da pele ■ Monitorar a pele quanto a exantemas e abrasões		

O resultado escolhido para esse caso, segundo a NOC,[7] foi Integridade Tissular: Pele e Mucosas, e dele foram selecionados três indicadores (Quadro 7.3).

| Quadro 7.3 | Seleção de resultados e seus indicadores para o diagnóstico Integridade Tissular Prejudicada[5] de acordo com a NOC[7] |

Integridade Tissular Prejudicada				
Resultados de enfermagem/ definição	Domínio	Classe	Indicadores selecionados	Escalas
Integridade Tissular: Pele e Mucosas – Integridade estrutural e função fisiológica normal da pele e das mucosas	Saúde Fisiológica	Integridade Tissular	– Perfusão Tissular	1. Gravemente comprometido 2. Muito comprometido 3. Moderadamente comprometido 4. Levemente comprometido 5. Não comprometido
			– Eritema – Endurecimento	1. Grave 2. Substancial 3. Moderado 4. Leve 5. Nenhum

Para o diagnóstico de enfermagem **Ansiedade**, foram escolhidos 10 cuidados de enfermagem contidos no sistema de prescrição do HCPA e quatro intervenções, com 19 atividades, segundo a NIC[6] (Quadro 7.4).

Quadro 7.4	Seleção dos cuidados de enfermagem a partir das informações contidas no sistema informatizado do HCPA e conforme as intervenções/atividades de enfermagem descritas pela NIC[6]

Ansiedade *relacionada* a ameaça ou mudança no estado de saúde, procedimento invasivo e ambiente hospitalar, *evidenciada* por inquietação, ansiedade, agitação, irrequietação, vigilância, irritação, olhar receoso e ao redor.

Etiologia 1: *Ameaça ou mudança no estado de saúde* é a situação percebida pelo paciente como ameaçadora a sua integridade física ou psíquica.

Etiologia 2: *Procedimento invasivo* é um fator de risco extrínseco ou agressão externa que causa rompimento de barreira fisiológica. Exemplos: cirurgias, cateteres, drenos, ventiladores mecânicos, sondas, entre outros.[8]

Etiologia 3: *Ambiente hospitalar* é o local onde se concentram recursos diagnósticos e terapêuticos utilizados na busca pela saúde.

Cuidados de enfermagem segundo o sistema de prescrição do HCPA	Intervenções/atividades de enfermagem segundo a NIC[6]		
– Demonstrar entendimento perante a situação vivida pelo paciente – Estimular a participação da família no tratamento – Tolerar sentimentos de dependência e hostilidade – Encorajar a verbalização de sentimentos, percepções e medos – Tranquilizar o paciente – Orientar o paciente sobre os procedimentos a serem realizados	Redução da Ansiedade Técnica para Acalmar	**Domínio** Comportamental	**Classe** Promoção do Conforto Psicológico
	■ Criar uma atmosfera que facilite a confiança ■ Esclarecer as expectativas de acordo com o comportamento do paciente ■ Explicar todos os procedimentos, inclusive sensações que o paciente possa ter durante o procedimento ■ Observar sinais verbais e não verbais de ansiedade ■ Escutar o paciente com atenção ■ Tentar compreender a perspectiva do paciente em relação à situação temida ■ Encorajar a família a permanecer com o paciente, conforme apropriado ■ Permanecer com o paciente para promover segurança e diminuir o medo		

(continua)

Quadro 7.4	Seleção dos cuidados de enfermagem a partir das informações contidas no sistema informatizado do HCPA e conforme as intervenções/atividades de enfermagem descritas pela NIC[6] (continuação)			
– Usar declarações simples e diretas – Orientar técnicas de relaxamento	**Redução da Ansiedade** **Técnica para Acalmar**	**Domínio**		**Classe**
		Comporta-mental		Promoção do Conforto Psicológico
	■ Apoiar o uso de mecanismos de defesa adequados ■ Facilitar a manifestação da raiva, de forma construtiva, pelo paciente ■ Encorajar respiração profunda lenta e intencional ■ Manter atitudes calmas e firmes ■ Manter contato visual com o paciente ■ Reduzir ou eliminar os estímulos geradores de medo ou ansiedade			
– Promover segurança e conforto – Reduzir estímulos ambientais	**Controle do Ambiente** **Controle do Ambiente: Conforto**	**Domínio**		**Classe**
		Fisiológico: Básico		Promoção de Conforto Físico
	■ Identificar as necessidades de segurança do paciente com base no nível de funcionamento físico e cognitivo e no histórico comportamental ■ Oferecer ou retirar cobertores para promover conforto da temperatura, conforme indicação ■ Ajustar a iluminação de modo a atender às necessidades de atividades individuais, evitando luz direta nos olhos ■ Criar um ambiente seguro para o paciente ■ Controlar ou prevenir ruídos excessivos ou indesejáveis sempre que possível			

O resultado escolhido para esse caso, segundo a NOC,[7] foi Nível de Ansiedade, sendo que para ele foram selecionados dois indicadores (Quadro 7.5).

Quadro 7.5 Seleção de resultados e seus indicadores para o diagnóstico Ansiedade[5] de acordo com a NOC[7]

Ansiedade				
Resultado de enfermagem/ definição	Domínio	Classe	Indicadores selecionados	Escalas
Nível de Ansiedade – Gravidade de apreensão, tensão ou desassossego manifestado, decorrente de uma fonte não identificada	Saúde Psicossocial	Bem-estar Psicossocial	– Agitação – Apreensão verbalizada	1. Grave 2. Substancial 3. Moderado 4. Leve 5. Nenhum

Para o diagnóstico de enfermagem **Retenção Urinária**, foram escolhidos cinco cuidados de enfermagem contidos no sistema de prescrição do HCPA e uma intervenção, com duas atividades, segundo a NIC[6] (Quadro 7.6).

Quadro 7.6 Seleção dos cuidados de enfermagem a partir das informações contidas no sistema informatizado do HCPA e conforme as intervenções/atividades de enfermagem descritas pela NIC[6]

Retenção Urinária *relacionada* a constrição intensa do esfíncter uretral, *evidenciada* por globo vesical, sensação de bexiga cheia e dificuldade para urinar espontaneamente.
Etiologia: *Constrição intensa do esfíncter uretral*,[5] definida como aumento da tonicidade esfincteriana.

(continua)

Quadro 7.6	Seleção dos cuidados de enfermagem a partir das informações contidas no sistema informatizado do HCPA e conforme as intervenções/atividades de enfermagem descritas pela NIC[6] (continuação)

Cuidados de enfermagem segundo o sistema de prescrição do HCPA	Intervenções/atividades de enfermagem segundo a NIC[6]		
– Avaliar distensão da bexiga – Orientar o paciente e o familiar sobre a sondagem de alívio – Implementar cuidados com sondagem vesical de alívio – Registrar aspecto e frequência das eliminações – Realizar balanço hídrico parcial	Cuidados na Retenção Urinária	Domínio	Classe
		Fisiológico: Básico	Controle da Eliminação
	■ Monitorar o grau de distensão vesical por palpação e percussão ■ Implementar sondagem vesical intermitente, conforme apropriado		

O resultado escolhido nesse caso, segundo a NOC,[7] foi Eliminação Urinária, com dois de seus indicadores selecionados (Quadro 7.7).

| Quadro 7.7 | Seleção de resultados e seus indicadores para o diagnóstico Retenção Urinária[5] de acordo com a NOC[7] |

Retenção Urinária				
Resultado de enfermagem/ definição	Domínio	Classe	Indicadores selecionados	Escalas
Eliminação Urinária – Armazenamento e eliminação de urina	Saúde Fisiológica	Eliminação	– Padrão de eliminação	1. Gravemente comprometido 2. Muito comprometido 3. Moderadamente comprometido 4. Levemente comprometido 5. Não comprometido
			– Retenção de urina	1. Grave 2. Substancial 3. Moderado 4. Leve 5. Nenhum

EVOLUÇÃO

O plano de cuidados instituído foi elaborado com base nos diagnósticos de enfermagem identificados (Integridade Tissular Prejudicada, Ansiedade e Retenção Urinária), com vistas a atender as necessidades do paciente no período que sobreveio à intervenção coronariana percutânea.

Sendo o paciente deste estudo idoso, de baixo peso, com história de tabagismo, fica mais vulnerável às complicações no sítio de punção; contudo, obteve melhora dos sinais e sintomas, conforme evidenciado pelos resultados obtidos. O indicador Perfusão Tissular, inicialmente classificado como moderadamente comprometido (3), evoluiu para levemente comprometido (4); o Eritema melhorou pela progressão na escala de substancial (2) para nenhum (5), e o Endurecimento, considerado moderado (3), encontrava-se leve (4) na avaliação final.

Em relação à redução da ansiedade, os indicadores escolhidos, Apreensão Verbalizada e Agitação, demonstraram efetividade das intervenções ao passar de substancial (2) para nenhum (5). Para o indicador Padrão de Eliminação, o escore evoluiu de muito comprometido (2) para não comprometido (5), e a Retenção de Urina de substancial (2) para nenhum (5).

A alta do paciente para o domicílio ocorreu 72 horas após o procedimento, com eliminação urinária espontânea, extensa equimose no membro inferior direito e outra de pequeno diâmetro no membro inferior esquerdo, sem evidências de pseudoaneurisma local e com os exames hematológicos dentro da faixa de normalidade.

A importância desse estudo está no aperfeiçoamento do conhecimento e da assistência prestada ao paciente submetido à intervenção coronariana percutânea no que concerne aos principais eventos adversos decorrentes do procedimento. Além disso, ampliou o leque de medidas destinadas ao cuidado dos pacientes atendidos na unidade de hemodinâmica e de internação.

REFERÊNCIAS

1. Brito FS Jr, Magalhães MA de, Nascimento TCDC, Amorim IMG, Almeida BO, Abizaid A, et al. Incidência e preditores contemporâneos de complicações vasculares após intervenção coronária percutânea. Rev Bras Cardiol Invas. 2007;15(4):394-9.
2. Carrozza JP. Complications of diagnostic cardiac catheterization [Internet]. Waltham: UpToDate; 2010 [capturado em 30 jun. 2010]. Disponível em: http://www.uptodate.com/contents/complications-of-diagnostic-cardiac-catheterization?source=search_result&selectedTitle=1~150/.
3. Horta WA. Processo de enfermagem. São Paulo: EPU; 1979.
4. Benedet SA, Bub MBC. Manual de diagnóstico de enfermagem: uma abordagem baseada na teoria de necessidades humanas básicas e na classificação diagnóstica da NANDA. 2. ed. Florianópolis: Bernúncia; 2001.
5. NANDA International. Diagnósticos de enfermagem da NANDA: definições e classificação 2009-2011. Porto Alegre: Artmed; 2010.
6. Bulechek GM, Butcher HK, Dochterman JM. Classificação das intervenções de enfermagem (NIC). 5. ed. Rio de Janeiro: Elsevier; 2010.
7. Moorhead S, Johnson M, Maas ML, Swanson E. Classificação dos resultados de enfermagem (NOC). 4. ed. Rio de Janeiro: Elsevier; 2010.
8. Couto RC, Pedrosa TMG, Cunha AFA, Amaral DB. Infecção hospitalar e outras complicações não infecciosas da doença: epidemiologia, controle e tratamento. 4. ed. Rio de Janeiro: Guanabara Koogan; 2009.

8

Ventilação espontânea prejudicada em paciente em pós-operatório imediato de transplante hepático

Enaura Helena Brandão Chaves, Isis Marques Severo
Daniela Marona Borba, Soraia Arruda
Gilda Maria Baldissera Ben, Teresinha Maria Scalon Fernandes
Patrícia Maurello Neves Bairros, Letícia Orlandin

ESTUDO DE CASO

Paciente masculino, 43 anos, casado, procedente da região metropolitana de Porto Alegre, internado no Centro de Terapia Intensiva (CTI) do Hospital de Clínicas de Porto Alegre (HCPA) após ter sido submetido a transplante hepático. Portador do vírus da hepatite C (genótipo I, não tratada) contraído após transfusão sanguínea aos 10 anos de idade durante apendicectomia. Desenvolveu cirrose, diagnosticada em 2005, quando começou a apresentar sintomas relacionados a complicações da doença, como encefalopatia portossistêmica (EPS), ascite e síndrome hepatopulmonar (SHP) leve. Alcoolista em abstenção há seis meses.

O transplante teve duração de oito horas, houve sangramento volumoso, evoluindo para choque hipovolêmico. Durante e após o procedimento, necessitou de suporte de ventilação mecânica, apresentando como sinais e sintomas evidentes frequência cardíaca aumentada, uso da musculatura acessória para respiração, taxa metabólica aumentada, PaO_2 diminuída e $PaCO_2$ aumentada. Foram realizadas a politransfusão (cinco unidades de concentrado de hemácias) e a infusão de cristaloides (14.000 mL). Como consequência, apresentou lesão renal grave, que evolui para insuficiência renal aguda (IRA) pré-renal, tratada com hemodiálise transitória, com recuperação gradativa da função renal. Além disso, o paciente possuía cateter de Swan-Ganz em veia jugular direita, com introdutor infundindo noradrenalina 35 mL/h, via proximal, com soro fisiológico 0,9% 10 mL/h, e via distal mantendo pressurizador. Sonda nasogástrica aberta em frasco com drenagem biliosa. Abdome globoso com ferida operatória em Mercedes e pontos sangrantes. Drenos de J-Black nos flancos direito e esquerdo, apresentando drenagem serossanguinolenta. Diurese concentrada por sonda vesical de demora (40 mL na chegada ao CTI).

(continua)

> **ESTUDO DE CASO** (continuação)
>
> Diante desse cenário, no pós-operatório imediato e mesmo passado alguns dias do procedimento, o paciente demonstrava déficits que englobavam cinco atividades de autocuidado: alimentar-se, banhar-se, vestir-se, uso do vaso sanitário e autocuidado instrumental, necessitando do auxílio da equipe de enfermagem.
> Em sua permanência no CTI e à medida que evoluiu no desmame da ventilação mecânica, foi extubado e manteve-se com suporte de oxigenioterapia por cateter nasal, devido à exacerbação de taquipneia, e em uso de musculatura acessória, os quais foram melhorando gradualmente ao longo da internação.

INFORMAÇÕES RELEVANTES

O transplante hepático tem sido uma alternativa terapêutica de sucesso para uma série de doenças agudas e crônicas do fígado, que é o maior órgão sólido do corpo e desenvolve inúmeras funções, tais como formação e secreção da bile, armazenamento de glicogênio, síntese de proteínas do plasma, excreção de bilirrubina, síntese de fatores de coagulação, armazenamento de ferro e vitaminas, inativação de várias substâncias exógenas/endógenas e degradação de hormônios.[1]

Existem algumas complicações hepáticas que indicam a necessidade de transplante – ascite refratária, hemorragia digestiva de repetição, encefalopatia hepática recorrente, peritonite bacteriana espontânea, hepatocarcinoma, síndrome hepatorrenal e síndrome hepatopulmonar. Para o transplante de fígado, a ordem de prioridade em lista é o valor do escore MELD (Model for End-stage Liver Disease), pontuação que varia entre 6 e 40, sendo que, quanto maior valor, mais grave e pior o prognóstico do paciente. O MELD é a estimativa da sobrevida do hepatopata em três meses, e vem sendo responsável pela queda na mortalidade em lista para transplante hepático. Para o sucesso do transplante, dois outros fatores também são considerados: a compatibilidade ABO e a relação tamanho/doador-receptor.[1]

FATORES DE RISCO, SINAIS E SINTOMAS IDENTIFICADOS NO ESTUDO DE CASO

- Frequência cardíaca aumentada
- Uso da musculatura acessória na respiração
- Taxa metabólica aumentada
- PaO_2 diminuída
- $PaCO_2$ aumentada
- Taquipneia

- Déficit no autocuidado
- Procedimentos invasivos
- Trauma

A partir dos sinais e sintomas listados anteriormente, bem como dos fatores de risco para infecção, foram identificados quatro diagnósticos prioritários para o caso, os quais são apresentados, conforme as Necessidades Humanas Básicas de Horta,[2,3] em cada um dos seus grupos e subgrupos, e conforme os domínios e as classes da Taxonomia II da NANDA-I (Quadro 8.1).[4]

Quadro 8.1 Diagnósticos de enfermagem conforme a estrutura preconizada por Horta[2,3] e a Taxonomia II da NANDA-I[4] e Carpenito-Moyet[5]

Diagnósticos de enfermagem/ definições	Necessidades Humanas Básicas de Horta[2,3]		Domínios da NANDA-I[4]	
	Grupo	Subgrupo	Domínio	Classe
Ventilação Espontânea Prejudicada – Reservas de energias diminuídas, resultando em incapacidade do indivíduo de manter a respiração adequada para a sustentação da vida[3]	Necessidades Psicobiológicas	Oxigenação	Atividade/ Repouso	Respostas Cardiovasculares/ Pulmonares
Padrão Respiratório Ineficaz – Inspiração e/ou expiração que não proporciona ventilação adequada[3]	Necessidades Psicobiológicas	Oxigenação	Atividade/ Repouso	Respostas Cardiovasculares/ Pulmonares
Risco de Infecção – Risco aumentado de ser invadido por organismos patogênicos[3]	Necessidades Psicobiológicas	Segurança Física/Meio Ambiente	Segurança e Proteção	Infecção

(continua)

Quadro 8.1	Diagnósticos de enfermagem conforme a estrutura preconizada por Horta[2,3] e a Taxonomia II da NANDA-I[4] e Carpenito-Moyet[5] (continuação)			
Diagnósticos de enfermagem/ definições	Necessidades Humanas Básicas de Horta[2,3]		Domínios da NANDA-I[4]	
	Grupo	Subgrupo	Domínio	Classe
Síndrome do Déficit do Autocuidado* – Estado em que o indivíduo apresenta prejuízo na função motora ou cognitiva, causando diminuição na capacidade de desempenhar cada uma das cinco atividades de autocuidado.[5]	Necessidades Psicobiológicas	Cuidado Corporal	–	–

* Este diagnóstico de enfermagem é descrito por Carpenito-Moyet.[5]

Para os quatro diagnósticos de enfermagem estabelecidos, são apresentados os fatores de risco, as etiologias e os sinais e sintomas evidenciados. Para cada etiologia e fator de risco foram elaboradas definições.

Os cuidados de enfermagem para cada um dos diagnósticos elencados estão descritos de acordo com o sistema de prescrição de enfermagem informatizado do HCPA e com as intervenções e atividades de enfermagem segundo a Classificação das Intervenções de Enfermagem (NIC)[6] (Quadros 8.2, 8.4, 8.6 e 8.8).

Os resultados e os indicadores foram selecionados para a avaliação da efetividade das intervenções de enfermagem aplicadas para cada um dos diagnósticos de enfermagem identificados, de acordo com a Classificação dos Resultados de Enfermagem (NOC)[7] (Quadros 8.3, 8.5, 8.7 e 8.9).

Para o diagnóstico **Ventilação Espontânea Prejudicada**, que foi considerado prioritário nesse paciente, foram eleitos oito cuidados de enfermagem contidos no sistema de prescrição do HCPA e três intervenções, com nove atividades, segundo a NIC[6] (Quadro 8.2).

Quadro 8.2	Seleção dos cuidados de enfermagem a partir das informações contidas no sistema informatizado do HCPA e conforme as intervenções/atividades de enfermagem descritas pela NIC[6]

Ventilação Espontânea Prejudicada *relacionada* ao prejuízo neuromuscular/musculoesquelético *evidenciado* por frequência cardíaca aumentada, uso aumentado da musculatura acessória, taxa metabólica aumentada, PaO_2 diminuída e $PaCO_2$ aumentada.

Etiologia: *Prejuízo neuromuscular/musculoesquelético é o dano da ação muscular voluntária do nervo e do músculo concomitantemente.*[8]

Cuidados de enfermagem segundo o sistema informatizado do HCPA	Intervenções/atividades de enfermagem segundo a NIC[6]		
– Manter a cabeceira elevada – Verificar a oximetria – Comunicar alterações do padrão ventilatório – Comunicar aspecto e quantidade da secreção das vias aéreas – Implementar cuidados com aspiração do tubo endotraqueal e orofaríngeo – Implementar cuidados com desmame ventilatório, alternando *ayre* com ventilação mecânica – Implementar cuidados com oxigenioterapia e ventilação mecânica	**Controle da Ventilação Mecânica: Invasiva Desmame da Ventilação Mecânica Controle de Vias Aéreas Artificiais**	Domínio	Classe
		Fisiológico: Complexo	Controle Respiratório
	■ Monitorar a eficácia da ventilação mecânica na condição fisiológica e psicológica do paciente ■ Monitorar insuficiência respiratória eminente ■ Realizar aspiração com base na presença de ruídos respiratórios adventícios e/ou no aumento da pressão inspiratória ■ Alternar períodos de tentativas de desmame com períodos suficientes de repouso e sono ■ Manter a inflação do balonete do tubo endotraqueal/traqueostômico entre 15 e 20 mmHg durante a ventilação mecânica, bem como durante e após a alimentação ■ Observar a marca em centímetros de referência feita no tubo endotraqueal para monitorar possível deslocamento		

(continua)

Quadro 8.2	Seleção dos cuidados de enfermagem a partir das informações contidas no sistema informatizado do HCPA e conforme as intervenções/atividades de enfermagem descritas pela NIC[6] (continuação)			
– Implementar cuidados com o tubo endotraqueal, trocando cadarço e registrando a comissura labial e a pressão do balonete duas vezes ao dia	Controle da Ventilação Mecânica: Invasiva Desmame da Ventilação Mecânica Controle de Vias Aéreas Artificiais	Domínio		Classe
		Fisiológico: Complexo		Controle Respiratório
	■ Aspirar a orofaringe e as secreções da parte superior do balonete do tubo antes de desinflá-lo ■ Trocar a fixação do tubo endotraqueal a cada 24 horas, examinar a pele e a mucosa oral e movimentar o tubo endotraqueal para o outro lado da boca ■ Minimizar a elevação e a tração sobre a via aérea artificial, prendendo o circuito ventilatório em suportes sobre a cabeça, usando bases e suportes giratórios flexíveis para o circuito e imobilizando o tubo durante mudanças de decúbito, aspiração, desconexão e reconexão do ventilador				

O resultado selecionado nesse caso, conforme a NOC,[7] foi: Estado Respiratório: Ventilação, com quatro de seus indicadores (Quadro 8.3).

Quadro 8.3 — Seleção do resultado e seus indicadores para o diagnóstico Ventilação Espontânea Prejudicada de acordo com a NOC[7]

Ventilação Espontânea Prejudicada				
Resultado selecionado/ definição	Domínio	Classe	Indicadores selecionados	Escalas
Estado Respiratório: Ventilação – Movimento de ar que entra nos pulmões e sai deles	Saúde Fisiológica	Cardio-pulmonar	– Frequência respiratória – Ritmo respiratório – Profundidade da inspiração	1. Desvio grave da variação normal 2. Desvio substancial da variação normal 3. Desvio moderado da variação normal 4. Desvio leve da variação normal 5. Nenhum desvio da variação normal
			– Uso de músculos acessórios	1. Grave 2. Substancial 3. Moderado 4. Leve 5. Nenhum

Após o diagnóstico de enfermagem **Ventilação Espontânea Prejudicada** ter sido resolvido, o paciente apresentou o diagnóstico **Padrão Respiratório Ineficaz**. Para este, foram eleitos cinco cuidados de enfermagem contidos no sistema de prescrição do HCPA e duas intervenções, com cinco atividades, segundo a NIC[6] (Quadro 8.4).

Quadro 8.4	Seleção dos cuidados de enfermagem a partir das informações contidas no sistema informatizado do HCPA e conforme as intervenções/atividades de enfermagem descritas pela NIC[6]

Padrão Respiratório Ineficaz *relacionado* a prejuízo neuromuscular/musculoesquelético *evidenciado* por taquipneia e uso da musculatura acessória.

Etiologia: *Prejuízo neuromuscular/musculoesquelético* é o dano da ação muscular voluntária do nervo e do músculo concomitantemente.[8]

Cuidados de enfermagem segundo o sistema informatizado do HCPA	Intervenções/atividades de enfermagem segundo a NIC[6]		
– Observar o padrão respiratório e comunicar alterações – Manter a cabeceira elevada – Aspirar secreções, quando necessário – Implementar cuidados com oxigenioterapia – cateter nasal, trocando o cateter e alternando a narina duas vezes ao dia – Verificar a oximetria	**Controle de Vias Aéreas Oxigenioterapia**	**Domínio**	**Classe**
		Fisiológico: Complexo	Controle Respiratório
	■ Monitorar a condição respiratória e a oxigenação, conforme apropriado ■ Posicionar o paciente de modo a maximizar o potencial ventilatório ■ Administrar oxigênio suplementar, quando necessário ■ Monitorar a capacidade do paciente para tossir de forma eficaz ■ Monitorar as secreções respiratórias do paciente		

O resultado selecionado nesse caso, conforme a NOC,[7] foi Estado Respiratório: Ventilação, com seis de seus indicadores (Quadro 8.5).

| Quadro 8.5 | Seleção do resultado e seus indicadores para o diagnóstico Padrão Respiratório Ineficaz de acordo com a NOC[7] |

Padrão Respiratório Ineficaz					
Resultado selecionado/ definição	Domínio	Classe	Indicadores selecionados	Escalas
Estado Respiratório: Ventilação – Movimento de entrada e saída de ar dos pulmões.	Saúde Fisiológica	Cardio-pulmonar	– Frequência respiratória – Ritmo respiratório – Profundidade da inspiração	1. Desvio grave da variação normal 2. Desvio substancial da variação normal 3. Desvio moderado da variação normal 4. Desvio leve da variação normal 5. Nenhum desvio da variação normal
			– Uso de músculos acessórios – Sons respiratórios adventícios – Acúmulo de secreção nas vias aéreas	1. Grave 2. Substancial 3. Moderado 4. Leve 5. Nenhum

Para o diagnóstico de enfermagem **Risco de Infecção**, foram eleitos 10 cuidados de enfermagem contidos no sistema de prescrição do HCPA e cinco intervenções, com 20 atividades, segundo a NIC[6] (Quadro 8.6).

Quadro 8.6 Seleção dos cuidados de enfermagem a partir das informações contidas no sistema informatizado do HCPA e conforme as intervenções/atividades de enfermagem descritas pela NIC[6]

Risco de Infecção *relacionado* a procedimentos invasivos e trauma mecânico.

Fator de Risco 1: *Procedimento invasivo* é um fator de risco extrínseco ou agressão externa que causa rompimento da barreira fisiológica. Exemplos: cirurgias, cateteres, drenos, ventiladores mecânicos, sondas, entre outros.[9]

Fator de Risco 2: *Trauma mecânico* é definido como lesão mecânica decorrente de cirurgia, punção, equipamentos terapêuticos de fixação (talas, garrotes pneumáticos, contenções), sondas e drenos.

Cuidados de enfermagem segundo o sistema informatizado do HCPA	Intervenções/atividades de enfermagem segundo a NIC[6]		
– Implementar cuidados na troca do curativo do cateter venoso central, realizando curativo com antisséptico-padrão e cobertura com gaze, observando sinais flogísticos no sítio de inserção – Implementar cuidados no manuseio do cateter central, realizando antissepsia com álcool 70% nas conexões e trocando oclusores após o uso – Implementar cuidados com soroterapia, mantendo a soroterapia	**Manutenção de Dispositivos para Acesso Venoso Terapia Endovenosa Monitoração Hemodinâmica Invasiva**	**Domínio**	**Classe**
		Fisiológico: Complexo	Controle da Perfusão Tissular
	■ Manter precauções universais ■ Manter curativo oclusivo ■ Manter técnica asséptica sempre que manipular o dispositivo venoso ■ Manter registro preciso das substâncias infundidas ■ Trocar o cateter, os curativos e os protetores conforme protocolo da instituição ■ Monitorar os sintomas associados a infecções local e sistêmica ■ Monitorar sinais de oclusão do cateter		

(continua)

Quadro 8.6	Seleção dos cuidados de enfermagem a partir das informações contidas no sistema informatizado do HCPA e conforme as intervenções/atividades de enfermagem descritas pela NIC[6] *(continuação)*

em bomba de infusão, trocando dispositivos conforme a rotina e lavando as cânulas entre infusões de soluções incompatíveis – Implementar cuidados com cateter arterial, avaliando a perfusão da extremidade, trocando o curativo, observando sangramento e sinais de infecção no sítio de inserção e realizando *flush* manual no sistema a cada seis horas – Trocar a solução endovenosa e o equipo a cada 24 a 72 horas, com base no protocolo da instituição	**Manutenção de Dispositivos para Acesso Venoso Terapia Endovenosa Monitorização Hemodinâmica Invasiva**	**Domínio**	**Classe**
		Fisiológico: Complexo	Controle da Perfusão Tissular
	■ Administrar líquidos EV em temperatura ambiente, ou conforme prescrição médica ■ Substituir o dispositivo EV, o sistema e a solução de infusão a cada 48 a 72 horas, conforme o protocolo da instituição ■ Salinizar as linhas endovenosas entre as administrações de soluções incompatíveis ■ Auxiliar na inserção e na remoção das linhas invasivas de monitoração ■ Zerar e calibrar o equipamento (monitor) a cada 4 a 12 horas, conforme apropriado, com o transdutor no nível do átrio direito		
– Realizar curativo da ferida operatória, com gaze e soro fisiológico 9% morno uma vez ao dia e quando necessário – Avaliar o aspecto da ferida operatória, observando sinais de infecção	**Cuidados com o Local de Incisão**	**Domínio**	**Classe**
		Fisiológico: Complexo	Controle da Pele/Feridas
	■ Trocar o curativo a intervalos apropriados ■ Monitorar sinais e sintomas de infecção na incisão		
– Implementar cuidados com sonda nasogástrica, avaliando aspecto e medindo drenagem a cada hora até 24 horas após o operatório	**Cuidados com Sondas/ Drenos**	**Domínio**	**Classe**
		Fisiológico: Básico	Controle da Eliminação
	■ Manter o recipiente de drenagem em nível correto		

(continua)

Quadro 8.6 Seleção dos cuidados de enfermagem a partir das informações contidas no sistema informatizado do HCPA e conforme as intervenções/atividades de enfermagem descritas pela NIC[6] (continuação)

	Cuidados com Sondas/ Drenos	Domínio	Classe
– Implementar cuidados com sonda vesical, higienizando o meato urinário com água e sabão neutro a cada seis horas, mantendo sonda fixa à coxa ou ao abdome e medindo a drenagem a cada hora até 48 horas após o operatório – Implementar cuidados com o dreno J-Black, avaliando característica e volume da drenagem a cada hora e medindo a circunferência abdominal até 24 horas após o operatório		Fisiológico: Básico	Controle da Eliminação
	■ Monitorar a desobstrução do cateter, atendo a qualquer dificuldade na drenagem ■ Monitorar a cor, a quantidade e a consistência da drenagem que sai da sonda ■ Esvaziar o dispositivo de coleta, conforme apropriado ■ Examinar a área ao redor do local da inserção da sonda quanto a áreas avermelhadas e degradação da pele, conforme apropriado ■ Assegurar o funcionamento da sonda de equipamento associado		

Os resultados selecionados nesse caso, conforme a NOC,[7] foram Conhecimento: Controle de Infecção, com três indicadores, e Cicatrização de Feridas: Primeira Intenção, com quatro de seus indicadores (Quadro 8.7).

Quadro 8.7 — Seleção dos resultados e seus indicadores para o diagnóstico Risco de Infecção de acordo com a NOC[7]

Risco de Infecção				
Resultados selecionados/ definições	Domínio	Classe	Indicadores	Escalas
Conhecimento: Controle de Infecção – Alcance da compreensão sobre infecção, seu tratamento e prevenção de complicações	Conhecimento e Comportamentos de Saúde	Conhecimentos de Saúde	– Modo de transmissão – Fatores que contribuem para transmissão – Atividades para aumentar a resistência a infecções	1. Nenhum conhecimento 2. Conhecimento limitado 3. Conhecimento moderado 4. Conhecimento substancial 5. Conhecimento amplo
Cicatrização de Feridas: Primeira Intenção – Alcance da regeneração de células e tecidos após fechamento intencional	Saúde Fisiológica	Integridade Tissular	– Aproximação da pele – Formação de cicatriz	1. Nenhuma 2. Limitada 3. Moderada 4. Substancial 5. Extensa
			– Drenagem serossanguinolenta – Drenagem serossanguinolenta pelo dreno	1. Extenso 2. Substancial 3. Moderado 4. Limitado 5. Nenhum

Para o diagnóstico de enfermagem **Síndrome do Déficit no Autocuidado**, foram eleitos nove cuidados de enfermagem contidos no sistema de prescrição do HCPA e seis intervenções, com 10 atividades, segundo a NIC[6] (Quadro 8.8). Esse diagnóstico não é descrito pela NANDA-I,[4] mas é com frequência aplicado a pacientes que exigem cuidados intensivos, sendo bastante utilizado no HCPA. Tal diagnóstico descreve uma pessoa com habilidade comprometida nas cinco atividades de autocuidado,[5] caso do paciente aqui apresentado.

As intervenções de enfermagem e os resultados esperados para esse diagnóstico não são contemplados na NIC[6] e na NOC[7] de forma específica. Todavia, essas classificações apresentam, para os diagnósticos Déficit no Autocuidado para Banho, Déficit no Autocuidado para Vestir-se e Déficit no Autocuidado para Alimentação, intervenções e resultados, os quais foram utilizados nesse caso.

Quadro 8.8 Seleção dos cuidados de enfermagem a partir das informações contidas no sistema informatizado do HCPA e conforme as intervenções/atividades de enfermagem descritas pela NIC[6]

Síndrome do Déficit no Autocuidado: Alimentação, Banho, Vestir-se, Arrumar-se, Uso do Vaso Sanitário, Instrumental *relacionado* ao prejuízo neuromuscular/musculoesquelético *evidenciado* por déficits para alimentar-se, banhar-se, vestir-se, uso do vaso sanitário e instrumental.

Etiologia: *Prejuízo neuromuscular/musculoesquelético é o dano da ação muscular voluntária, do nervo e do músculo concomitantemente.*[8]

Cuidados de enfermagem segundo o sistema informatizado do HCPA	Intervenções/atividades de enfermagem segundo a NIC[6]		
– Manter o paciente em posição confortável no leito – Realizar mudança de decúbito, após liberação pela enfermeira, utilizando coxins e rolos – Implementar cuidados para o banho, com clorexidine degermante 2%, trocando eletrodos e observando condições da pele – Proteger proeminências ósseas, aplicando triglicerídeos de cadeia média uma vez ao dia	Assistência no Autocuidado Assistência no Autocuidado: Banho/Higiene Assistência no Autocuidado: Uso do Vaso Sanitário Assistência no Autocuidado: Vestir-se/Arrumar-se Assistência no Autocuidado: Alimentação	**Domínio**	**Classe**
		Fisiológico: Básico	Facilitação do Autocuidado
	■ Facilitar que o paciente tome banho sozinho, conforme apropriado		

(continua)

Quadro 8.8	Seleção dos cuidados de enfermagem a partir das informações contidas no sistema informatizado do HCPA e conforme as intervenções/atividades de enfermagem descritas pela NIC[6] (continuação)		

		Domínio	Classe
– Higienizar o couro cabeludo a cada três dias – Implementar cuidados com a higiene oral, com clorexidina aquosa 0,12%, três vezes ao dia; com aromatizante bucal, duas vezes ao dia e com escovação dental, duas vezes ao dia – Implementar cuidados com a tricotomia facial a cada dois dias – Verificar o peso a cada sete dias	Assistência no Autocuidado Assistência no Autocuidado: Banho/Higiene Assistência no Autocuidado: Uso do Vaso Sanitário Assistência no Autocuidado: Vestir-se/Arrumar-se Assistência no Autocuidado: Alimentação	Fisiológico: Básico	Facilitação do Autocuidado
	■ Monitorar a limpeza das unhas, conforme a capacidade de autocuidado do paciente ■ Facilitar ao paciente a escovação dos dentes, conforme apropriado ■ Dar assistência até que o paciente esteja completamente capaz de assumir o autocuidado ■ Promover a higiene íntima após a eliminação ■ Estar disponível para ajudar o paciente a se vestir, se necessário ■ Facilitar que o paciente penteie o cabelo, conforme apropriado ■ Oferecer canudo para beber, se necessário ou desejado ■ Colocar o paciente em posição confortável para comer ■ Monitorar a capacidade do paciente para o autocuidado independente		

O resultado selecionado nesse caso, conforme a NOC,[7] foi: Autocuidado: Atividades da Vida Diária, com quatro de seus indicadores (Quadro 8.9).

| Quadro 8.9 | Seleção dos resultados e seus indicadores para o diagnóstico Síndrome do Déficit no Autocuidado de acordo com a NOC[7] |

Síndrome do Déficit no Autocuidado				
Resultado selecionado/ definição	Domínio	Classe	Indicadores	Escalas
Autocuidado: Atividades da Vida Diária – Capacidade de desempenhar as tarefas físicas e as atividades de cuidados pessoais mais básicas de forma independente, com ou sem ajuda de acessórios	Saúde Funcional	Autocuidado	– Banhar-se – Realizar higiene íntima – Vestir-se – Alimentar-se	1. Gravemente comprometido 2. Muito comprometido 3. Moderadamente comprometido 4. Levemente comprometido 5. Não comprometido

EVOLUÇÃO

Este capítulo descreveu a história e os diagnósticos de enfermagem levantados a partir dos sinais, dos sintomas e dos fatores de risco apresentados pelo paciente no pós-operatório imediato de transplante hepático, de forma a subsidiar a proposta de intervenções e resultados de enfermagem. Também serviu como exercício para estimular o pensamento crítico e o raciocínio clínico a partir de um estudo de caso.

No que diz respeito ao resultado apresentado pelo paciente, relacionado ao diagnóstico Ventilação Espontânea Prejudicada, os indicadores frequência respiratória, ritmo respiratório e profundidade da respiração, que, inicialmente, se encontravam com desvio substancial da variação normal (2), evoluíram para desvio moderado da variação normal (3). O indicador uso da musculatura acessória, que era grave (1), passou a ser leve (4).

No que se refere ao resultado esperado para o diagnóstico Padrão Respiratório Ineficaz, os indicadores frequência respiratória, ritmo respiratório e profundidade da respiração, que se encontravam com desvio moderado da variação normal (3), evoluíram para desvio leve da variação normal (4). Já os indicadores uso da musculatura acessória, ruídos adventícios e acúmulo de secreção nas vias aéreas, que eram substanciais (2), passaram a ser leves (4).

Com relação aos resultados para o diagnóstico Risco de Infecção, os indicadores aproximação da pele e formação de tecido cicatricial, que eram de conhecimento limitado (2), evoluíram para conhecimento substancial (4). E o indicador drenagem serossaguinolenta da ferida e do dreno, que acontecia de forma substancial (2), evoluiu para limitado (4). Os indicadores descrição do modo de transmissão, descrição dos fatores que contribuem para a transmissão e descrição das atividades para aumentar a resistência a infecções, que estavam limitados (2), progrediram para substancial (4).

Os resultados do diagnóstico Síndrome do Déficit no Autocuidado descrevem os indicadores banho, higiene íntima e vestir-se, passando de gravemente comprometidos (1) a moderadamente comprometidos (3), e alimentação, de gravemente comprometida (1) a levemente comprometida (4).

O plano de cuidados executado possibilitou alcançar os resultados esperados para o paciente. Além disso, com este estudo, emergiu a proposta de validação de conteúdo e clínica do diagnóstico Síndrome do Déficit no Autocuidado, por meio do modelo de Fehring,[10] considerando-se que este não se encontra contemplado pela NANDA-I.[4]

REFERÊNCIAS

1. Centro Digestivo e Transplante de Órgãos. Transplante de fígado [Internet]. Curitiba: CDTO; c2011 [capturado em 7 fev. 2011]. Disponível em: http://www.cdto.med.br/index.php?option=com_content&view=article&id=98:transplante-figado&catid=22:transplante-figado&Itemid=21/.
2. Horta WA. Processo de enfermagem. São Paulo: EPU; 1979.
3. Benedet SA, Bub MBC. Manual de diagnóstico de enfermagem: uma abordagem baseada na teoria de necessidades humanas básicas e na classificação diagnóstica da NANDA. 2. ed. Florianópolis: Bernúncia; 2001.
4. NANDA International. Diagnósticos de enfermagem da NANDA: definições e classificação 2009-2011. Porto Alegre: Artmed; 2010.
5. Carpenito-Moyet LJ. Diagnósticos de enfermagem: aplicação à prática clínica. 11. ed. Porto Alegre: Artmed; 2009.
6. Bulechek GM, Butcher HK, Dochterman JM. Classificação das intervenções de enfermagem (NIC). 5. ed. Rio de Janeiro: Elsevier; 2010.
7. Moorhead S, Johnson M, Maas ML, Swanson E. Classificação dos resultados de enfermagem (NOC). 4. ed. Rio de Janeiro: Elsevier; 2010.
8. Smeltzer SC, Bare BG. Brunner & Suddarth: tratado de enfermagem médico-cirúrgica. 9. ed. Rio de Janeiro: Guanabara Koogan; 2002.
9. Couto RC, Pedrosa TMG, Nogueira JM. Infecção hospitalar e outras complicações não infecciosas da doença: epidemiologia, controle e tratamento. 3. ed. Rio de Janeiro: Medsi; 2003.
10. Fehring RJ. Methods to validate nursing diagnoses. Heart & Lung. 1987;16(6):625-9.

9

Confusão aguda em paciente submetida a neurocirurgia

Lisiane Pruinelli, Mara Regina Ferreira Gouvêa
Maria Lúcia Pereira de Oliveira, Vanessa Kenne Longaray

ESTUDO DE CASO

Paciente feminina, 46 anos, casada, aposentada, procedente da região metropolitana de Porto Alegre, Rio Grande do Sul. Admitida na unidade de internação cirúrgica de um hospital universitário para submeter-se a microcirurgia de tumor intracraniano. História de tabagismo, hepatite C, artrite reumatoide, doença de refluxo gastresofágico, síndrome de Sjögren, alérgica a sulfa e dipirona.

Há nove meses teve início cefaleia constante, acompanhada de náuseas e vômitos, com piora significativa nos últimos dois meses. Eventualmente, apresentava vertigens e visão embaçada. Após investigação, exames mostraram uma lesão na região suprasselar do encéfalo, sugestiva de craniofaringioma, com indicação cirúrgica de craniotomia.

No pré-operatório, encontrava-se lúcida, orientada, eupneica, normotensa, afebril, aceitando pouco por via oral, negava dor. Eliminações fisiológicas espontâneas. Deambulava com auxílio, devido ao embaçamento na visão.

Após a cirurgia, no primeiro dia do pós-operatório, retornou à unidade de internação confusa, não sabia onde estava, o que havia acontecido; queria levantar-se da cama e ir para casa. Também não conseguia reconhecer seus familiares e perguntava quem eram as pessoas (profissionais) ao seu redor. Encontrava-se com sinais vitais estáveis (TA: 110/70, FC: 88, FR: 20, Tax: 36,5) e eupneica em ar ambiente (saturação: 97%). Apresentava ferida operatória em região frontoparietal, com curativo em capacete e limpo externamente, recebia soroterapia por acesso venoso central na jugular direita, sendo submetida a diurese por sonda vesical de demora. As extremidades estavam aquecidas e perfundidas.

No segundo dia de pós-operatório, apresentou diabetes insípido, que ocasionou hipernatremia de difícil controle (sódio: 165), com início súbito de poliúria (volume uriná-

(continua)

> **ESTUDO DE CASO** (continuação)
>
> rio: 240 mL/hora, densidade urinária: 1.000). Permaneceu confusa, alternando períodos de letargia com períodos de agitação psicomotora, sendo que, em alguns momentos, foi necessária a realização de contenção mecânica. Com isso, apresentava dificuldade de entender as orientações da enfermagem e/ou demonstrava entendimento distorcido dessas orientações. Muitas vezes, mostrava-se agressiva com a equipe.

INFORMAÇÕES RELEVANTES

O craniofaringioma é um tumor da região selar (sela túrcica ou turca). Está classificado pela Organização Mundial da Saúde como Grau I, caracterizado como tumor com baixo ou incerto potencial de malignização, ou malignidade limítrofe. Representa cerca de 3% dos tumores intracranianos, e sua incidência é maior em crianças do que em adultos. No adulto, geralmente se manifesta na faixa etária entre 40 e 45 anos.[1-3]

A sela turca é a região do encéfalo onde está localizada a hipófise. Muito próximo encontram-se o quiasma óptico e as artérias carótidas que irrigam o encéfalo. Logo acima está o hipotálamo, responsável pelo controle da hipófise e também relacionado a alguns aspectos da memória e do comportamento.[2] Assim, apesar de sua natureza benigna, o craniofaringioma é responsável por um conjunto de sinais e sintomas que envolvem, predominantemente, aspectos endócrinos, visuais e do sistema nervoso central, visto que seu crescimento interfere no funcionamento de estruturas nobres deste último.[1-3]

O principal sintoma em adultos é a cefaleia, seguida de alterações visuais, como redução da acuidade, déficit do campo visual, nistagmo e diplopia. Outras manifestações incluem obstrução nasal, vômitos, alteração da memória, sede excessiva e apatia. O diagnóstico é confirmado por meio de tomografia computadorizada e/ou ressonância magnética.[1-3]

O tratamento tende a ser cirúrgico, sendo que a abordagem pode ser realizada por via transnasoesfenoidal ou por craniotomia clássica.[2] As principais complicações no pós-operatório são diabetes insípido transitório ou permanente e fístula liquórica nasal.[1-4]

O diabetes insípido é um distúrbio caracterizado pela excreção de grande volume de urina diluída, que pode levar a complicações graves, como desidratação e hipernatremia.[4,5] O paciente com hipernatremia pode apresentar confusão mental, delírios, alterações do comportamento, fraqueza, dores musculares, letargia e coma.[3-5] O manejo do diabetes insípido inclui reposição hídrica e uso de desmopressina, uma vasopressina sintética administrada por via endonasal.[3,5]

FATORES DE RISCO, SINAIS E SINTOMAS IDENTIFICADOS NO ESTUDO DE CASO

- Percepções errôneas
- Sódio aumentado
- Débito urinário aumentado
- Densidade urinária diminuída
- Períodos de letargia
- Períodos de agitação psicomotora
- Flutuação na cognição
- Agressividade
- Desorientação
- Inquietação aumentada
- Uso de cateter venoso central
- Uso de sonda vesical de demora
- Presença de ferida operatória

Com base nos fatores de risco, sinais e sintomas, foram identificados dois diagnósticos prioritários para o caso, os quais são apresentados, conforme as Necessidades Humanas Básicas de Horta,[6,7] em cada um dos seus grupos e subgrupos e conforme os domínios e as classes da Taxonomia II da NANDA-I[8] (Quadro 9.1).

Quadro 9.1 Diagnósticos de enfermagem conforme a estrutura preconizada por Horta[6,7] e a Taxonomia II da NANDA-I[8]

Diagnósticos de enfermagem/ definição	Necessidades Humanas Básicas de Horta[6,7]		Domínios da NANDA-I[8]	
	Grupo	Subgrupo	Domínio	Classe
Confusão Aguda – Início abrupto de distúrbios reversíveis de consciência, atenção, cognição e percepção que ocorrem durante um breve período de tempo	Necessidades Psicobiológicas	Regulação Neurológica	Percepção/ Cognição	Cognição

(continua)

Quadro 9.1 — Diagnósticos de enfermagem conforme a estrutura preconizada por Horta[6,7] e a Taxonomia II da NANDA-I[8] (continuação)

Diagnósticos de enfermagem/ definição	Necessidades Humanas Básicas de Horta[6,7]		Domínios da NANDA-I[8]	
	Grupo	Subgrupo	Domínio	Classe
Risco de Infecção – Risco aumentado de ser invadido por organismos patogênicos	Necessidades Psicobiológicas	Segurança Física e Meio Ambiente	Segurança e Proteção	Infecção

Para os dois diagnósticos de enfermagem estabelecidos são apresentados as etiologias, os fatores de risco e os sinais e sintomas evidenciados. Para cada etiologia, foram elaboradas definições (Quadros 9.2 e 9.4).

Os cuidados de enfermagem para cada um dos diagnósticos elencados estão descritos de acordo com o sistema de prescrição de enfermagem informatizado do Hospital de Clínicas de Porto Alegre (HCPA) e com as intervenções e atividades de enfermagem segundo a Classificação das Intervenções de Enfermagem (NIC)[9] (Quadros 9.2 e 9.4).

Os resultados e os indicadores foram selecionados para a avaliação da efetividade das intervenções de enfermagem aplicadas para cada um dos diagnósticos de enfermagem identificados, de acordo com a Classificação dos Resultados de Enfermagem (NOC)[10] (Quadros 9.3 e 9.5).

Para o diagnóstico de enfermagem **Confusão Aguda**, foram eleitos 25 cuidados de enfermagem dentre os contidos no sistema de prescrição do HCPA e quatro intervenções, com 18 atividades, segundo a NIC[9] (Quadro 9.2).

Quadro 9.2	Seleção dos cuidados de enfermagem a partir das informações contidas no sistema informatizado do HCPA e conforme as intervenções/atividades de enfermagem descritas pela NIC[9]

Confusão Aguda *relacionada* a distúrbios hidreletrolíticos, metabólicos e neurológicos, *evidenciada* por agitação aumentada, flutuação na atividade psicomotora, flutuação no nível de consciência, inquietação aumentada, percepções errôneas, agressividade, desorientação, sódio aumentado, débito urinário aumentado, densidade urinária diminuída.

Etiologia 1: *Distúrbios hidreletrolíticos e metabólicos* definidos como fatores fisiopatológicos relacionados a hipoxia cerebral e/ou distúrbios no metabolismo cerebral secundários a distúrbios hidreletrolíticos, deficiências nutricionais, distúrbios cardiovasculares, distúrbios respiratórios, infecções, distúrbios metabólicos e endócrinos, distúrbios do sistema nervoso central, doença colagenosa e reumatoide.

Etiologia 2: *Distúrbio neurológico* definido como condições isoladas ou de todo o sistema que resultam de comprometimento estrutural ou metabólico do cérebro e de seu ambiente.[11]

Cuidados de enfermagem segundo o sistema informatizado do HCPA	Intervenções/atividades de enfermagem segundo a NIC[9]		
– Orientar o paciente no tempo e no espaço – Solicitar a presença de familiar – Usar declarações simples e diretas – Manter grades no leito – Educar pacientes e familiares quanto a risco e prevenção de quedas – Realizar banho de leito	**Controle do Delírio** **Prevenção de Quedas**	**Domínio** Segurança	**Classe** Controle de Risco
	■ Informar o paciente sobre pessoa, lugar e tempo, se necessário ■ Providenciar cuidadores com quem o paciente esteja familiarizado ■ Encorajar visitas de pessoas significativas, conforme apropriado ■ Comunicar-se com enunciados simples, diretos e descritivos ■ Monitorar a capacidade de transferir-se da cama para a cadeira e vice-versa		

(continua)

> **Quadro 9.2** Seleção dos cuidados de enfermagem a partir das informações contidas no sistema informatizado do **HCPA** e conforme as intervenções/atividades de enfermagem descritas pela NIC[9] *(continuação)*

Cuidados de enfermagem		Domínio	Classe
– Avaliar alterações do nível de consciência – Vigiar o sensório – Observar sinais de sedação e lentificação – Comunicar alterações do padrão ventilatório – Verificar oximetria – Verificar sinais vitais – Comunicar alterações da pressão arterial – Monitorar resultados de exames laboratoriais – Orientar a família sobre alterações relacionadas ao distúrbio hidreletrolítico/ metabólico – Monitorar náusea e vômito – Medir a diurese – Verificar a densidade urinária – Realizar balanço hídrico total	**Controle Acidobásico**	Fisiológico: Complexo	Controle Eletrolítico e Acidobásico
	▪ Monitorar condição neurológica (p. ex., nível de consciência e confusão) ▪ Monitorar o padrão respiratório ▪ Monitorar gasometria arterial e níveis de eletrólitos séricos e urinários, conforme apropriado ▪ Orientar paciente e/ou familiares sobre as ações instituídas para tratar o desequilíbrio acidobásico ▪ Monitorar ocorrência de perda ácida (p. ex., vômito, eliminação nasogástrica, diarreia e diurese)		

(continua)

Quadro 9.2	Seleção dos cuidados de enfermagem a partir das informações contidas no sistema informatizado do HCPA e conforme as intervenções/atividades de enfermagem descritas pela NIC[9] (*continuação*)

		Domínio	Classe
– Manter vigilância constante – Tranquilizar o paciente – Promover segurança e conforto – Orientar os familiares sobre o cuidado – Implementar cuidados com a contenção mecânica – Vigiar risco de agressão	Contenção Física	Fisiológico: Básico	Controle da Imobilidade
	■ Proporcionar um nível apropriado de supervisão/vigilância para monitorar o paciente e possibilitar as ações terapêuticas, conforme necessário ■ Usar formas adequadas de contenção para limitar manualmente o paciente em situações de emergência ou durante o transporte ■ Oferecer conforto psicológico ao paciente ■ Proporcionar ao paciente dependente maneiras de solicitar ajuda (p. ex., campainha ou luz de chamado) quando o cuidador não estiver presente ■ Posicionar o paciente facilitando o conforto e prevenindo aspiração e ruptura da pele ■ Proporcionar ao paciente um ambiente privativo, ainda que supervisionado de maneira adequada, em situações em que sua dignidade possa estar diminuída devido ao uso de recursos de contenção física ■ Informar ao paciente e às pessoas significativas os comportamentos que precisam de intervenção ■ Explicar o procedimento, a finalidade e o tempo da intervenção ao paciente e às pessoas significativas, em termos compreensíveis e não punitivos			

Os resultados selecionados, conforme a NOC,[10] nesse caso, foram: Estado Neurológico: Consciência, com dois de seus indicadores; Equilíbrio Eletrolítico e Acidobásico, com dois de seus indicadores; e Comportamento de Prevenção de Quedas, com dois de seus indicadores (Quadro 9.3).

Quadro 9.3 Seleção de resultados e seus indicadores para o diagnóstico Confusão Aguda de acordo com a NOC[10]

Confusão Aguda				
Resultados selecionados/ definições	Domínio	Classe	Indicadores selecionados	Escalas
Estado Neurológico: Consciência – Despertar, orientação e atenção ao ambiente	Saúde Fisiológica	Neurocognitiva	– Orientação cognitiva – Obediência a comandos	1. Gravemente comprometido 2. Muito comprometido 3. Moderamente comprometido 4. Levemente comprometido 5. Não comprometido
Equilíbrio Eletrolítico e Acidobásico – Equilíbrio de eletrólitos e não eletrólitos no compartimento intracelular e extracelular do organismo	Saúde Fisiológica	Líquidos e Eletrólitos	– Sódio sérico – Densidade específica urinária	1. Desvio grave da variação normal 2. Desvio substancial da variação normal 3. Desvio moderado da variação normal 4. Desvio leve da variação normal 5. Nenhum desvio da variação normal

(continua)

| Quadro 9.3 | Seleção de resultados e seus indicadores para o diagnóstico Confusão Aguda de acordo com a NOC[10] (*continuação*) |

\multicolumn{5}{c}{Confusão Aguda}
Resultados selecionados/ definições	Domínio	Classe	Indicadores selecionados	Escalas
Comportamento de Prevenção de Quedas – Ações pessoais ou do cuidador da família para minimizar fatores de risco capazes de precipitar quedas no ambiente pessoal	Conhecimentos e Comportamentos de Saúde	Controle de Riscos e Segurança	– Colocação de barreiras para prevenção de quedas – Uso de procedimento seguro na transferência	1. Nunca demonstrado 2. Raramente demonstrado 3. Algumas vezes demonstrado 4. Frequentemente demonstrado 5. Consistentemente demonstrado

Para o diagnóstico de enfermagem **Risco de Infecção**, foram selecionados 20 cuidados de enfermagem contidos no sistema de prescrição do HCPA e quatro intervenções, com 20 atividades, segundo a NIC[9] (Quadro 9.4).

Quadro 9.4	Seleção dos cuidados de enfermagem a partir das informações contidas no sistema informatizado do HCPA e conforme as intervenções/atividades de enfermagem descritas pela NIC[9]

Risco de Infecção *relacionado* a procedimento invasivo (cirurgia, cateter venoso central e sonda vesical de demora).

Fatores de Risco 1: *Procedimento invasivo* é um fator de risco extrínseco ou agressão externa que causa rompimento de barreira fisiológica. Exemplos: cirurgias, cateteres, drenos, ventiladores mecânicos, sondas, entre outros.[12]

Cuidados de enfermagem segundo o sistema informatizado do HCPA	Intervenções/atividades de enfermagem segundo a NIC[9]		
– Observar sinais de infecção – Orientar o paciente e os familiares sobre prevenção de infecção – Implementar cuidados no manuseio de cateter venoso central – Implementar cuidados com a troca de curativos de cateter venoso central – Observar pertuito e local de inserção de cateteres	Controle de Infecção	Domínio	Classe
		Segurança	Controle de Riscos
	■ Ensinar adequada lavagem de mãos aos profissionais de saúde ■ Lavar as mãos antes e após cada atividade de cuidado ao paciente ■ Instituir precauções universais ■ Promover ingestão nutricional adequada ■ Assegurar o manuseio asséptico de todas as linhas endovenosas		
– Realizar curativos – ferida operatória subfrontal – Avaliar aspecto da ferida operatória – Observar condições de suturas – Explicar previamente os procedimentos	Cuidados com Lesões	Domínio	Classe
		Fisiológico: Complexo	Controle de Pele/Feridas
	■ Monitorar as características da lesão, inclusive drenagem, cor, tamanho e odor ■ Aplicar um curativo adequado ao tipo de lesão ■ Orientar o paciente e a família sobre os procedimentos de cuidado com a lesão		

(continua)

Quadro 9.4	Seleção dos cuidados de enfermagem a partir das informações contidas no sistema informatizado do HCPA e conforme as intervenções/atividades de enfermagem descritas pela NIC[9] (*continuação*)		

	Cuidados com Sondas: Urinário	Domínio	Classe
– Implementar cuidados com sonda vesical de demora – Observar sinais de infecção – Limpar a área de pele circunjacente, a intervalos regulares – Limpar externamente a sonda urinária a intervalos regulares – Posicionar o paciente e o sistema de drenagem de modo a promover a drenagem urinária – Avaliar a possibilidade de retirada da sonda vesical – Realizar higiene perineal – Manter um sistema fechado de drenagem	■ Manter a desobstrução do sistema do cateter urinário ■ Registrar as características da drenagem urinária ■ Esvaziar o aparelho de drenagem urinária a intervalos específicos	Fisiológico: Básico	Controle da Eliminação

(*continua*)

Quadro 9.4	Seleção dos cuidados de enfermagem a partir das informações contidas no sistema informatizado do HCPA e conforme as intervenções/atividades de enfermagem descritas pela NIC[9] (continuação)			
– Implementar cuidados com a administração de medicamentos – Implementar cuidados com a soroterapia – Implementar cuidados para prevenção de infecção conforme orientações da CCIH*	**Administração de Medicamentos: Endovenosa (EV)**	**Domínio**		**Classe**
		Fisiológico: Complexo		Controle de Medicamentos
	■ Seguir os "5 certos" da administração de medicamentos ■ Observar história médica de alergias do paciente ■ Verificar incompatibilidades com o medicamento endovenoso ■ Observar prazos de validade dos medicamentos e soluções ■ Manter a esterilidade do sistema EV ■ Administrar o medicamento EV na velocidade adequada ■ Irrigar a conexão endovenosa com solução apropriada, antes e depois de administrar o medicamento, conforme o protocolo da instituição ■ Monitorar o sistema EV, a velocidade do fluxo e a solução, a intervalos regulares, conforme protocolo da instituição ■ Monitorar sinais de infiltração e flebite no local da infusão				

* CCIH – Comissão de Controle de Infecção Hospitalar.

Os resultados selecionados, conforme a NOC,[10] nesse caso, foram: Cicatrização de Feridas: Primeira Intenção, com um dos seus indicadores; e Integridade Tissular: Pele e Mucosas, com um dos seus indicadores (Quadro 9.5).

| Quadro 9.5 | Seleção dos resultados e seus indicadores para o diagnóstico Risco de Infecção de acordo com a NOC[10] |

Risco de Infecção				
Resultados selecionados definições	Domínio	Classe	Indicadores selecionados	Escalas
Cicatrização de Feridas: Primeira Intenção – Alcance de regeneração de células e tecidos após fechamento intencional	Saúde Fisiológica	Integridade Tissular	– Formação de cicatriz	1. Nenhum 2. Limitado 3. Moderado 4. Substancial 5. Extenso
Integridade Tissular: Pele e Mucosas – Integridade estrutural e função fisiológica normal da pele e das mucosas	Saúde Fisiológica	Integridade Tissular	– Lesões de pele	1. Grave 2. Substancial 3. Moderado 4. Leve 5. Nenhum

EVOLUÇÃO

Os diagnósticos de enfermagem Confusão Aguda e Risco de Infecção apontaram à equipe cuidadora os aspectos importantes a serem observados e as condutas a serem implementadas a fim de prevenir possíveis complicações e promover a recuperação da paciente a partir do quadro clínico apresentado. Destaca-se a importância dos cuidados com o sensório da paciente, uma vez que a maioria dos sintomas esteve ligada às necessidades de cuidados neurológicos.

    O plano de cuidados instituído possibilitou alcançar os resultados traçados. No que diz respeito aos indicadores relacionados ao diagnóstico de Confusão Aguda, a orientação cognitiva da paciente se apresentava, inicialmente, muito comprometida (2) e evoluiu para levemente comprometida (4); no indicador de obediência a comandos, a paciente se encontrava muito comprometida (2) e evoluiu para não comprometida (5); em relação ao sódio sérico e à densidade específica urinária, evoluiu de desvio grave da variação normal (1) para nenhum desvio da variação normal (5); quanto ao controle das quedas, os indicadores de colocação de barreiras para prevenção de quedas e uso de procedimentos seguros de transferência mantiveram-se como consistentemente demonstrados (5).

No que diz respeito aos resultados para o diagnóstico de Risco de Infecção, o indicador formação de cicatriz, que era nenhum (1), evoluiu para substancial (4); o indicador de lesões de pele evoluiu de substancial (2) para leve (4).

No momento da alta, a paciente se encontrava em boas condições clínicas e cirúrgicas, porém ainda em recuperação da condição neurológica referente à cognição.

REFERÊNCIAS

1. Zantut-Wittmann DE, Garmes HM, Panzan AD, Lima MO, Baptista MTM. Severe rhabdomyolysis due to adipsic hipernatremia after craniopharyngioma surgery. Arq Bras Endocrinol Metab. 2007;51(7):1175-9.
2. Landeiro JA, Flores MS, Lopes CAR, Lapenta MA, Ribeiro CH. Acesso sub-frontal a lesões selares e para-selares. Arq Neuro-Psiquiatr. 2000;58(1):64-70.
3. Falavigna A, Kraemer JL. Infrasellar craniopharyngioma. Arq Neuro-Psiquiatr. 2001;59(2B):424-30.
4. Makarius AN, McFarlane SI. Diabetes insipidus: diagnosis and treatment of a complex disease. Cleve Clin J Med. 2006;73(1):65-71.
5. Naves LA, Vilar L, Costa ACF, Domingues L, Casulari LA. Distúrbios na secreção e ação do hormônio antidiurético. Arq Bras Endocrinol Metab. 2003;47(4):467-81.
6. Horta WA. Processo de enfermagem. São Paulo: EPU; 1979.
7. Benedet SA, Bub MBC. Manual de diagnóstico de enfermagem: uma abordagem baseada na teoria de necessidades humanas básicas e na classificação diagnóstica da NANDA. 2. ed. Florianópolis: Bernuncia; 2001.
8. NANDA International. Diagnósticos de enfermagem da NANDA: definições e classificação 2009-2011. Porto Alegre: Artmed; 2010.
9. Bulechek GM, Butcher HK, Dochterman JM. Classificação das intervenções de enfermagem (NIC). 5. ed. Rio de Janeiro: Elsevier, 2010.
10. Moorhead S, Johnson M, Maas ML, Swaanson E. Classificação dos Resultados de Enfermagem (NOC). 4. ed. Rio de Janeiro: Elsevier, 2010.
11. Smeltzer SC, Bare BG, Cruz ICF, Cabral IE, Lisboa MTL, Figueiredo JEF. Brunner & Suddarth: tratado de enfermagem médico-cirúrgica. 10. ed. Rio de Janeiro: Guanabara Koogan; 2005.
12. Couto RC, Pedrosa TMG, Nogueira JM. Infecção hospitalar: e outras complicações não-infecciosas da doença: epidemiologia, controle e tratamento. 3. ed. Rio de Janeiro: Medsi; 2003.

10

Risco de infecção em paciente submetida a gastroplastia

Marta Georgina Oliveira de Góes, Catiuscia Ramos da Silva
Márcia Weissheimer, Rosane da Silva Veiga Pirovano
Adriana Maria A. Henriques

ESTUDO DE CASO

Paciente feminina, 55 anos, casada, dois filhos, procedente da capital do Rio Grande do Sul. Portadora de obesidade grau III, com peso de 116 kg, altura 1,58 m e IMC de 46 kg/m². História de diabetes, hipertensão, hipotireoidismo e tabagismo no passado. Internada para submeter-se a gastroplastia com derivação intestinal, sob anestesia geral endovenosa, sem intercorrências. Foi admitida na unidade de recuperação pós-anestésica (URPA) no período pós-operatório imediato, apresentando-se letárgica, gemente, com expressões faciais de dor, ventilando espontaneamente, com oxigênio suplementar por óculos nasal a 3 L/min e saturação periférica de 96%, mucosas coradas e desidratadas, pressão arterial média (PAM) de 75 mmHg, pela linha arterial no membro superior esquerdo (MSE), frequência respiratória (FR) de 19 movimentos por minuto, glicemia capilar de 160 mg/dL, frequência cardíaca (FC) de 59 batimentos por minuto, temperatura axilar (Tax) 34,9 °C. Recebendo solução fisiológica 0,9% por acesso venoso periférico no membro superior direito (MSD), com dispositivo de aquecimento corporal por condução por meio do uso de fluxo de ar aquecido (manta térmica). Ao exame físico, após 20 minutos na URPA, a paciente encontrava-se acordada, orientada no tempo e no espaço, referindo dor na ferida operatória (FO) e nos ombros, 3/10 na escala numérica verbal. Abdome globoso, depressível à palpação, FO na região epigástrica com curativo limpo e região circundante apresentando leve rigidez voluntária, sem crepitações subcutâneas, sinais de hematoma ou sangramento. Apresentou retenção urinária evidenciada por globo vesical, o que determinou a necessidade de sondagem de alívio por duas vezes. Iniciou a analgesia com dexmedetomidina a 6 mL/hora; analgésico opioide endovenoso (morfina 3 mg a cada três horas e dose de resgate de 1 mg até de hora em hora) e analgésico não opioide (Dipirona® 1.000 mg endovenoso a cada seis horas). Apresentava as extremidades frias, perfundidas, mantendo bomba de compressão intermitente nos membros inferiores para melhorar o retorno venoso. Após 24 horas de permanência na URPA, a paciente foi transferida para a unidade de internação cirúrgica.

INFORMAÇÕES RELEVANTES

A prevalência da obesidade aumenta em todo o mundo, inclusive no Brasil.[1] Os dados do Instituto Brasileiro de Geografia e Estatística (IBGE) de 2002/2003 mostraram uma prevalência de sobrepeso e obesidade de 40% na população adulta. Nos Estados Unidos, 60% dos homens e 55% das mulheres tinham sobrepeso e/ou obesidade em 2005.[2]

A cirurgia bariátrica é cada vez mais indicada para o tratamento da obesidade graus II e III em pacientes com IMC superior a 40 kg/m², ou a 35 kg/m² quando associado a comorbidades, bem como para os pacientes com história de tratamentos convencionais para perda de peso prévios malsucedidos. Ainda que considerado o tratamento mais radical para a obesidade, é o que resulta em perda de peso expressiva (20 a 40% do peso inicial) e mantida por, pelo menos, 13 a 15 anos, o que determina a melhora dos parâmetros metabólicos.[1,3] Em 2008, foram realizadas no Brasil 3.195 cirurgias desse tipo, a um custo aproximado de 15 milhões de reais para o Sistema Único de Saúde (SUS). A quantidade de estabelecimentos credenciados no País para realizar essa operação aumentou de 18 em 2001 para 58 unidades em 2009.[4] Entre as complicações mais frequentes desse tipo de cirurgia se encontram as infecções e a dor pós-operatória.

A infecção de FO em pacientes obesos pode estar relacionada ao excesso de tecido gorduroso, que apresenta baixa tensão de oxigênio, o que dificulta a cicatrização e favorece a ocorrência de infecção, sobretudo na presença de complicações do tipo hematomas. Em geral, tanto a tensão na linha de sutura quanto a isquemia local também são maiores nos obesos do que nos não obesos.[5]

A dor apresentada no período pós-operatório imediato pode ser classificada como nociceptiva e caracteriza-se como aquela que ocorre diretamente por estimulação química ou física de terminações nervosas normais. Compreende a dor somática periférica, a dor somática profunda e a dor visceral, que se origina do estímulo às fibras nervosas viscerais. Com frequência, a dor visceral é mal localizada por quem a sente, podendo estar associada a náuseas e vômitos relacionados à presença de obstrução, tumor ou manipulação visceral.[6]

FATORES DE RISCO, SINAIS E SINTOMAS IDENTIFICADOS NO ESTUDO DE CASO

- Doença crônica (história prévia de diabetes melito) e obesidade grau III (IMC 46 kg/m²)
- Glicemia capilar de 160 mg/dL
- Procedimentos invasivos (acesso venoso periférico, linha arterial radial, ferida operatória, sondagem vesical intermitente)
- Gemente, expressão facial de dor, relato verbal de dor na FO em ombro, com intensidade 3/10

- Globo vesical
- Rigidez voluntária na região circundante da FO
- Temperatura axilar de 34,9 °C
- Extremidades frias

Os fatores de risco, os sinais e os sintomas identificados no caso determinaram três diagnósticos de enfermagem prioritários, os quais são apresentados, conforme as Necessidades Humanas Básicas de Horta,[7,8] em cada um dos seus grupos e subgrupos e conforme os domínios e classes da Taxonomia II da NANDA-I (Quadro 10.1).[9]

Quadro 10.1 Diagnósticos de enfermagem conforme a estrutura preconizada por Horta[7,8] e a Taxonomia II da NANDA-I[9]

Diagnósticos de enfermagem/ definições	Necessidades Humanas Básicas de Horta[7,8]		Taxonomia II da NANDA-I[9]	
	Grupo	Subgrupo	Domínio	Classe
Risco de Infecção – Risco aumentado de ser invadido por organismos patogênicos[8]	Necessidades Psicobiológicas	Segurança	Fisiológico: Complexo	Regulação Física
Dor Aguda – Experiência sensorial e emocional desagradável que surge de lesão tissular real ou potencial ou descrita em termos de tal lesão (Associação Internacional para o Estudo da Dor); início súbito ou lento, de intensidade leve a intensa, com término antecipado ou previsível e duração de menos de seis meses[8]	Necessidades Psicobiológicas	Percepção dos Órgãos e Sentidos	Conforto	Conforto Físico

(continua)

Quadro 10.1 Diagnósticos de enfermagem conforme a estrutura preconizada por Horta[7,8] e a Taxonomia II da NANDA-I[9] (continuação)

Diagnósticos de enfermagem/ definições	Necessidades Humanas Básicas de Horta[7,8]		Taxonomia II da NANDA-I[9]	
	Grupo	Subgrupo	Domínio	Classe
Hipotermia – Temperatura corporal abaixo dos parâmetros corporais[8]	Necessidades Psicobiológicas	Regulação Térmica	Segurança/ Proteção	Termorre- gulação

Para os três diagnósticos de enfermagem estabelecidos são apresentados os fatores de risco, etiologias e sinais e sintomas evidenciados. Para cada etiologia e fator de risco, foram elaboradas definições.

Os cuidados de enfermagem para cada um dos diagnósticos elencados estão descritos de acordo com o sistema de prescrição de enfermagem informatizado do Hospital de Clínicas de Porto Alegre (HCPA) e com as intervenções e atividades de enfermagem segundo a Classificação das Intervenções de Enfermagem (NIC)[10] (Quadros 10.2, 10.4 e 10.6).

Os resultados e os indicadores foram selecionados para avaliação da efetividade das intervenções de enfermagem aplicadas para cada um dos diagnósticos de enfermagem identificados, de acordo com a Classificação dos Resultados de Enfermagem (NOC)[11] (Quadros 10.3, 10.5 e 10.7).

Para o diagnóstico de enfermagem **Risco de Infecção**, foram eleitos 23 cuidados de enfermagem dentre os contidos no sistema de prescrição do HCPA e cinco intervenções, com 21 atividades, segundo a NIC[10] (Quadro 10.2).

Quadro 10.2 Seleção dos cuidados de enfermagem a partir de informações contidas no sistema informatizado do HCPA e conforme as intervenções/atividades de enfermagem descritas pela NIC[10]

Risco de Infecção relacionado a doença crônica e procedimentos invasivos.

Fator de Risco 1: *Doença crônica* é aquela de longa duração, com lenta progressão e não é passível de cura com vacinas ou medicações.

(continua)

Quadro 10.2	Seleção dos cuidados de enfermagem a partir de informações contidas no sistema informatizado do HCPA e conforme as intervenções/atividades de enfermagem descritas pela NIC[10] (continuação)

Fator de Risco 2: *Procedimento invasivo* é um fator de risco extrínseco ou uma agressão externa que causa rompimento de barreira fisiológica. Exemplos: cirurgias, cateteres, drenos, ventiladores mecânicos, sondas, entre outros.[12]

Cuidados de enfermagem segundo o sistema informatizado do HCPA	Intervenções/atividades de enfermagem segundo a NIC[10]		
– Observar pertuitos e locais de inserção de cateteres – Implementar cuidados com cateter arterial – Implementar cuidados na punção venosa – Implementar cuidados com sondagem vesical de alívio – Manter curativo externo limpo e seco – Orientar o paciente e familiares sobre prevenção de infecção – Verificar sinais vitais	**Controle de Infecção** **Proteção contra Infecção**	**Domínio** Segurança	**Classe** Controle de Risco
	■ Instituir precauções de isolamento, conforme apropriado ■ Instituir precauções universais ■ Limpar a pele do paciente com agente antibacteriano, conforme apropriado ■ Manter sistema fechado no monitoramento hemodinâmico invasivo ■ Trocar os acessos endovenosos centrais e periféricos, bem como curativos, conforme as orientações atuais do CDC ■ Orientar as visitas a lavarem as mãos ao entrar no quarto do paciente e ao sair dele ■ Orientar o paciente e a família sobre os sinais e sintomas de infecção e sobre o momento de relatá-los ao profissional de saúde ■ Usar cateterização intermitente para reduzir a incidência de infecção urinária ■ Encorajar a respiração profunda e a tosse, conforme apropriado ■ Monitorar sinais e sintomas sistêmicos, locais de infecção ■ Estimular aumento de mobilidade e exercícios, conforme apropriado ■ Monitorar as mudanças no nível de energia/mal-estar		

(continua)

Quadro 10.2	Seleção dos cuidados de enfermagem a partir de informações contidas no sistema informatizado do HCPA e conforme as intervenções/atividades de enfermagem descritas pela NIC[10] (*continuação*)			
– Comunicar sinais e sintomas de hiperglicemia – Implementar cuidados na verificação da glicosúria e da cetonúria – Implementar cuidados na verificação de glicemia capilar – Verificar glicemia capilar – Verificar cetonúria – Orientar o paciente quanto a sinais e sintomas de hipo/hiperglicemia – Orientar quanto à monitorização da glicemia – Realizar rodízio nas aplicações subcutâneas, quando necessário	**Controle da Hiperglicemia**	**Domínio**		**Classe**
		Fisiológico: Complexo		Controle Eletrolítico e Acidobásico
	■ Monitorar os níveis de glicose sanguínea, conforme indicação ■ Monitorar o aparecimento de sinais e sintomas de hiperglicemia: poliúria, polidipsia, polifagia, fraqueza, letargia, mal-estar, embaçamento visual e cefaleia ■ Administrar insulina, conforme prescrição ■ Monitorar cetonas urinárias, conforme indicação ■ Monitorar a condição hídrica (inclusive ingestão e eliminação), como convier			
– Inspecionar a pele em busca de pontos hiperemiados ou isquêmicos – Orientar sobre a importância da higiene corporal – Realizar banho de leito	**Banho**	**Domínio**		**Classe**
		Fisiológico: Básico		Facilitação do Autocuidado
	■ Monitorar a condição da pele durante o banho			

(*continua*)

PROCESSO DE ENFERMAGEM NA PRÁTICA CLÍNICA **155**

Quadro 10.2	Seleção dos cuidados de enfermagem a partir de informações contidas no sistema informatizado do HCPA e conforme as intervenções/atividades de enfermagem descritas pela NIC[10] (*continuação*)			
– Avaliar o aspecto da ferida operatória – Observar sinais de infecção – Observar condições de suturas – Registrar o aspecto da lesão – Realizar curativo na FO	Supervisão da Pele		Domínio	Classe
			Fisiológico: Complexo	Controle de Pele/Feridas
	■ Observar as extremidades quanto a cor, calor, pulsos, textura, edema e ulcerações ■ Monitorar ocorrência de infecção, em especial de áreas edemaciadas ■ Monitorar a pele quanto a exantemas e abrasões			

O resultado de enfermagem selecionado, nesse caso, foi Conhecimento: Controle de Infecção, com três indicadores, e Integridade Tissular Prejudicada, com dois indicadores, de acordo com a NOC[11] (Quadro 10.3).

Quadro 10.3	Seleção dos resultados e seus indicadores para o diagnóstico Risco de Infecção de acordo com a NOC[11]			
Risco de Infecção				
Resultados selecionados/ definições	Domínio	Classe	Indicadores selecionados	Escalas
Conhecimento: Controle de Infecção – Alcance da compreensão transmitida sobre infecção, seu tratamento e a prevenção de complicações	Conhecimento e Comportamentos de Saúde	Conhecimentos de Saúde	– Modo de transmissão – Fatores que contribuem para a transmissão – Atividades para aumentar a resistência a infecções	1. Nenhum conhecimento 2. Conhecimento limitado 3. Conhecimento moderado 4. Conhecimento substancial 5. Conhecimento amplo

(*continua*)

Quadro 10.3 — Seleção dos resultados e seus indicadores para o diagnóstico Risco de Infecção de acordo com a NOC[11] *(continuação)*

Resultados selecionados/ definições	Risco de Infecção			
	Domínio	Classe	Indicadores selecionados	Escalas
Integridade Tissular: Pele e Mucosas – Integridade estrutural e função fisiológica normal da pele e das mucosas	Saúde Fisiológica	Integridade Tissular	– Sensibilidade	1. Gravemente comprometido 2. Muito comprometido 3. Moderadamente comprometido 4. Levemente comprometido 5. Não comprometido
			– Endurecimento	1. Grave 2. Substancial 3. Moderado 4. Leve 5. Nenhum

Para o diagnóstico de enfermagem **Dor Aguda**, foram eleitos 10 cuidados de enfermagem contidos no sistema de prescrição do HCPA e duas intervenções, com 11 atividades, segundo a NIC[10] (Quadro 10.4).

| Quadro 10.4 | Seleção dos cuidados de enfermagem a partir de informações contidas no sistema informatizado do HCPA e conforme as intervenções/atividades de enfermagem descritas pela NIC[10] |

Dor Aguda *relacionada* a trauma, *evidenciada* pelo relato verbal de dor, expressão facial de dor e gemência.
Etiologia: *Trauma*, definido como o resultado da ação de agentes lesivos físicos.

Cuidados de enfermagem segundo o sistema informatizado do HCPA	Intervenções/atividades de enfermagem segundo a NIC[10]		
– Avaliar a dor como quinto sinal vital – Registrar a dor como quinto sinal vital – Avaliar a dor usando escala de intensidade – Comunicar sinais de dor – Investigar com o paciente os fatores que aliviam ou pioram a dor	Controle da Dor	Domínio	Classe
		Fisiológico: Básico	Promoção do Conforto Físico
	■ Realizar uma avaliação completa da dor, incluindo local, características, início/duração, frequência, qualidade, intensidade e gravidade, além de fatores precipitadores ■ Ensinar o uso de técnicas não farmacológicas (p. ex., hipnose, relaxamento, terapia com música, recreação, terapia ocupacional, jogo terapêutico, acupressão, aplicação de calor/frio e massagem) antes, durante e após atividades dolorosas, quando possível; antes que a dor ocorra ou aumente, e juntamente com outras medidas de alívio da dor ■ Assegurar analgesia preventiva e/ou estratégias não farmacológicas antes dos procedimentos dolorosos ■ Usar medidas de controle da dor antes de seu agravamento		

(continua)

Quadro 10.4	Seleção dos cuidados de enfermagem a partir de informações contidas no sistema informatizado do HCPA e conforme as intervenções/atividades de enfermagem descritas pela NIC[10] (continuação)		
– Administrar analgesia após avaliação – Comunicar alterações durante a analgesia – Medicar para dor antes dos procedimentos – Avaliar a eficácia da analgesia – Comunicar alterações durante a infusão da analgesia	**Administração de Analgésicos**	**Domínio**	**Classe**
		Fisiológico: Complexo	Controle de Medicamentos
	■ Atender às necessidades de conforto e realizar outras atividades que ajudem a relaxar, a fim de facilitar a resposta à analgesia ■ Documentar a resposta aos analgésicos e todos os efeitos colaterais ■ Estabelecer expectativas positivas quanto à eficácia dos analgésicos para otimizar a resposta do paciente ■ Orientar o paciente a solicitar medicação para a dor antes que ela piore ■ Avaliar a eficácia dos analgésicos a intervalos regulares e frequentes após cada administração, mas, em especial, após as primeiras doses, observando também se ocorrem sinais e sintomas de efeitos colaterais (p. ex., depressão respiratória, náusea e vômito, boca seca e constipação) ■ Implementar ações para reduzir efeitos colaterais dos analgésicos (p. ex., constipação e irritação gástrica) ■ Escolher o analgésico ou a combinação de analgésicos apropriados quando há prescrição de mais de um		

Os dois resultados de enfermagem selecionados nesse caso foram: Nível de Dor, com três de seus indicadores, e Resposta à Medicação, com dois indicadores, de acordo com a NOC[11] (Quadro 10.5).

Quadro 10.5	Seleção dos resultados e seus indicadores para o diagnóstico Dor Aguda de acordo com a NOC[11]				
	Dor Aguda				
Resultados selecionados/ definições	Domínio	Classe	Indicadores selecionados		Escalas
Nível de Dor – Gravidade da dor observada ou relatada	Saúde Percebida	Estado dos Sintomas	– Suspiros e choro – Dor relatada – Expressões faciais de dor		1. Grave 2. Substancial 3. Moderado 4. Leve 5. Nenhum
Resposta à Medicação – Efeitos terapêuticos e adversos da medicação prescrita	Saúde Fisiológica	Resposta Terapêutica	– Efeitos terapêuticos esperados – Expectativa de mudança nos sintomas		1. Gravemente comprometido 2. Muito comprometido 3. Moderadamente comprometido 4. Levemente comprometido 5. Não comprometido

O diagnóstico de enfermagem **Hipotermia** está em processo de discussão para ser implementado no sistema de prescrição do HCPA, embora os cuidados de enfermagem sejam adotados na prática clínica conforme as intervenções preconizadas pela NIC. Assim, apresenta-se uma intervenção com seis atividades segundo a NIC[10] (Quadro 10.6).

Quadro 10.6	Seleção dos cuidados de enfermagem a partir de informações contidas no sistema informatizado do HCPA e conforme as intervenções/atividades de enfermagem descritas pela NIC[10]

Hipotermia *relacionada* a diminuição da taxa metabólica e efeito medicamentoso (anestésicos), *evidenciada* por tremores e temperatura abaixo dos parâmetros normais.

Etiologia 1: *Diminuição da taxa metabólica* é a redução do metabolismo da glicose e o consequente desenvolvimento de acidose metabólica e hipotermia.

Etiologia 2: *Efeito medicamentoso* é a ação das substâncias anestésicas que induzem depressão do sistema nervoso central e do metabolismo basal.

Intervenções/atividades de enfermagem segundo a NIC[10]		
Regulação da Temperatura Tratamento da Hipotermia	Domínio	Classe
	Fisiológico: Complexo	Termorregulação

- Ajustar a temperatura do ambiente conforme as necessidades do paciente
- Remover as roupas frias e úmidas e substituí-las por roupas quentes e secas
- Instituir medidas ativas externas de reaquecimento (p. ex., aplicação de bolsas de água quente e colocação de cobertores de aquecimento)
- Administrar líquidos EV aquecidos (37 a 40 °C), se apropriado
- Monitorar cor e temperatura da pele
- Monitorar pressão sanguínea, pulso e respiração, conforme apropriado

O resultado escolhido para avaliar esse diagnóstico de enfermagem foi Sinais Vitais, com um indicador considerado prioritário ao caso, conforme a NOC[11] (Quadro 10.7).

| Quadro 10.7 | Seleção dos resultados e seus indicadores para o diagnóstico Hipotermia de acordo com a NOC[11] |

Hipotermia				
Resultado selecionado/ definição	Domínio	Classe	Indicadores selecionados	Escalas
Sinais Vitais – O quanto a temperatura, o pulso, a respiração, e a pressão sanguínea estão dentro de uma variação normal	Saúde Fisiológica	Regulação Metabólica	– Temperatura Corporal	1. Desvio grave da variação normal 2. Desvio substancial da variação normal 3. Desvio moderado da variação normal 4. Desvio leve da variação normal 5. Nenhum desvio da variação normal

EVOLUÇÃO

Os diagnósticos de enfermagem escolhidos para a paciente em pós-operatório imediato (Risco de Infecção, Dor Aguda e Hipotermia) indicaram os cuidados de enfermagem necessários para obter o controle dos fatores de risco para infecção e a redução da dor e da hipotermia.

Em relação ao resultado Conhecimento: Controle de Infecção, os indicadores de modo de transmissão, fatores que contribuem para a transmissão e atividades para aumentar a resistência a infecções, que se encontravam em conhecimento moderado (3), avançaram para conhecimento substancial (4). No resultado de Integridade Tissular: Pele e Mucosas, os indicadores de sensibilidade e endurecimento no local da FO foram avaliados como moderadamente comprometidos (3).

Quanto ao diagnóstico de Dor Aguda, os resultados selecionados foram Nível de Dor e Resposta à Medicação. Nos indicadores de suspiros e choro, a paciente foi avaliada com grau moderado (3); a dor relatada e as expressões faciais de dor eram leves (4). No resultado Resposta à Medicação, os indicadores de efeitos terapêuticos esperados e expectativa de mudança nos sintomas, inicialmente, apresentavam-se moderadamente comprometidos (3). Após três horas da aplicação dos cuidados de enfermagem, a paciente não apresentava nenhum (5) dos sinais evidentes de dor (gemência, expressões de dor e relato verbal), além de não evidenciar comprometimento dos efeitos terapêuticos e das mudanças esperadas nos sintomas de dor (5).

Ao serem verificados os sinais vitais, o indicador de temperatura corporal, que se apresentava com desvio substancial da variação normal (2) em relação aos parâmetros normais, evoluiu para nenhum desvio da variação normal (5).

Durante o período final de permanência na URPA, a paciente deambulou e demonstrava sentir-se bem. Após 24 horas nessa unidade e mantidas as ações de enfermagem, ela foi transferida para uma unidade de internação cirúrgica, sem apresentar dor ao repouso e à movimentação. A temperatura corporal era normal e sem comprometimento do padrão de eliminação urinária. A FO apresentava-se em boas condições.

REFERÊNCIAS

1. Associação Brasileira para o Estudo da Obesidade de da Síndrome Metabólica [Internet]. São Paulo: ABESO; c1998 [capturado em 2 set. 2010]. Disponível em: http://www.abeso.org.br/pagina/1/abeso.shtml.
2. Centers for Disease Control and Prevention. QuickStats: prevalence of obesity (class I, II, and III) among adults aged ≥20 years, by age group and sex – National Health and Nutrition Examination Survey, United States, 2007-2008. MMWR Weekly [Internet]. 2010 [capturado em 12 set. 2010];59(17):527. Disponível em: http://www.cdc.gov/ mmwr/preview/mmwrhtml/mm5917a9.htm.
3. Carvalho PS, Moreira CLCB, Barelli MC, Oliveira FH de, Guzzo MF, Miguel GPS, et al. Cirurgia bariátrica cura síndrome metabólica? Arq Bras Endocrinol Metab [Internet]. 2007 [capturado em 11 set. 2010];51(1):79-85. Disponível em: http://www.scielo.br/pdf/abem/v51n1/09.pdf.
4. Brasil. Ministério da Saúde. Total de cirurgias de redução de estômago sobe 542 % [Internet]. Brasília, DF: Ministério da Saúde; 2009 [capturado em 12 set. 2010]. Disponível em: http://portal.saude.gov.br/portal/aplicacoes/reportagensEspeciais/ default.cfm?pg=dspDetalhes&id_area=124&CO_NOTICIA=10008.
5. Barbosa HF, Reis FJC dos, Carrara HHA, Andrade JM de. Fatores de risco para infecções de sítio cirúrgico em pacientes operadas por câncer de mama. Rev Bras Ginecol Obstet. 2004;26(3):227-32.
6. Alves Neto O, Costa CM, Siqueira JTT de, Teixeira MJ. Dor: princípios e prática. Porto Alegre: Artmed; 2009.
7. Horta WA. Processo de enfermagem. São Paulo: EPU; 1979.

8. Benedet SA, Bub MBC. Manual de diagnóstico de enfermagem: uma abordagem baseada na teoria de necessidades humanas básicas e na classificação diagnóstica da NANDA. 2. ed. Florianópolis: Bernúncia; 2001.
9. NANDA International. Diagnósticos de enfermagem da NANDA: definições e classificação 2009-2011. Porto Alegre: Artmed; 2010.
10. Bulechek GM, Butcher HK, Dochterman JM. Classificação das intervenções de enfermagem (NIC). 5. ed. Rio de Janeiro: Elsevier; 2010.
11. Moorhead S, Johnson M, Maas ML, Swanson E. Classificação dos resultados de enfermagem (NOC). 4. ed. Rio de Janeiro: Elsevier; 2010.
12. Couto RC, Pedrosa TMG, Cunha AFA, Amaral DB. Infecção hospitalar e outras complicações não infecciosas da doença: epidemiologia, controle e tratamento. 4. ed. Rio de Janeiro: Guanabara Koogan; 2009.

11

Dor aguda em paciente doador de rim no período pós-operatório imediato

Simone Pasin, Marta Georgina Oliveira de Góes
Márcia Weissheimer, Rose Cristina Lagemann

ESTUDO DE CASO

Paciente masculino, 52 anos, viúvo, dois filhos adultos, procedente do interior do Rio Grande do Sul, ASA I (American Society of Anesthesia), ou seja, hígido 78 kg, 1,74 m, internado para submeter-se a nefrectomia para doação do rim para a filha. Realizou o procedimento cirúrgico sob anestesia geral endovenosa e regional, com bloqueio epidural, anestésico local e morfina epidural 2 mg no perioperatório. Foi implantado cateter peridural (CPD) nos espaços intervertebrais toracolombares (TXII-LI) para analgesia perioperatória. Permaneceu em posição de Sims para abordagem cirúrgica adequada, e o período transoperatório deu-se sem intercorrências relevantes. Foi admitido na unidade de recuperação pós-anestésica (URPA) no período pós-operatório imediato, ainda sedado, com tremores moderados, gemente, ventilando espontaneamente, com saturação periférica de oxigênio de 97%, pressão arterial (PA) de 140/100 mmHg, frequência respiratória (FR) de 15 movimentos por minuto, frequência cardíaca (FC) de 98 batimentos por minuto, temperatura axilar (Tax) de 34,5 °C. Instalado dispositivo de aquecimento corporal por condução pelo uso de fluxo de ar aquecido (manta térmica), oxigênio suplementar por óculos nasal a 3 L/min.

Após 20 minutos de admissão na URPA, o paciente já se encontrava orientado auto e alopsiquicamente. Referia dor na ferida operatória (FO), no flanco direito, de intensidade 8/10 na escala numérica verbal (ENV), caracterizada por ardência, de início súbito e ao tentar mover-se no leito. Ao exame físico, também apresentava expressão facial de dor e tensão muscular na região supraescapular e nos membros superiores e inferiores. Abdome simétrico, normotenso e depressível à palpação. Região da FO edemaciada, dentro dos parâmetros esperados, com rigidez voluntária, sem crepitações subcutâneas ou sinais de hematoma ou sangramento. Apresentou diurese clara por sonda vesical de demora com débito urinário maior que 1 mL/kg/hora.

(continua)

> **ESTUDO DE CASO** (continuação)
>
> Iniciou a analgesia multimodal e com os seguintes polifármacos: bupivacaína 0,125% a 10 mL/hora, em infusão contínua por CPD, mantendo o mesmo esquema de infusão do período transoperatório, analgésicos não opioides e opioides por via endovenosa (morfina 5 mg a cada quatro horas e dose de resgate de 2,5 mg até de hora em hora). Além disso, foram iniciadas terapias analgésicas complementares de relaxamento progressivo, respiração consciente e imaginação dirigida. O paciente solicitou notícias da filha receptora do órgão retirado e referiu estar apreensivo com o resultado do procedimento e com a possibilidade de rejeição do enxerto.

INFORMAÇÕES RELEVANTES

O transplante renal implica a transplantação do rim de um doador vivo ou cadáver para restaurar a função renal e, assim, manter a vida do paciente que tem doença renal terminal. Nesse caso, o procedimento foi intervivos. A tipagem sanguínea ABO e a histocompatibilidade (tipagem tecidual do antígeno leucocitário humano) junto com a prova cruzada negativa dos leucócitos determinam a compatibilidade entre doador e receptor.

Uma vez que o doador tenha sido escolhido, é realizado um estudo completo que inclui anamnese, exame físico e exames complementares, tais como: hemograma completo, eletrocardiograma, raio X de tórax, valores de ureia e creatinina endovenosa, *clearances* de creatinina, exame de urina, urocultura e angiografia renal – que aponta o rim de escolha enquanto exclui a presença de lesões renais. O doador vivo ideal é um gêmeo idêntico, embora qualquer membro imediato da família possa ser doador. As cirurgias são concomitantes, em duas salas de operações adjacentes. Em geral, o rim direito é o escolhido por ser de tamanho menor, deixando o doador com o rim esquerdo.[1]

A dor é uma experiência emocional desagradável, associada a dano tecidual real ou potencial ou descrita em termos de tais danos.[2] Reconhece-se que a dor possui um componente perceptivo-discriminativo, permite identificar o estímulo como doloroso, localizar onde a lesão ocorreu e manifestar a reação à dor. Esta última compreende uma variedade de comportamentos, desde a retirada reflexa do segmento lesado até complexas respostas, como sofrimento emocional. Essas manifestações são determinadas pelas experiências dolorosas prévias, pelos momentos de vida de cada indivíduo, e são correlacionadas a sua trajetória de saúde e doença. Sendo assim, a dor não pode ser entendida como simples fenômeno sensitivo.

A dor é o resultado de danos teciduais, mais comuns e frequentes nas situações inflamatórias, traumáticas, invasivas ou isquêmicas. A dor apresentada no período pós-operatório imediato pode ser classificada como nociceptiva e caracteriza-se como aquela que ocorre diretamente por estimulação química ou física de terminações nervosas normais. Assim, compreende a dor somática periférica, a dor somática profunda e a dor visceral. Entende-se por dor somática periférica aquela resultante da lesão de tecidos cutâneos – referida como dor cortante ou em forma de queimação –, da lesão de vasos sanguíneos – referida como dor pulsátil – ou da lesão das terminações de fibras nervosas da pele – referida como dor em formigamento ou em ferroada. A dor somática profunda resulta de distúrbios agudos e crônicos de articulações ou de comprometimento de músculos e ossos, podendo ser referida como dor em agulhada, queimante ou pulsátil. Já a dor visceral origina-se do estímulo às fibras nervosas viscerais. Com frequência, a dor visceral é mal localizada por quem a sente. É referida de acordo com o órgão acometido, sendo dor cortante ou em aperto quando a pleura, o pericárdio ou o peritônio estão envolvidos na lesão. O sintoma é de dor em cólica quando colo, ureteres, vesícula ou canais biliares são os órgãos acometidos, e pode ser referida como dor intolerável se houver obstrução vesical. A dor visceral pode estar associada a náuseas e vômitos relacionados à presença de obstrução, tumor ou manipulação visceral.[2]

De acordo com as características cronológicas, a dor é classificada como aguda ou crônica. Dor aguda é aquela de início súbito ou lento, de intensidade leve a intensa, com término previsível e duração de menos de seis meses, tendo como fatores relacionados os agentes lesivos (biológicos, químicos, físicos ou psicológicos). Entende-se por dor crônica aquela de início súbito ou lento, de intensidade leve a intensa, constante ou recorrente, sem um término antecipado ou previsível e com duração de mais de seis meses. Tem como fatores relacionados a incapacidade física e psicossocial crônica.[2]

SINAIS E SINTOMAS IDENTIFICADOS NO ESTUDO DE CASO

- Gemente
- PA elevada (140 x100 mmHg)
- Frequência cardíaca alterada (98 bpm)
- Temperatura axilar de 34,5 °C
- Tremores discretos
- Relato verbal de dor e ardência na FO, no flanco direito, de intensidade 8/10
- Expressão facial de dor
- Tensão muscular na região supraescapular e nos membros superiores e inferiores
- Apreensão com o resultado do transplante e com a possibilidade de rejeição do órgão doado

Os sinais e sintomas determinaram a identificação de três diagnósticos de enfermagem prioritários ao caso, apresentados, conforme as Necessidades Humanas

Básicas de Horta,[3,4] em cada um dos seus grupos e subgrupos e, conforme os domínios e as classes da Taxonomia II da NANDA-I[5] (Quadro 11.1).

Quadro 11.1 — Diagnósticos de enfermagem conforme a estrutura preconizada por Horta[3,4] e a Taxonomia II da NANDA-I[5]

Diagnósticos de enfermagem/ definições	Necessidades Humanas Básicas de Horta[3,4]		Taxonomia II da NANDA-I[5]	
	Grupo	Subgrupo	Domínio	Classe
Dor Aguda – Experiência sensorial e emocional desagradável que surge de lesão tissular real ou potencial ou descrita em termos de tal lesão (Associação Internacional para o Estudo da Dor); início súbito ou lento, de intensidade leve a intensa, com término antecipado ou previsível e duração de menos de seis meses[4]	Necessidades Psicobiológicas	Percepção dos Órgãos e Sentidos	Conforto	Conforto Físico
Ansiedade – É um vago e incômodo sentimento de desconforto ou temor, acompanhado por resposta autonômica (com a fonte frequentemente inespecífica ou desconhecida para o indivíduo); sentimento de apreensão causado pela antecipação do perigo. É um sinal de alerta que chama a	Necessidades Psicossociais	Segurança Emocional	Enfrentamento/Tolerância ao Estresse	Respostas de Enfrentamento

(continua)

PROCESSO DE ENFERMAGEM NA PRÁTICA CLÍNICA   169

| Quadro 11.1 | Diagnósticos de enfermagem conforme a estrutura preconizada por Horta[3,4] e a Taxonomia II da NANDA-I[5] (continuação) |

Diagnósticos de enfermagem/ definições	Necessidades Humanas Básicas de Horta[7,8]		Taxonomia II da NANDA-I[9]	
	Grupo	Subgrupo	Domínio	Classe
atenção para perigo iminente e permite ao individuo tomar medidas para lidar com a ameaça[4]				
Hipotermia – Temperatura corporal abaixo dos parâmetros corporais[4]	Necessidades Psicobiológicas	Regulação Térmica	Segurança/ Proteção	Termorregulação

Os três diagnósticos de enfermagem estabelecidos são apresentados com as etiologias e os sinais e sintomas evidenciados. Para cada etiologia foram elaboradas e descritas definições (Quadros 11.2, 11.4 e 11.6).

Os cuidados de enfermagem para cada um dos diagnósticos elencados estão descritos de acordo com o sistema de prescrição de enfermagem informatizado do Hospital de Clínicas de Porto Alegre (HCPA) e com as intervenções e atividades de enfermagem segundo a Classificação das Intervenções de Enfermagem (NIC)[6] (Quadros 11.2, 11.4 e 11.6).

Os resultados e os indicadores foram selecionados para avaliação da efetividade das intervenções de enfermagem aplicadas para cada um dos diagnósticos de enfermagem identificados, de acordo com a Classificação dos Resultados de Enfermagem (NOC)[7] (Quadros 11.3, 11.5 e 11.7).

Para o diagnóstico de enfermagem **Dor Aguda**, foram eleitos 10 cuidados de enfermagem entre os contidos no sistema de prescrição do HCPA e duas intervenções, com 13 atividades, segundo a NIC[6] (Quadro 11.2).

Quadro 11.2	Seleção dos cuidados de enfermagem a partir das informações contidas no sistema informatizado do HCPA e conforme as intervenções/atividades de enfermagem descritas pela NIC[6]

Dor Aguda *relacionada* a trauma *evidenciada* por gemência, alteração da pressão sanguínea, alteração na frequência cardíaca, relato verbal de dor, expressão facial e tensão muscular.

Etiologia: *Trauma* é a lesão que resulta da ação de agentes lesivos físicos e químicos.

Cuidados de enfermagem segundo o sistema informatizado do HCPA	Intervenções/atividades de enfermagem segundo a NIC[6]		
– Avaliar a dor como o quinto sinal vital – Registrar a dor como quinto sinal vital – Avaliar a dor usando uma escala de intensidade – Comunicar sinais de dor – Investigar com o paciente fatores que aliviam ou pioram a dor	**Controle da Dor**	**Domínio**	**Classe**
		Fisiológico: Básico	Promoção do Conforto Físico
	■ Encorajar o paciente a monitorar a própria dor ■ Realizar uma avaliação completa da dor, incluindo local, características, início/duração, frequência, qualidade e gravidade, além de fatores precipitadores ■ Avaliar a eficácia das medidas de controle da dor por meio de uma avaliação contínua da experiência de dor ■ Ensinar o uso de técnicas não farmacológicas (p. ex., *biofeedback*, TENS, hipnose, relaxamento, imaginação orientada, terapia com música, recreação, terapia ocupacional, jogo terapêutico, acupressão, aplicação de calor/frio e massagem), antes, durante e após as atividades dolorosas, quando possível, antes que a dor ocorra ou aumente, e juntamente com outras medidas de alívio da dor ■ Assegurar medidas pré-tratamento e/ou estratégias não farmacológicas antes de procedimentos dolorosos ■ Usar medidas de controle da dor antes de seu agravamento		

(continua)

Quadro 11.2 — Seleção dos cuidados de enfermagem a partir das informações contidas no sistema informatizado do HCPA e conforme as intervenções/atividades de enfermagem descritas pela NIC[6] *(continuação)*

	Administração de Analgésicos	Domínio	Classe
– Administrar analgesia após avaliação – Comunicar alterações durante a analgesia – Medicar para dor antes dos procedimentos – Avaliar a eficácia da analgesia – Comunicar alterações durante a infusão da analgesia		Fisiológico: Complexo	Controle de Medicamentos
	■ Atender às necessidades de conforto e realizar outras atividades que ajudem a relaxar, a fim de facilitar a resposta à analgesia ■ Documentar a resposta ao analgésico e todos os efeitos colaterais ■ Estabelecer expectativas positivas quanto à eficácia dos analgésicos para otimizar a resposta do paciente ■ Orientar o paciente para solicitar medicação para dor antes que ela piore ■ Avaliar a eficácia dos analgésicos em intervalos regulares e frequentes após cada administração, mas, em especial, após as primeiras doses, observando também se ocorrem sinais e sintomas de efeitos colaterais (p. ex., depressão respiratória, náusea e vômito, boca seca e constipação) ■ Implementar ações para reduzir os efeitos colaterais dos analgésicos (p. ex., constipação e irritação gástrica) ■ Escolher o analgésico ou a combinação de analgésicos apropriados, quando houver prescrição de mais de um		

Os dois resultados de enfermagem selecionados nesse caso, de acordo com a NOC,[7] foram: Nível de Dor, com seis dos seus indicadores, e Resposta à Medicação, com dois indicadores (Quadro 11.3).

| Quadro 11.3 | Seleção dos resultados e seus indicadores para o diagnóstico Dor Aguda de acordo com a NOC[7] |

Dor Aguda				
Resultados selecionados/ definições	Domínio	Classe	Indicadores selecionados	Escalas
Nível de Dor – Gravidade da dor observada ou relatada	Saúde Percebida	Estado dos Sintomas	– Suspiros e choros – Dor relatada – Expressões faciais de dor – Tensão muscular	1. Grave 2. Substancial 3. Moderado 4. Leve 5. Nenhum
			– Frequência do pulso radial – Pressão arterial	1. Desvio grave da variação normal 2. Desvio substancial da variação normal 3. Desvio moderado da variação normal 4. Desvio leve da variação normal 5. Nenhum desvio da variação normal
Resposta à Medicação – Efeitos terapêuticos e adversos da medicação prescrita	Saúde Fisiológica	Resposta Terapêutica	– Efeitos terapêuticos esperados – Expectativa de mudança nos sintomas	1. Gravemente comprometido 2. Muito comprometido 3. Moderadamente comprometido 4. Levemente comprometido 5. Não comprometido

Para o diagnóstico de enfermagem **Ansiedade**, foram escolhidos sete cuidados de enfermagem contidos no sistema de prescrição do HCPA e duas intervenções, com nove atividades, segundo a NIC.[6]

Quadro 11.4	Seleção dos cuidados de enfermagem a partir das informações contidas no sistema informatizado do HCPA e conforme as intervenções/atividades de enfermagem descritas pela NIC[6]

Ansiedade *relacionada* a ameaça ou mudança no estado de saúde, procedimento invasivo ou ambiente hospitalar *evidenciada* por estado de apreensão.

Etiologia 1: *Ameaça ou mudança no estado de saúde* é a situação percebida pelo paciente como ameaçadora a sua integridade física e psíquica.

Etiologia 2: *Procedimento invasivo* é um fator de risco extrínseco ou uma agressão externa que causa rompimento de barreira fisiológica. Exemplos: cirurgias, cateteres, drenos, ventiladores mecânicos, sondas, entre outros.[8]

Etiologia 3: *Ambiente hospitalar* é o local onde se concentram recursos diagnósticos e terapêuticos utilizados na busca pela saúde.

Cuidados de enfermagem segundo o sistema informatizado do HCPA	Intervenções/atividades de enfermagem segundo a NIC[6]		
– Demonstrar entendimento perante a situação vivida pelo paciente – Encorajar a verbalização de sentimentos, percepções e medos – Orientar o paciente sobre os procedimentos a serem realizados – Usar declarações simples e diretas	Redução da Ansiedade	**Domínio** Comportamental	**Classe** Promoção do Conforto Psicológico
	■ Tentar compreender a perspectiva do paciente em relação à situação temida ■ Permanecer com o paciente para promover a segurança e diminuir o medo ■ Escutar o paciente com atenção ■ Oferecer informações reais sobre diagnóstico, tratamento e prognóstico		

(continua)

– Realizar manejo verbal – Tranquilizar o paciente – Orientar técnicas de relaxamento	**Técnica para Acalmar**	**Domínio**	**Classe**
		Comporta-mental	Promoção do Conforto Psicológico
	■ Encorajar respiração profunda, lenta e intencional ■ Manter atitudes calmas e firmes ■ Manter contato visual com o paciente ■ Massagear a fronte do paciente, conforme apropriado ■ Explicar todos os procedimentos, inclusive as sensações que o paciente pode ter durante a sua realização		

Quadro 11.4 Seleção dos cuidados de enfermagem a partir das informações contidas no sistema informatizado do HCPA e conforme as intervenções/atividades de enfermagem descritas pela NIC[6] (*continuação*)

O resultado de enfermagem selecionado nesse caso, de acordo com a NOC,[7] foi Nível de Ansiedade, com um dos seus indicadores (Quadro 11.5).

Quadro 11.5 Seleção do resultado e seu indicador para o diagnóstico Ansiedade de acordo com a NOC[7]

Ansiedade				
Resultado de enfermagem/ definição	Domínio	Classe	Indicador selecionado	Escalas
Nível de Ansie-dade – Gravidade da apreensão, tensão ou desassossego manifestado decorrente de uma fonte não identificada	Saúde Psicossocial	Bem-estar Psicossocial	– Apreensão verbalizada	1. Grave 2. Substancial 3. Moderado 4. Leve 5. Nenhum

PROCESSO DE ENFERMAGEM NA PRÁTICA CLÍNICA 175

O diagnóstico de enfermagem **Hipotermia** está em processo de discussão para ser implementado no sistema de prescrição do HCPA, embora os cuidados de enfermagem, nesse caso, sejam adotados na prática clínica.[6] Assim, apresentam-se duas intervenções, com seis atividades, segundo a NIC[6] (Quadro 11.6).

Quadro 11.6 — Seleção das intervenções/atividades de enfermagem da NIC[6] para o diagnóstico de enfermagem Hipotermia[5]

Hipotermia *relacionada* a diminuição da taxa metabólica e efeito medicamentoso (anestésicos) *evidenciada* por tremores e temperatura abaixo dos parâmetros normais.

Etiologia 1: *Diminuição da taxa metabólica* é a redução do metabolismo da glicose e o consequente desenvolvimento de acidose metabólica e hipotermia.

Etiologia 2: *Efeito medicamentoso* é a ação das substâncias anestésicas que induzem a depressão do sistema nervoso central e do metabolismo basal.

Intervenções/atividades de enfermagem segundo a NIC[6]

Regulação da Temperatura Tratamento da Hipotermia	Domínio	Classe
	Fisiológico: Complexo	Termorregulação

- Ajustar a temperatura do ambiente conforme as necessidades do paciente
- Remover as roupas frias e úmidas e substituí-las por roupas quentes e secas
- Instituir medidas ativas externas de reaquecimento (p. ex., aplicação de bolsas de água quente e colocação de cobertores de aquecimento)
- Administrar líquidos EV aquecidos (37 a 40 °C), se apropriado
- Monitorar cor e temperatura da pele
- Monitorar pressão sanguínea, pulso e respiração, conforme apropriado

O resultado de enfermagem escolhido nesse caso, conforme a NOC,[7] foi: Sinais Vitais, com um indicador considerado prioritário (Quadro 11.7).

Quadro 11.7 Seleção do resultado e seu indicador para o diagnóstico Hipotermia[5] de acordo com a NOC[7]

Hipotermia				
Resultado selecionado/ definição	Domínio	Classe	Indicador selecionado	Escala
Sinais Vitais – o quanto a temperatura, o pulso, a respiração e a pressão sanguínea estão dentro de uma variação normal	Saúde Fisiológica	Regulação Metabólica	– Temperatura Corporal	1. Desvio grave da variação normal 2. Desvio substancial da variação normal 3. Desvio moderado da variação normal 4. Desvio leve da variação normal 5. Nenhum desvio da variação normal

EVOLUÇÃO

Na admissão do paciente, identificaram-se os diagnósticos de enfermagem Dor Aguda, Hipotermia e Ansiedade, os quais determinaram os cuidados de enfermagem necessários para a estabilização do quadro clínico no pós-operatório. O paciente encontrava-se, inicialmente, sedado, com tensão muscular substancial (2), suspiro, choro e expressão facial de dor moderada (3). Ao serem verificados os sinais vitais, a frequência pulsar radial e a pressão arterial estavam com desvio moderado da variação normal (3), em relação aos parâmetros normais, e a temperatura corporal apresentava desvio substancial da variação normal (2).

Após 20 minutos da admissão do paciente na URPA, houve a recuperação de sua consciência e a verbalização de dor grave no local da cirurgia, sendo que os efeitos terapêuticos esperados e a expectativa de mudança nos sintomas estavam muito comprometidos (2). A apreensão relacionada ao estado de saúde da filha foi percebida como substancial (2).

Uma hora após a aplicação dos cuidados de enfermagem, o paciente não apresentava mais expressão facial de dor nem suspiros e choro (5), ainda permanecia com leve tensão muscular (4), e a dor foi verbalizada como leve (4). Os efeitos terapêuticos e a expectativa de mudança esperada dos sintomas de dor não estavam mais comprometidos (5). A frequência do pulso radial e a pressão arterial permaneciam levemente comprometidas (4), e a temperatura corporal apresentava um desvio moderado (3). O paciente ainda relatava moderada apreensão (3), visto que o resultado da cirurgia da filha levaria algumas horas para ser conclusivo, porém se sentia mais seguro após as intervenções de enfermagem.

Depois de seis horas de permanência na URPA e mantidos os cuidados de enfermagem, o paciente foi transferido para a unidade de internação cirúrgica sem tensão muscular (5), com ausência de dor ao repouso (5), com dor leve na movimentação (4) e sem desvio da temperatura corporal (5). O pulso radial e a pressão arterial não estavam comprometidos, e o paciente permanecia com moderada apreensão (3) quanto ao estado de saúde da filha.

REFERÊNCIAS

1. Rothrock JC. Alexander: cuidados de enfermagem ao paciente cirúrgico. Rio de Janeiro: Elsevier; 2007. p. 1220.
2. Alves Neto O, Costa CM, Siqueira JTT de, Teixeira MJ. Dor: princípios e prática. Porto Alegre: Artmed; 2009.
3. Horta WA. Processo de enfermagem. São Paulo: EPU; 1979.
4. Benedet SA, Bub MBC. Manual de diagnóstico de enfermagem: uma abordagem baseada na teoria de necessidades humanas básicas e na classificação diagnóstica da NANDA. 2. ed. Florianópolis: Bernúncia; 2001.
5. NANDA International. Diagnósticos de enfermagem da NANDA: definições e classificação 2009-2011. Porto Alegre: Artmed; 2010.
6. Bulechek GM, Butcher HK, Dochterman JM. Classificação das intervenções de enfermagem (NIC). 5. ed. Rio de Janeiro: Elsevier; 2010.
7. Moorhead S, Johnson M, Maas ML, Swanson E. Classificação dos resultados de enfermagem (NOC). 4. ed. Rio de Janeiro: Elsevier; 2010.
8. Couto RC, Pedrosa TMG, Cunha AFA, Amaral DB. Infecção hospitalar e outras complicações não infecciosas da doença: epidemiologia, controle e tratamento. 4. ed. Rio de Janeiro: Guanabara Koogan; 2009.

12

Paciente com Risco de sangramento submetido a terapia trombolítica*

Betina Franco, Ana Valéria Furquim Gonçalves
Lisiane Manganelli Girardi Paskulin, Beatriz Hoppen Mazui

ESTUDO DE CASO

Paciente masculino, 76 anos, branco, casado, aposentado, procedente de Porto Alegre, portador de hipertensão arterial sistêmica (HAS) e diabetes melito (DM), em atendimento no ambulatório do Hospital de Clínicas de Porto Alegre (HCPA). Chegou ao serviço de emergência acompanhado pela filha, com queixa de cefaleia, tontura, perda de força e de sensibilidade no hemicorpo direito e dificuldade para falar. Conforme relato da família, os sintomas haviam iniciado uma hora antes da chegada do paciente ao serviço de emergência.

No primeiro momento, o paciente foi acolhido pela enfermeira, que, durante a avaliação inicial, reconheceu os sinais e sintomas de acidente vascular cerebral isquêmico (AVCI) agudo, avaliando-o de alto risco, cor vermelha, de acordo com o protocolo de acolhimento com avaliação e classificação de risco do serviço de emergência do HCPA.[1] No momento da classificação de risco, o paciente apresentava os seguintes sinais vitais: PA: 145/77 mmHg, FC: 90 bpm, FR: 20 mpm, Tax: 36 °C, $SatO_2$: 97%.

A seguir, o paciente foi encaminhado à sala de urgência, dando continuidade ao protocolo de AVCI agudo. O paciente encontrava-se agitado, desorientado, disártrico, com desvio da comissura labial para a direita, hemiplegia e perda de sensibilidade no hemicorpo direito.

Após realização da tomografia computadorizada (TC) de crânio e confirmado o diagnóstico de AVCI agudo, verificou-se que o paciente apresentava os critérios de inclusão para a infusão da trombólise. Foi transferido para a unidade vascular (UV) do serviço de emergência do HCPA, onde iniciou a infusão do ativador do plasminogênio tecidual recombinante (rtPA).[2]

(continua)

---

* Trabalho desenvolvido com base no estudo clínico do Serviço de Enfermagem em Emergência do Hospital de Clínicas de Porto Alegre, em 2007.

> **ESTUDO DE CASO** (continuação)
>
> Durante a infusão, foi necessário, ainda, realizar a contenção física dos membros superiores do paciente, devido a agitação e inquietação no leito, a fim de proteger o paciente. Os níveis tensionais mantiveram-se adequados durante as primeiras 24 horas da administração do trombolítico, e não houve sangramentos visíveis.
>
> Após 24 horas da administração do trombolítico, o paciente apresentava melhora significativa da hemiplegia e da sensibilidade no hemicorpo direito; manifestava, também, disartria leve, mantinha-se alerta e orientado. O paciente encontrava-se tranquilo no leito, e a contenção física de membros superiores foi suspensa. Já havia realizado a segunda TC de crânio para fins de controle da lesão isquêmica cerebral e iniciado dietoterapia por via oral. Mantinha os sinais vitais estáveis (PA: 134/63 mmHg, FC: 82 bpm, FR: 20 mpm, $SatO_2$: 99%, Tax: 36,4 °C e HGT: 96 mg/dL. Após 72 horas da administração do trombolítico, o paciente saiu do leito e deambulou com auxílio da equipe de enfermagem, por apresentar tonturas.

INFORMAÇÕES RELEVANTES

O acidente vascular cerebral (AVC), hoje denominado acidente vascular encefálico (AVE), é considerado uma emergência, terceira causa de óbito em países desenvolvidos, sendo precedida somente por patologias cardiovasculares e cânceres. É a maior causa de incapacidades físicas e cognitivas em nosso meio. Publicações e consensos recentes ressaltam que o manejo adequado na fase aguda do AVC é fundamental para o melhor prognóstico dos pacientes.[3] Entre as medidas de atenção a serem adotadas na hipótese de um AVC, pode-se destacar: reconhecimento de sinais e sintomas, estabelecimento de estratégias de educação pública (atendimento hospitalar, pré-hospitalar e atenção básica à comunidade) para o reconhecimento precoce e para a rápida busca de assistência, unidades para tratamento e, de modo mais específico, monitoração dos parâmetros fisiológicos e utilização de novos fármacos voltados para o tratamento do AVCI, como o fribrinolítico rtPA.[4]

Novas publicações para o tratamento do AVCI agudo confirmam o uso de rtPA para o tratamento por até 4 ou 5 horas após o início dos sintomas. Tais medidas devem estar estabelecidas em protocolos assistenciais com um propósito de diferenciação no cuidado desses pacientes.[5]

O protocolo de acolhimento com classificação do risco é definido por cores: roxo para atendimento imediato; vermelho para alto risco, com atendimento em até 10 minutos; amarelo para risco intermediário, com atendimento em até 60 minutos; e verde para baixo risco, com atendimento em até seis horas.[1]

Conforme o protocolo assistencial do AVCI agudo, os critérios de inclusão para a infusão do rtPA são: paciente maior de 18 anos com diagnóstico de AVCI, causando déficit neurológico mensurável e início dos sintomas a menos de três horas antes da infusão.[2]

Durante a administração do rtPA, segundo o protocolo instituído no HCPA, a equipe de enfermagem monitora a PA a cada cinco minutos nas primeiras duas horas, a cada 15 minutos nas próximas seis horas, e a cada 30 minutos até completar 24 horas de tratamento. Além disso, vigia sangramentos, mantém o paciente em NPO nas primeiras 24 horas e realiza medidas de higiene e conforto.[2]

FATORES DE RISCO, SINAIS E SINTOMAS IDENTIFICADOS NO ESTUDO DE CASO

- Cefaleia
- Disartria
- Desvio de comissura labial
- Hemiplegia à direita
- Tonturas
- Agitação
- Desorientação
- Possíveis efeitos secundários relacionados à terapia trombolítica

Com base nos fatores de risco, nos sinais e nos sintomas, foram identificados três diagnósticos de enfermagem prioritários para o caso, os quais são apresentados, conforme as Necessidades Humanas Básicas de Horta,[6,7] em cada um dos seus grupos e subgrupos e conforme os domínios e as classes da Taxonomia II da NANDA-I[8] (Quadro 12.1).

Quadro 12.1 Diagnósticos de enfermagem conforme a estrutura preconizada por Horta[6,7] e a Taxonomia II da NANDA-I[8]

Diagnósticos de enfermagem/ definições	Necessidades Humanas Básicas de Horta[6,7]		Taxonomia II da NANDA-I[8]	
	Grupo	Subgrupo	Domínio	Classe
Risco de Sangramento – Risco de redução no volume de sangue capaz de comprometer a saúde	Necessidades Psicobiológicas	Regulação Vascular	Atividade/ Repouso	Respostas Cardiovasculares/ Pulmonares

(continua)

Quadro 12.1	Diagnósticos de enfermagem conforme a estrutura preconizada por Horta[6,7] e a Taxonomia II da NANDA-I[8] (*continuação*)			
Diagnósticos de enfermagem/ definições	Necessidades Humanas Básicas de Horta[6,7]		Taxonomia II da NANDA-I[8]	
	Grupo	Subgrupo	Domínio	Classe
Negligência Unilateral – Prejuízo na resposta sensorial e motora, nas representações mentais e na atenção espacial do corpo e do ambiente correspondente, caracterizado por desatenção a um dos lados e atenção excessiva ao lado oposto	Necessidades Psicobiológicas	Regulação Neurológica	Percepção/ Cognição	Atenção
Risco de Quedas – Suscetibilidade aumentada para quedas que podem causar dano físico	Necessidades Psicobiológicas	Segurança Física/Meio Ambiente	Segurança/ Proteção	Lesão Física

Para os três diagnósticos de enfermagem estabelecidos, são apresentados os fatores de risco, as etiologias e os sinais e sintomas evidenciados. Para cada etiologia e fator de risco, foram elaboradas definições (Quadros 12.2, 12.4 e 12.6).

Os cuidados de enfermagem para cada um dos diagnósticos elencados estão descritos de acordo com o sistema de prescrição de enfermagem informatizado do HCPA e com as intervenções e as atividades de enfermagem segundo a Classificação das Intervenções de Enfermagem (NIC)[9] (Quadros 12.2, 12.4 e 12.6).

Os resultados e os indicadores foram selecionados para a avaliação da efetividade das intervenções de enfermagem aplicadas para cada um dos diagnósticos de enfermagem identificados, de acordo com a Classificação dos Resultados de Enfermagem (NOC)[10] (Quadros 12.3, 12.5 e 12.7).

Para o diagnóstico de enfermagem **Risco de Sangramento**, foram eleitos seis cuidados de enfermagem contidos no sistema de prescrição do HCPA e três intervenções, com 15 atividades, segundo a NIC[9] (Quadro 12.2).

Quadro 12.2 Seleção dos cuidados de enfermagem a partir das informações contidas no sistema informatizado do HCPA e conforme as intervenções/atividades de enfermagem descritas pela NIC[9]

Risco de Sangramento *relacionado* a efeitos adversos da terapia trombolítica.
Fator de Risco: Efeitos adversos da terapia são definidos como efeitos não desejáveis decorrentes de terapia medicamentosa e de procedimentos terapêuticos.[11]

Cuidados de enfermagem segundo o sistema informatizado do HCPA	Intervenções/atividades de enfermagem segundo a NIC[9]		
– Monitorar sangramentos – Observar sinais de hemorragia	**Precauções contra Sangramento**	**Domínio**	**Classe**
		Fisiológico: Complexo	Controle da Perfusão Tissular
	■ Monitorar atentamente o paciente quanto a hemorragia ■ Monitorar sinais e sintomas de sangramento persistente (p. ex., verificar todas as secreções em busca de sangue vivo ou oculto) ■ Proteger o paciente contra trauma que possa causar sangramento ■ Orientar o paciente e/ou familiares sobre sinais de sangramento e ações apropriadas (p. ex., avisar o enfermeiro se ocorrer sangramento)		
	(continua)		

Quadro 12.2 Seleção dos cuidados de enfermagem a partir das informações contidas no sistema informatizado do HCPA e conforme as intervenções/atividades de enfermagem descritas pela NIC[9] *(continuação)*

	Administração de Medicamentos: Endovenosa (EV)	Domínio	Classe
– Implementar cuidados com a administração de medicamentos – Controlar gotejo de infusões endovenosas em bomba infusão – Explicar ações e possíveis efeitos adversos dos medicamentos		Fisiológico: Complexo	Controle de Medicamentos
	■ Seguir os "5 certos" da administração de medicamentos ■ Monitorar o sistema EV, a velocidade do fluxo e a solução, a intervalos regulares, conforme o protocolo da instituição ■ Monitorar sinais de infiltração e flebite no local da infusão ■ Documentar a administração do medicamento e a resposta do paciente, conforme o protocolo da instituição ■ Monitorar o paciente para determinar a reação à medicação		
– Verificar sinais vitais	Monitoração de Sinais Vitais	Domínio	Classe
		Segurança	Controle de Risco
	■ Observar as tendências e as oscilações na pressão sanguínea ■ Monitorar a presença e a qualidade dos pulsos ■ Monitorar o ritmo e a frequência cardíaca ■ Monitorar a frequência e o ritmo respiratório (p. ex., profundidade e simetria torácica) ■ Monitorar a oximetria de pulso ■ Monitorar a cor, a temperatura e a umidade da pele		

Os resultados selecionados nesse caso, conforme a NOC,[10] foram Resposta à Medicação, com dois indicadores, e Gravidade da Perda Sanguínea, com quatro de seus indicadores (Quadro 12.3).

Quadro 12.3 Seleção dos resultados e seus indicadores para o diagnóstico Risco de Sangramento de acordo com a NOC[10]

Risco de Sangramento				
Resultados selecionados/ definições	Domínio	Classe	Indicadores selecionados	Escalas
Resposta à Medicação – Efeitos terapêuticos e adversos da medicação prescrita	Saúde Fisiológica	Resposta Terapêutica	– Efeitos terapêuticos esperados	1. Gravemente comprometido 2. Muito comprometido 3. Moderadamente comprometido 4. Levemente comprometido 5. Não comprometido
			– Efeitos Adversos	1. Grave 2. Substancial 3. Moderado 4. Leve 5. Nenhum
Gravidade da Perda de Sangue – Gravidade do sangramento/ hemorragia interna ou externa	Saúde Fisiológica	Cardiopulmonar	– Perda visível de sangue – Pressão sanguínea sistólica diminuída – Pressão sanguínea diastólica diminuída – Frequência cardíaca apical aumentada	1. Grave 2. Substancial 3. Moderado 4. Leve 5. Nenhum

Para o diagnóstico de enfermagem **Negligência Unilateral**, foram eleitos cinco cuidados de enfermagem contidos no sistema de prescrição do HCPA e duas intervenções, com 12 atividades, segundo a NIC[9] (Quadro 12.4).

Quadro 12.4 Seleção dos cuidados de enfermagem a partir das informações contidas no sistema informatizado do HCPA e conforme as intervenções/atividades de enfermagem descritas pela NIC[9]

Negligência Unilateral *relacionada* a prejuízo neuromuscular/esquelético *evidenciada* por hemiplegia à direita, disartria e desvio de comissura labial.

Etiologia: *Prejuízo neuromuscular/esquelético é o dano da ação muscular voluntária, do nervo e do músculo concomitantemente.*[11]

Cuidados de enfermagem segundo o sistema informatizado do HCPA	Intervenções/atividades de enfermagem segundo a NIC[9]		
– Avaliar alterações do nível de consciência – Manter vigilância constante	**Monitoração Neurológica**	Domínio	Classe
		Fisiológico: Complexo	Controle Neurológico
	■ Monitorar o nível de consciência ■ Monitorar o nível de orientação ■ Monitorar o reflexo de tosse e engasgos ■ Monitorar o tônus muscular, os movimentos motores, a marcha e a propriocepção ■ Monitorar a força de agarrar ■ Monitorar a simetria facial ■ Monitorar a ocorrência de distúrbios visuais: diplopia, nistagmo, cortes no campo visual, visão embaçada e acuidade visual ■ Monitorar as características da fala: fluência, presença de afasias ou dificuldade para encontrar as palavras ■ Monitorar a ocorrência de parestesia: entorpecimento e formigamento		

(continua)

Quadro 12.4 — Seleção dos cuidados de enfermagem a partir das informações contidas no sistema informatizado do HCPA e conforme as intervenções/atividades de enfermagem descritas pela NIC[9] (continuação)

	Posicionamento	Domínio	Classe
– Estimular a movimentação no leito – Proporcionar posição confortável ao paciente – Auxiliar movimentos ativos		Fisiológico: Básico	Controle da Imobilidade
	■ Encorajar o paciente a envolver-se nas mudanças de posição, conforme apropriado ■ Imobilizar ou apoiar a parte do corpo afetada, conforme apropriado ■ Encorajar exercícios ativos e passivos de amplitude de movimentos, conforme apropriado			

O resultado selecionado nesse caso, conforme a NOC,[10] foi Estado Neurológico: Função Sensório-motora Craniana, com três de seus indicadores (Quadro 12.5).

Quadro 12.5 — Seleção dos resultados e seus indicadores para o diagnóstico Negligência Unilateral de acordo com a NOC[10]

Negligência Unilateral				
Resultado de enfermagem selecionado	Domínio	Classe	Indicadores selecionados	Escalas
Estado Neurológico: Função Sensório-motora Craniana – Capacidade dos nervos cranianos em transmitir impulsos sensoriais e motores	Saúde Fisiológica	Neuro-cognitiva	– Fala – Simetria facial – Força na musculatura bilateral	1. Gravemente comprometido 2. Muito comprometido 3. Moderadamente comprometido 4. Levemente comprometido 5. Não comprometido

Para o diagnóstico de enfermagem **Risco de Quedas**, foram eleitos seis cuidados de enfermagem contidos no sistema de prescrição do HCPA e duas intervenções, com oito atividades, segundo a NIC[9] (Quadro 12.6).

Quadro 12.6 Seleção dos cuidados de enfermagem a partir das informações contidas no sistema informatizado do HCPA e conforme as intervenções/atividades de enfermagem descritas pela NIC[9]

Risco de Quedas *relacionado* a quadro de agitação e tonturas.

Fator de Risco: Distúrbios neurológicos definidos como condições isoladas ou de todo o sistema que resultam de comprometimento estrutural ou metabólico do cérebro e de seu ambiente.[11]

Cuidados de enfermagem segundo o sistema informatizado do HCPA	Intervenções/atividades de enfermagem segundo a NIC[9]		
– Implementar cuidados com a contenção mecânica – Certificar-se de que o paciente/família compreendeu as orientações	**Contenção Física**	**Domínio**	**Classe**
		Segurança	Controle de Riscos
	■ Usar formas adequadas de contenção para limitar manualmente o paciente em situações de emergência ou durante o transporte ■ Explicar o procedimento, a finalidade e o tempo da intervenção ao paciente e às pessoas importantes em termos compreensíveis e não punitivos ■ Monitorar frequentemente cor, temperatura e sensibilidade das extremidades contidas		
– Manter grades no leito – Acompanhar durante a deambulação – Auxiliar na deambulação – Auxiliar o paciente a ir ao banheiro	**Prevenção contra Quedas**	**Domínio**	**Classe**
		Segurança	Controle de Riscos
	■ Identificar déficits cognitivos ou físicos do paciente capazes de aumentar o potencial de quedas em determinado ambiente ■ Identificar comportamentos e fatores que afetam o risco de quedas ■ Auxiliar a pessoa sem firmeza na deambulação ■ Colocar os objetos pessoais ao alcance do paciente ■ Orientar o paciente a chamar ajuda para movimentar-se, conforme apropriado		

Os resultados selecionados nesse caso, conforme a NOC,[10] foram Equilíbrio, com dois dos seus indicadores, e Nível de Agitação, com dois dos seus indicadores (Quadro 12.7).

Quadro 12.7 — Seleção dos resultados e seus indicadores para o diagnóstico Risco de Quedas de acordo com a NOC[10]

Resultados de enfermagem selecionados	Domínio	Classe	Indicadores selecionados	Escalas
Equilíbrio – Capacidade para manter o equilíbrio do corpo	Saúde Funcional	Mobilidade	– Mantém o equilíbrio enquanto caminha	1. Gravemente comprometido 2. Muito comprometido 3. Moderadamente comprometido 4. Levemente comprometido 5. Não comprometido
			– Tontura	1. Grave 2. Substancial 3. Moderado 4. Leve 5. Nenhum
Nível de Agitação – Gravidade das manifestações fisiológicas e comportamentais de ruptura por estresse ou elementos bioquímicos	Saúde Psicossocial	Bem-estar Psicossocial	– Inquietação – Agitação na cama	1. Grave 2. Substancial 3. Moderado 4. Leve 5. Nenhum

EVOLUÇÃO

As atividades de enfermagem desenvolvidas a partir dos diagnósticos estabelecidos possibilitaram alcançar os resultados traçados. No que diz respeito ao diagnóstico

Risco de Sangramento, o indicador mudança esperada nos sintomas manteve-se em não comprometido (5), e, como não ocorreram efeitos adversos, o indicador manteve-se em nenhum (5). Quanto aos indicadores gravidade da perda de sangue: perda visível de sangue, pressão sanguínea sistólica diminuída, pressão sanguínea diastólica diminuída e frequência cardíaca apical aumentada, mantiveram-se em nenhum (5).

Quanto ao diagnóstico Negligência Unilateral, os indicadores fala, simetria facial e força na musculatura bilateral, que inicialmente se encontravam em gravemente comprometidos (1), evoluíram para não comprometidos (5).

Quanto ao diagnóstico Risco de Quedas, o indicador mantém o equilíbrio ao andar, inicialmente muito comprometido (2), evoluiu para levemente comprometido (4); no indicador tontura, o paciente evoluiu de substancial (2) para leve (4). Quanto aos indicadores inquietação e agitação na cama, o paciente evoluiu de grave (1) para nenhuma (5).

Após 96 horas na emergência, o paciente saiu do leito sem auxílio da equipe de enfermagem, já apresentava melhora significativa da hemiplegia, e a fala encontrava-se com articulação normal. Aguardava internação no andar para acompanhamento e observação da evolução do caso.

REFERÊNCIAS

1. Hospital de Clínicas de Porto Alegre – RS. Serviço de enfermagem em emergência [Internet]. Porto Alegre: HCPA; c2010 [capturado em 20 mar. 2010]. Disponível em: http://www.hcpa.ufrgs.br/content/view/464/705/.
2. Hospital de Clínicas de Porto Alegre – RS. Protocolo assistencial de acidente vascular cerebral isquêmico agudo [Internet]. Porto Alegre: HCPA; 2006 [capturado em 20 mar. 2010]. Disponível em: http://www.hcpa.ufrgs.br/downloads/protocolos/MED_099.pdf.
3. Nasi LA. Rotinas em pronto-socorro. 2. ed. Porto Alegre: Artmed; 2005.
4. Sociedade Brasileira de Doenças Cerebrovasculares. Primeiro consenso brasileiro para trombólise no acidente vascular cerebral isquêmico agudo. Arq Neuropsiquiatr. 2002;60(3A):675-80.
5. Jeffrey S. Novas análises do ECASS 3 corroboram o uso de tPA até 4,5 horas após o AVE. Lancet Neurol [Internet]. 2009 [capturado em 8 fev. 2011]. Disponível em: http://www.medcenter.com/Medscape/content.aspx?bpid=112&id=25191.
6. Horta WA. Processo de enfermagem. São Paulo: EPU; 1979.
7. Benedet SA, Bub MBC. Manual de diagnóstico de enfermagem: uma abordagem baseada na teoria de necessidades humanas básicas e na classificação diagnóstica da NANDA. 2. ed. Florianópolis: Bernúncia; 2001.
8. NANDA International. Diagnósticos de enfermagem da NANDA: definições e classificação 2009-2011. Porto Alegre: Artmed; 2010.
9. Bulechek GM, Butcher HK, Dochterman JM. Classificação das intervenções de enfermagem (NIC). 5. ed. Rio de Janeiro: Elsevier; 2010.
10. Moorhead S, Johnson M, Maas ML, Swanson E. Classificação dos resultados de enfermagem (NOC). 4. ed. Rio de Janeiro: Elsevier; 2010.
11. Smeltzer SC, Bare BG. Brunner & Suddarth: tratado de enfermagem médico-cirúrgica. 10. ed. Rio de Janeiro: Guanabara Koogan; 2005.

13

Integridade tissular prejudicada em paciente adulto com múltiplas úlceras por pressão

Carla Daiane Silva Rodrigues, Marli Elisabete Machado
Rejane Marilda Avila, Sandra Fialkowski

ESTUDO DE CASO

M.R.S., 58 anos, masculino, branco, procedente do interior do Rio Grande do Sul, proveniente do serviço de emergência, internado em unidade clínica para tratamento de múltiplas úlceras por pressão (UP) em diferentes graus e locais. Possui história de várias internações na instituição, tendo ficado com sequelas de cinco acidentes vasculares cerebrais (AVCs) – o primeiro há oito anos – e hipertensão arterial sistêmica. As sequelas foram: afasia, dificuldade de deglutição e hemiplegia à esquerda. É ex-etilista e ex-tabagista.

Paciente chegou ao serviço de emergência em mau estado geral, desidratado, febril, tendo permanecido cinco dias à espera de leito em unidade de internação. Na chegada à unidade, encontrava-se em regular estado geral, sem febre e hidratado. Afásico, pupilas isocóricas e fotorreagentes. Ventilando em ar ambiente, sem sinais de disfunção respiratória, ausculta pulmonar com presença de murmúrios vesiculares uniformemente distribuídos, mantendo uma oximetria digital de 94%, acianótico. Hemodinâmica estável, com TA 130/80 mmHg; FC 68 bpm; FR 22 mpm; Tax 35,5 °C. Pulsos periféricos filiformes com enchimento lento, sem edema de extremidades. Sem condições de mastigação e deglutição, devido a fraqueza muscular, fazendo uso de dieta por sonda naso-entérica (SNE). Abdome flácido, depressível à palpação, sem massas palpáveis, ruídos hidroaéreos presentes. Emagrecido – com índice de massa corporal (IMC) = 18 kg/m^2. Apresentando incontinência urinária e intestinal (uso de fralda e dispositivo de drenagem urinária não estéril). Alcançando escore 7 na Escala de Braden. Possui UP grau II na região dorsal, junto à escápula esquerda, à tíbia esquerda e ao cotovelo esquerdo, além de UP grau III em ambos os trocanteres e calcâneos. Presença de UP grau IV na região sacra, com bordos de necrose e secreção amarelada. Mantém cateter venoso periférico salinizado no membro superior direito. Restrito ao leito em decorrência da hemiplegia à esquerda e das múltiplas UPs. Dorme bem. Acompanhado de familiar/cuidadora (esposa), que executa as atividades da vida diária pelo paciente (no domicílio).

INFORMAÇÕES RELEVANTES

As UPs sempre foram motivo de preocupação na assistência de enfermagem. Toda vez que um paciente, por diferentes motivos, tem a sua mobilidade física prejudicada (p. ex., em razão de pós-operatórios de grandes cirurgias, sequelas neurológicas, alterações respiratórias graves e outros fatores associados a comorbidades, como anemia, desnutrição, doença vascular, etc.), as UPs passam a ser um problema.

Em um estudo sobre a avaliação clínica evolutiva de pacientes pós-AVC, verificou-se que mais de 80% deles eram totalmente dependentes de cuidadores, e, entre as complicações clínicas encontradas, mais de 25% desenvolveram UP.[1]

Percebe-se a importância de prestar orientações à família ou aos cuidadores desses pacientes para que saibam buscar formas de prevenir tais complicações. Muitos pacientes necessitam de internação apenas para tratamento das UPs e se, durante a internação, as desenvolverem, o período de estada hospitalar é prolongado e, consequentemente, implica risco de infecção e aumento dos gastos.

No Hospital de Clínicas de Porto Alegre (HCPA), foi identificada a necessidade de se estudar as UPs, suas etiologias e formas de prevenção e tratamento. Em 2005, foi estabelecido o grupo de trabalho que desenvolveu o Protocolo Assistencial de Prevenção e Tratamento da Úlcera por Pressão, que é baseado na avaliação de risco pela escala de Braden. O grupo foi composto por enfermeiros representantes do Programa de Prevenção e Tratamento de Feridas (PPTF), cujo objetivo maior era diminuir a incidência das UPs e tratá-las de modo adequado, buscando novas terapêuticas.[2]

Escalas de avaliação para UP fundamentam-se nos diversos fatores de risco (dentre eles, estado nutricional e mobilidade), sendo que sua aplicação tem contribuído para a identificação precoce de pacientes em risco para desenvolvimento deste agravo à saúde.

A escala de Braden é aplicada, hoje, em todos os pacientes internados no HCPA. Os pacientes que obtiverem escore menor ou igual a 13 na escala são considerados em risco para o desenvolvimento de UPs, sendo reavaliados sempre que ocorrerem modificações no quadro geral ou a cada 72 horas.[3]

SINAIS E SINTOMAS IDENTIFICADOS NO ESTUDO DE CASO

- Estado geral regular
- Hemiplegia à esquerda
- Tônus muscular enfraquecido

- Fraqueza dos músculos necessários à deglutição ou à mastigação (necessidade de uso de SNE)
- Emagrecido (IMC 18 kg/m²)
- Tecido lesado ou destruído (UPs em diferentes graus e em áreas de apoio)
- Incontinência urinária e intestinal
- Limitação das atividades de vida diária

A partir desses sinais e sintomas, foram identificados três diagnósticos prioritários para o caso, os quais são apresentados conforme as Necessidades Humanas Básicas de Horta,[4,5] em cada um de seus grupos e subgrupos, e conforme os domínios e classes da Taxonomia II da NANDA-I[6] (Quadro 13.1).

Quadro 13.1	Diagnósticos de enfermagem conforme a estrutura preconizada por Horta[4,5] e a Taxonomia II da NANDA-I[6]			
Diagnósticos de enfermagem/ definições	Necessidades Humanas Básicas de Horta[4,5]		Domínios da NANDA-I[6]	
	Grupo	Subgrupo	Domínio	Classe
Integridade Tissular Prejudicada – Dano às membranas, às mucosas, à córnea, à pele ou aos tecidos subcutâneos	Necessidades Psicobiológicas	Integridade Cutâneo--mucosa	Segurança e Proteção	Lesão Física
Nutrição Desequilibrada: Menos do que as Necessidade Corporais – Ingestão insuficiente de nutrientes para satisfazer as necessidades metabólicas	Necessidades Psicobiológicas	Alimentação	Nutrição	Ingestão

(continua)

Quadro 13.1	Diagnósticos de enfermagem conforme a estrutura preconizada por Horta[4,5] e a Taxonomia II da NANDA-I[6] (continuação)				
Diagnósticos de enfermagem/ definições	Necessidades Humanas Básicas de Horta[4,5]		Domínios da NANDA-I[6]		
	Grupo	Subgrupo	Domínio	Classe	
Negligência Unilateral – Prejuízo na resposta sensorial e motora, nas representações mentais e na atenção espacial do corpo e do ambiente correspondente, caracterizado por desatenção a um dos lados e atenção excessiva ao lado oposto. Negligência do lado esquerdo é mais grave e persistente do que do lado direito	Necessidades Psicobiológicas	Neurológicas	Percepção/ Cognição	Atenção	

Para os três diagnósticos de enfermagem estabelecidos, são apresentadas as etiologias e os sinais e sintomas evidenciados. Para cada etiologia, foram elaboradas as suas definições (Quadros 13.2, 13.4 e 13.6).

Os cuidados de enfermagem para cada um dos diagnósticos elencados estão descritos de acordo com o sistema de prescrição de enfermagem informatizado do HCPA e com as intervenções e atividades de enfermagem segundo a Classificação das Intervenções de Enfermagem (NIC)[7] (Quadros 13.2, 13.4 e 13.6).

Os resultados e os indicadores foram selecionados para avaliação da efetividade das intervenções de enfermagem aplicadas para cada um dos diagnósticos de enfermagem identificados, de acordo com a Classificação dos Resultados de Enfermagem (NOC)[8] (Quadros 13.3, 13.5 e 13.7).

Para o diagnóstico de enfermagem **Integridade Tissular Prejudicada**, foram eleitos 14 cuidados de enfermagem dentre os contidos no sistema de prescrição do HCPA e duas intervenções, com 15 atividades, segundo a NIC[7] (Quadro 13.2).

Quadro 13.2	Seleção dos cuidados de enfermagem a partir das informações contidas no sistema informatizado do HCPA e conforme as intervenções/atividades de enfermagem descritas pela NIC[7]

Integridade Tissular Prejudicada *relacionada* a mobilidade prejudicada *evidenciada* por tecido lesado ou destruído (úlceras por pressão em diferentes graus e áreas de apoio).

Etiologia: *Mobilidade prejudicada* é definida como limitação no movimento físico independente ou voluntário do corpo ou de uma ou mais extremidades.

Cuidados de enfermagem segundo o sistema informatizado do HCPA	Intervenções/atividades de enfermagem segundo a NIC[7]		
– Implementar protocolo assistencial de prevenção e tratamento de UP – Avaliar úlceras: aspecto, dimensões e localização – Realizar curativos (região sacra e calcâneo com papaína, mantendo hidrogel nas bordas) – Realizar curativos (trocanteres com hidrogel e gaze de Rayon) – Manter colchão de ar – Sentar paciente na cadeira	**Cuidados com Úlceras de Pressão** ■ Monitorar o aparecimento de sinais e sintomas de infecção no ferimento ■ Anotar as características de qualquer drenagem ■ Monitorar cor, temperatura, edema, umidade e aparência da pele ao redor ■ Manter úmida a úlcera para ajudar a cicatrização ■ Limpar a úlcera com solução atóxica adequada, fazendo movimento circular partindo do centro ■ Aplicar curativos conforme apropriado ■ Usar camas e colchões especiais, conforme apropriado ■ Orientar familiar/cuidador sobre sinais de lesão da pele ■ Ensinar à pessoa ou familiar procedimentos de cuidado dos ferimentos	**Domínio** Fisiológico: Complexo	**Classe** Controle de Pele/Feridas

(continua)

	Prevenção de Úlceras de Pressão	**Domínio**	**Classe**
− Proteger proeminências ósseas − Realizar mudança de decúbito − Realizar movimentos passivos − Estimular movimentação no leito − Limpar e secar a pele após cada eliminação − Usar barreiras de pele para incontinência (terapia tópica) − Instituir medidas para incontinência urinária e intestinal − Orientar familiar sobre cuidados com as lesões		Fisiológico: Complexo	Controle de Pele/Feridas
	■ Monitorar a mobilidade e a atividade individuais ■ Evitar massagem sobre as saliências ósseas ■ Usar escala de Braden para monitorar os fatores de risco individuais ■ Examinar a pele sobre as saliências ósseas e sobre outros pontos de pressão ao reposicionar, pelo menos diariamente ■ Manter limpa, seca e sem rugas a roupa de cama ■ Mudar o decúbito com cuidado (p. ex., evitar cisalhamento) para evitar lesão a uma pele fragilizada		

Quadro 13.2 Seleção dos cuidados de enfermagem a partir das informações contidas no sistema informatizado do HCPA e conforme as intervenções/atividades de enfermagem descritas pela NIC[7] (continuação)

Os resultados selecionados nesse caso, conforme a NOC,[8] foram: Cicatrização de Feridas: Segunda Intenção, com quatro de seus indicadores, e Integridade Tissular: Pele e Mucosas, com dois de seus indicadores (Quadro 13.3).

| Quadro 13.3 | Seleção dos resultados e seus indicadores para o diagnóstico Integridade Tissular Prejudicada de acordo com a NOC[8] |

Integridade Tissular Prejudicada					
Resultados selecionados/ definições	Domínio	Classe	Indicadores selecionados	Escalas
Cicatrização de Feridas: Segunda Intenção – Alcance da regeneração de células e tecidos em ferimento aberto	Saúde Fisiológica	Integridade Tissular	– Granulação	1. Nenhuma 2. Limitada 3. Moderada 4. Substancial 5. Extensa
			– Eritema no tecido ao redor da ferida – Drenagem purulenta – Drenagem serosa	1. Extenso 2. Substancial 3. Moderado 4. Limitado 5. Nenhum
Integridade Tissular: Pele e Mucosas – Integridade estrutural e função fisiológica normal da pele e das mucosas	Saúde Fisiológica	Integridade Tissular	– Hidratação – Integridade da pele	1. Gravemente comprometida 2. Muito comprometida 3. Moderadamente comprometida 4. Levemente comprometida 5. Não comprometida

Para o diagnóstico de enfermagem **Nutrição Desequilibrada: Menos do que as Necessidades Corporais**, foram eleitos seis cuidados de enfermagem dentre os contidos no sistema de prescrição do HCPA e duas intervenções, com 12 atividades, segundo a NIC[7] (Quadro 13.4).

Quadro 13.4	Seleção dos cuidados de enfermagem a partir das informações contidas no sistema informatizado do HCPA e conforme as intervenções/atividades de enfermagem descritas pela NIC[7]

Nutrição Desequilibrada: Menos do que as Necessidades Corporais
relacionada a alteração do metabolismo e/ou a exigências calóricas aumentadas *evidenciada* por fraqueza dos músculos necessários à deglutição ou à mastigação (necessidade de uso de SNE) e emagrecimento (IMC 18 kg/m^2).

Etiologia: *Alteração do metabolismo e/ou exigências calóricas aumentadas*, definida como alteração nos processos de anabolismo e catabolismo das substâncias necessárias à vida do organismo.

Cuidados de enfermagem segundo o sistema informatizado do HCPA	Intervenções/atividades de enfermagem segundo a NIC[7]		
– Implementar cuidados com sonda nasoentérica – Testar a sonda antes da administração da dieta – Manter a cabeceira elevada durante a administração da dieta – Observar alterações do paciente durante a infusão da dieta, como: distenção abdominal, desconforto, tosse, cianose, vômito, náuseas – Lavar a sonda após a administração da dieta	**Alimentação por Sonda Enteral**	**Domínio** Fisiológico: Básico	**Classe** Apoio Nutricional
	■ Aplicar substância de fixação à pele e prender a sonda alimentar com fita adesiva ■ Elevar a cabeceira da cama entre 30 e 45° durante a alimentação ■ Verificar o fluxo do gotejamento por gravidade ou o fluxo de bombeamento de hora em hora ■ Desacelerar o gotejamento da alimentação via sonda e/ou reduzir a quantidade de substâncias para controle da diarreia ■ Monitorar a ocorrência de sensação de plenitude, náusea e vômito ■ Mudar o local da inserção e a sonda de infusão, conforme o protocolo da instituição ■ Monitorar presença de ruídos intestinais a cada 4 a 8 horas ■ Monitorar o equilíbrio de líquidos e eletrólitos ■ Irrigar a sonda após cada alimentação intermitente ■ Usar técnica higienizada na administração da alimentação por sonda		

(continua)

Quadro 13.4	Seleção dos cuidados de enfermagem a partir das informações contidas no sistema informatizado do HCPA e conforme as intervenções/atividades de enfermagem descritas pela NIC[7] (continuação)			
– Verificar o peso do paciente	Controle do Peso	Domínio		Classe
		Fisiológico: Básico		Apoio Nutricional
	■ Discutir os riscos associados ao fato de estar com excesso ou abaixo do peso ■ Determinar o peso corporal ideal do indivíduo			

Os resultados selecionados nesse caso, conforme a NOC,[8] foram: Estado Nutricional: Ingestão de Alimentos e Líquidos, com um de seus indicadores, e Peso: Massa Corporal, com um de seus indicadores (Quadro 13.5).

Quadro 13.5	Seleção dos resultados e seus indicadores para o diagnóstico Nutrição Desequilibrada: Menos do que as Necessidades Corporais de acordo com a NOC[8]			
Nutrição Desequilibrada: Menos do que as Necessidades Corporais				
Resultados selecionados/ definições	Domínio	Classe	Indicadores selecionados	Escalas
Estado Nutricional: Ingestão de Alimentos Líquidos – Quantidade de alimentos e líquidos levados para dentro do organismo em 24 horas	Saúde Fisiológica	Digestão e Nutrição	– Ingestão de alimentos via sonda	1. Não adequado 2. Levemente adequado 3. Moderadamente adequado 4. Substancialmente adequado 5. Totalmente adequado

(continua)

| Quadro 13.5 | Seleção dos resultados e seus indicadores para o diagnóstico Nutrição Desequilibrada: Menos do que as Necessidades Corporais de acordo com a NOC[8] (continuação) |

Nutrição Desequilibrada: Menos do que as Necessidades Corporais				
Resultados selecionados/ definições	Domínio	Classe	Indicadores selecionados	Escalas
Peso: Massa Corporal – O quanto o peso do corpo, os músculos e a gordura são coerentes com a altura, a estrutura, o gênero e a idade	Saúde Fisiológica	Regulação Metabólica	– Peso	1. Desvio grave da variação normal 2. Desvio substancial da variação normal 3. Desvio moderado da variação normal 4. Desvio leve da variação normal 5. Nenhum desvio da variação normal

Para o diagnóstico de enfermagem **Negligência Unilateral**, foram eleitos 10 cuidados de enfermagem contidos no sistema de prescrição do HCPA e duas intervenções, com 10 atividades, segundo a NIC[7] (Quadro 13.6).

| Quadro 13.6 | Seleção dos cuidados de enfermagem a partir das informações contidas no sistema informatizado do HCPA e conforme as intervenções/atividades de enfermagem descritas pela NIC[7] |

Negligência Unilateral *relacionada* a prejuízo neuromuscular/musculoesquelético *evidenciada* por hemiplegia à esquerda e tônus muscular enfraquecido.

Etiologia: *Prejuízo neuromuscular/musculoesquelético* é o dano da ação muscular voluntária do nervo e do músculo concomitantemente.

(continua)

Quadro 13.6	Seleção dos cuidados de enfermagem a partir das informações contidas no sistema informatizado do HCPA e conforme as intervenções/atividades de enfermagem descritas pela NIC[7] (continuação)

Cuidados de enfermagem segundo o sistema informatizado do HCPA	Intervenções/atividades de enfermagem segundo a NIC[7]		
– Vigiar sensório – Verificar os sinais vitais – Manter pertences próximo ao paciente – Manter a cabeceira elevada – Manter grades no leito – Manter o paciente em posição anatômica – Auxiliar no banho de leito	**Controle de Negligência Unilateral**	**Domínio**	**Classe**
		Fisiológico: Complexo	Controle Eletrolítico e Acidobásico
	■ Monitorar a ocorrência de reações anormais aos três principais tipos de estímulos: sensorial, visual, auditivo ■ Realizar o cuidado pessoal de forma integral, com explicações completas ■ Garantir que as extremidades afetadas sejam posicionadas de forma adequada e segura ■ Manter erguida a lateral da cama no lado afetado ■ Encorajar o paciente a tocar e utilizar a parte da roupa afetada ■ Orientar cuidadores sobre as causas, o mecanismo e o tratamento da negligência unilateral		
– Estimular livre expressão dos sentimentos – Orientar sobre serviços de apoio na comunidade – Orientar familiares sobre o cuidado	**Promoção do Exercício**	**Domínio**	**Classe**
		Fisiológico: Básico	Controle da Atividade e do Exercício
	■ Encorajar a pessoa a começar ou a continuar os exercícios ■ Encorajar a expressão de sentimentos sobre o exercício ou a necessidade dele ■ Auxiliar o indivíduo a desenvolver um programa adequado de exercícios que atenda a suas necessidades ■ Incluir familiares/cuidadores no planejamento e na manutenção do programa de exercícios		

Os resultados selecionados nesse caso, conforme a NOC,[8] foram Autocuidado: Atividades da Vida Diária, com três de seus indicadores, e Posicionamento do Corpo: Autoiniciado, com um indicador (Quadro 13.7).

Quadro 13.7 Seleção dos resultados e seus indicadores para o diagnóstico Negligência Unilateral de acordo com a NOC[8]

Negligência Unilateral				
Resultados selecionados/ definições	Domínio	Classe	Indicadores selecionados	Escalas
Posicionamento do Corpo: Autoiniciado – Capacidade de mudar a posição do próprio corpo de forma independente, com ou sem acessório auxiliar	Saúde Funcional	Mobilidade	– Movimento de um lado para o outro enquanto deitado	1. Gravemente comprometido 2. Muito comprometido 3. Moderadamente comprometido 4. Levemente comprometido 5. Não comprometido
Autocuidado: Atividades da Vida Diária – Capacidade de desempenhar as tarefas físicas mais básicas e as atividades de autocuidado pessoal, de forma independente, com ou sem dispositivos auxiliares	Saúde Funcional	Autocuidado	– Banhar-se – Higiene oral – Vestir-se	1. Gravemente comprometido 2. Muito comprometido 3. Moderadamente comprometido 4. Levemente comprometido 5. Não comprometido

EVOLUÇÃO

Os três diagnósticos de enfermagem selecionados para o paciente (Integridade Tissular Prejudicada, Nutrição Desequilibrada: Menos do que as Necessidades Corporais e Negligência Unilateral) guiaram a equipe de enfermagem a prestar os cuidados adequados à melhoria do quadro de saúde do paciente, com destaque para os cuidados com feridas de cunho mais curativo, sendo prioritários nesse caso. O paciente ficou internado na unidade clínica por aproximadamente 65 dias.

As intervenções e atividades de enfermagem instituídas possibilitaram alcançar os resultados traçados, observando-se melhorias nos indicadores selecionados.

No que diz respeito aos indicadores relacionados ao diagnóstico de Integridade Tissular Prejudicada, a granulação apresentava-se, inicialmente, limitada (2) e evoluiu para substancial (4); os indicadores eritema no tecido ao redor da ferida, drenagem purulenta e drenagem serosa encontravam-se em substancial (2) e evoluíram para limitado (4). Hidratação e integridade da pele evoluíram de gravemente comprometidos (1) para moderadamente comprometidos (3).

Para os resultados relacionados ao diagnóstico de Nutrição Desequilibrada: Menos do que as Necessidades Corporais, o indicador ingestão de alimentos via sonda, que se apresentava não adequado (1), passou a substancialmente adequado (4); o peso, outro dos indicadores, passou de desvio grave da variação normal (1) para desvio moderado da variação normal (3). Destaca-se que, para a melhoria desses indicadores, foi necessária a intervenção do serviço de nutrição da instituição, sendo que o IMC do paciente passou de 18 para 21 kg/m^2.

Para o resultado relacionado ao diagnóstico de Negligência Unilateral, o indicador movimento de um lado para o outro enquanto deitado passou de muito comprometido (2) para moderadamente comprometido (3); os indicadores banho e higiene oral passaram de gravemente comprometidos (1) a muito comprometidos (2), sendo que o indicador vestir-se não obteve melhora. Buscou-se, junto à cuidadora, destacar a importância de permitir ao paciente realizar algumas atividades de vida diária, a fim de aumentar um pouco sua autonomia.

No momento da alta o paciente ainda apresentava UP de grau III e IV nos locais descritos, porém com melhora de sua cicatrização. Aquelas classificadas, no início, como de grau II, já haviam cicatrizado. Infelizmente, as sequelas dos repetidos AVCs, que influenciam a formação de úlceras pela imobilidade, não puderam ter ações tão efetivas por parte da equipe, mas foi possível, no diálogo com a família, abordar cuidados importantes como fatores preventivos a tais agravos.

REFERÊNCIAS

1. Cordova RAM, Cesarino CB, Tognola WA. Avaliação clínica evolutiva de pacientes pós-primeiro acidente vascular encefálico e seus cuidadores. Arq Ciênc Saúde. 2007;14(2):71-5.
2. Menegon DB, Bercini RR, Brambila MI, Scola ML, Jansen MM, Tanaka RY. Implantação do protocolo assistencial de prevenção e tratamento de úlcera de pressão do Hospital de Clínicas de Porto Alegre. Rev HCPA. 2007;27(2):61-4.
3. Paranhos WY, Santos VLCG. Avaliação de risco para úlceras de pressão por meio da escala de Braden, na língua portuguesa. Rev Esc Enferm USP. 1999;33:191-206.
4. Horta WA. Processo de enfermagem. São Paulo: EPU; 1979.

5. Benedet SA, Bub MBC. Manual de diagnóstico de enfermagem: uma abordagem baseada na teoria de necessidades humanas básicas e na classificação diagnóstica da NANDA. 2. ed. Florianópolis: Bernúncia; 2001.
6. NANDA International. Diagnósticos de enfermagem da NANDA: definições e classificação 2009-2011. Porto Alegre: Artmed; 2010.
7. Bulechek GM, Butcher HK, Dochterman JM. Classificação das intervenções de enfermagem (NIC). 5. ed. Rio de Janeiro: Elsevier; 2010.
8. Moorhead S, Johnson M, Maas ML, Swanson E. Classificação dos resultados de enfermagem (NOC). 4. ed. Rio de Janeiro: Elsevier; 2010.

14

Risco de perfusão tissular cardíaca diminuída em paciente com dor torácica

Andréia Martins Specht, Fernando Luiz Pierozan
Eneida Rejane Rabelo

ESTUDO DE CASO

Paciente masculino, 73 anos, aposentado, viúvo, procedente do interior do Rio Grande do Sul, proveniente da emergência. Procurou o serviço de saúde, trazido pela companheira, com queixa de dor no peito irradiada para a região epigástrica e o ombro esquerdo. Apresentava história pregressa de tabagismo, fumou durante 15 anos (10 cigarros ao dia), parou de fumar há 30 anos. Informava ter colesterol elevado, hipertensão arterial sistêmica, com múltiplas intervenções coronarianas prévias. Foi submetido a angioplastia coronariana (ACTP) com colocação de *stent* em artéria descendente anterior há cerca de quatro anos, e a ACTP com colocação de *stent* em artéria diagonal há cerca de três anos, além de ter realizado cateterismo cardíaco diagnóstico por duas outras vezes há um ano.

Durante a internação, o paciente encontrava-se lúcido, orientado, ansioso, agitado, referindo dor torácica importante, porém com boa capacidade de apreensão das orientações. Negava alergias. Afirmava estar fazendo uso diário dos medicamentos atenolol (100 mg, 1 vez ao dia), enalapril (10 mg, 2 vezes ao dia), AAS (200 mg, 1 vez ao dia). Ao exame físico, apresentava-se com mucosas hipocoradas e hidratadas; tinha expressão facial de dor. Ausculta cardíaca com ritmo regular, dois tempos, bulhas hipofonéticas. Ausculta pulmonar com murmúrios vesiculares preservados de forma difusa. Abdome normotenso à palpação, sem ruídos hidroaéreos à ausculta. Extremidades perfundidas e pouco aquecidas, com pulsos cheios. Os sinais vitais eram PA: 178/91 mmHg, SPO_2: 90% em ar ambiente, FC: 128 bpm, FR: 24 mpm, Tax: 36 °C. Peso: 91 kg; altura: 1,78 m; IMC: 28,79 kg/m². Foram realizados exames laboratoriais (CKMB e troponina). Enquanto os resultados eram aguardados, o paciente também foi submetido a um eletrocardiograma (ECG), que não apontou alterações.

O médico prescreveu tratamento farmacológico com nitroglicerina em bomba de infusão a 20 mL/hora. Após os resultados dos exames laboratoriais, foi confirmado

(continua)

> **ESTUDO DE CASO** (continuação)
>
> o diagnóstico médico de síndrome coronariana aguda, e o paciente foi submetido, no laboratório de hemodinâmica, a um cateterismo diagnóstico para determinar a extensão da lesão e a escolha do tratamento mais indicado.

INFORMAÇÕES RELEVANTES

Quando se trata de estratificação de risco e conduta nas primeiras 12 horas após a chegada de um paciente com dor torácica no hospital, é importante saber que a efetividade das medidas utilizadas para síndromes coronarianas agudas (angina instável, infarto agudo do miocárdio sem supradesnível do segmento ST e infarto agudo do miocárdio com supradesnível do segmento ST) é tempo-dependente.[1]

O exame clínico, que consiste na avaliação dos sinais e sintomas, é essencial na tomada de decisões iniciais no atendimento. O ECG e o estudo laboratorial de marcadores bioquímicos cardíacos também constituem ferramentas necessárias para a avaliação diagnóstica adequada.

Conforme a IV Diretriz da Sociedade Brasileira de Cardiologia sobre o tratamento do infarto agudo do miocárdio com supradesnível do segmento ST (IAM com SST), o diagnóstico se dá pela alteração nos marcadores bioquímicos (troponina ou CK-MB), associado a sintomas de dor torácica típica, alteração no ECG (elevação, depressão do segmento ST, bloqueio de ramo novo ou ondas Q patológicas), bem como evidência, em exames de imagem, de perda da viabilidade miocárdica ou de contratilidade segmentar eletrocardiográfica indicativa de isquemia.[1]

Em pacientes com dor precordial típica e ECG com SST, inicia-se rapidamente uma estratégia de reperfusão coronariana. Em nosso meio, com mais frequência, utiliza-se a angioplastia coronariana transluminal percutânea (ACTP primária), que, por meio do cateterismo cardíaco, irá localizar a lesão trombótica e tratá-la com o implante de um *stent*.

Entre os pacientes com diagnóstico de angina instável (AI), alguns apresentam elevações nos marcadores bioquímicos (enzimas cardíacas), sugerindo um quadro de IAM sem SST; esse diagnóstico, portanto, baseia-se mais na combinação de exame clínico e elevação de marcadores bioquímicos séricos do que no ECG.[2] Os marcadores bioquímicos de escolha são CK-MB massa e troponina (nível de evidência A). A CK-MB massa eleva-se entre 3 e 6 horas após o início dos sintomas, com pico entre 16 e 24 horas e normalizando-se entre 48 e 72 horas. As troponinas são proteínas presentes nos músculos estriados: troponina C (TnC), troponina I (cTnI) e troponina T (cTnT). No serviço do HCPA, é disponibilizada a cTnI considerada multissensível, pois valores superiores a 0,04 são considerados positivos. Elevam-se entre 4 e 8 horas após o início dos sintomas, com pico entre 36 e 72 horas e normalização entre 5 e 14 dias.[2]

FATORES DE RISCO, SINAIS E SINTOMAS IDENTIFICADOS NO ESTUDO DE CASO

- Espasmo da artéria coronária
- Hipertensão (TA = 178/91 mmHg)
- Comportamento expressivo (ansiedade, agitação)
- Expressão facial de dor
- Mudança na frequência cardíaca (128 bpm)
- Mudança na frequência respiratória (FR: 24 mpm)
- Relato verbal de dor

Tendo em vista os fatores de risco e os sinais e sintomas do paciente, foram estabelecidos dois diagnósticos de enfermagem prioritários ao caso em discussão, os quais são apresentados conforme as Necessidades Humanas Básicas de Horta,[3,4] em cada um dos seus grupos e subgrupos e de acordo com os domínios e as classes da Taxonomia II da NANDA-I[5] (Quadro 14.1).

Quadro 14.1 Diagnósticos de enfermagem conforme a estrutura preconizada por Horta[3,4] e a Taxonomia II da NANDA-I[5]

Diagnósticos de enfermagem/ definições	Necessidades Humanas Básicas de Horta[3,4]		Domínios da NANDA-I[5]	
	Grupo	Subgrupo	Domínio	Classe
Risco de Perfusão Tissular Cardíaca Diminuída – Risco de redução na circulação cardíaca (coronária)[5]	Necessidades Psicobiológicas	Oxigenação e Regulação Vascular	Atividade/ Repouso	Respostas Cardiovasculares/ Pulmonares
Dor Aguda – Experiência sensorial e emocional desagradável que surge de lesão tissular real ou potencial ou descrita em termos de tal lesão (Associação Internacional para o Estudo da Dor); início súbito ou lento, de intensidade leve a intensa, com término antecipado ou previsível e duração de menos de seis meses[5]	Necessidades Psicobiológicas	Percepção: Dolorosa	Conforto	Conforto Físico

Para os dois diagnósticos de enfermagem estabelecidos, são apresentados os fatores de risco, a etiologia e os sinais e sintomas evidenciados. Para cada uma das etiologias e cada um dos fatores de risco, foram elaboradas definições, as quais estão descritas consecutivamente (Quadros 14.2 e 14.4).

Os cuidados de enfermagem, de acordo com o sistema de prescrição de enfermagem informatizado do HCPA, e as intervenções e atividades de enfermagem, segundo a NIC,[6] também constam nos Quadros 14.2 e 14.4.

Os resultados e os indicadores que foram selecionados, segundo a Classificação dos Resultados de Enfermagem (NOC),[7] para avaliação da efetividade das intervenções de enfermagem estão nos Quadros 14.3 e 14.5.

Para o diagnóstico de enfermagem **Risco de Perfusão Tissular Cardíaca Diminuída**, considerado prioritário ao caso, foram selecionados 11 cuidados de enfermagem contidos no sistema de prescrição do HCPA e quatro intervenções, com 26 atividades, segundo a NIC[6] (Quadro 14.2).

Quadro 14.2 Seleção dos cuidados de enfermagem a partir das informações contidas no sistema informatizado do HCPA e conforme as intervenções/atividades de enfermagem descritas pela NIC[6]

Risco de Perfusão Tissular Cardíaca Diminuída *relacionada* a espasmo da artéria coronária, hipertensão e comprometimento do fluxo sanguíneo.

Fator de Risco 1: *Espasmo da artéria coronária*, definido como contração temporária dos músculos da parede de uma artéria no coração que causa a constrição da artéria e a diminuição ou a interrupção da passagem do sangue pela artéria durante o espasmo.

Fator de Risco 2: *Hipertensão*, definida como uma condição clínica multifatorial caracterizada por níveis elevados e sustentados de pressão arterial.[8]

Fator de Risco 3: *Comprometimento do fluxo sanguíneo*, definido como diminuição do fluxo sanguíneo.

Cuidados de enfermagem segundo o sistema informatizado do HCPA	Intervenções/atividades de enfermagem segundo a NIC[6]		
– Comunicar precordialgia – Implementar cuidados com a administração de medicamentos	**Cuidados Cardíacos: Fase Aguda**	**Domínio** Fisiológico: Complexo	**Classe** Controle de Perfusão Tissular
	■ Avaliar a dor no peito (p. ex., intensidade, localização, irradiação, duração e fatores precipitantes e de alívio)		

(continua)

Quadro 14.2	Seleção dos cuidados de enfermagem a partir das informações contidas no sistema informatizado do HCPA e conforme as intervenções/atividades de enfermagem descritas pela NIC[6] (*continuação*)

	■ Monitorar os valores laboratoriais relativos a eletrólitos que podem aumentar o risco de arritmias (p. ex., potássio e magnésio séricos), conforme apropriado ■ Obter eletrocardiograma de 12 derivações, se apropriado ■ Administrar medicamentos para aliviar/prevenir a dor e a isquemia, conforme a necessidade ■ Monitorar a eficácia dos medicamentos ■ Monitorar a eficácia da oxigenoterapia, se apropriado ■ Manter um ambiente propício ao repouso e ao restabelecimento ■ Monitorar ingestão/eliminação, débito urinário e pesar diariamente, se adequado ■ Administrar medicamentos para aliviar/prevenir dor e isquemia, conforme a necessidade		
– Monitorização cardíaca – Comunicar sinais de dor – Comunicar precordialgia – Verificar sinais vitais – Registrar a dor como o quinto sinal vital	**Regulação Hemodinâmica**	**Domínio**	**Classe**
		Fisiológico: Complexo	Controle da Perfusão Tissular
	■ Reconhecer a presença de alterações na pressão sanguínea ■ Monitorar e documentar frequência, ritmo e bulhas cardíacas ■ Auscultar sons cardíacos ■ Monitorar pulsos periféricos, perfusão capilar, temperatura e cor das extremidades ■ Auscultar sons pulmonares quanto a crepitações ou outros ruídos adventícios ■ Monitorar níveis eletrolíticos ■ Monitorar o efeito dos medicamentos		
– Cuidados com oxigenioterapia	**Oxigenioterapia**	**Domínio**	**Classe**
		Fisiológico: Complexo	Controle Respiratório
	■ Manter as vias aéreas desobstruídas ■ Administrar oxigênio suplementar, quando necessário ■ Observar sinais de hipoventilação induzida por oxigênio		

(*continua*)

Quadro 14.2	Seleção dos cuidados de enfermagem a partir das informações contidas no sistema informatizado do HCPA e conforme as intervenções/atividades de enfermagem descritas pela NIC[6] (*continuação*)			
– Controle dos sinais vitais – Comunicar alteração da pressão arterial – Comunicar alterações no padrão respiratório	**Monitoração dos Sinais Vitais**	**Domínio**		**Classe**
		Segurança		Controle de Riscos
	■ Monitorar pressão sanguínea, pulso, temperatura e padrão respiratório, conforme apropriado ■ Monitorar o ritmo e a frequência cardíaca ■ Monitorar a presença e a qualidade dos pulsos ■ Monitorar os sons pulmonares ■ Monitorar a oximetria de pulso ■ Identificar as possíveis causas de mudança nos sinais vitais ■ Monitorar a cor, a temperatura e a umidade da pele			

O resultado selecionado, nesse caso, conforme a NOC,[10] foi Perfusão Tissular Cardíaca, com cinco de seus indicadores (Quadro 14.3).

Quadro 14.3	Seleção dos resultados e seus indicadores para o diagnóstico Risco de Perfusão Tissular Cardíaca Diminuída de acordo com a NOC[7]			
Risco de Perfusão Tissular Cardíaca Diminuída				
Resultado selecionado/ definição	Domínio	Classe	Indicadores selecionados	Escalas
Perfusão Tissular Cardíaca – Adequação do fluxo de sangue por meio da vasculatura coronariana para	Saúde Fisiológica	Cardiopulmonar	– Frequência do pulso radial – Pressão arterial sistólica	1. Desvio grave da variação normal 2. Desvio substancial da variação normal

(*continua*)

PROCESSO DE ENFERMAGEM NA PRÁTICA CLÍNICA

| Quadro 14.3 | Seleção dos resultados e seus indicadores para o diagnóstico Risco de Perfusão Tissular Cardíaca Diminuída de acordo com a NOC[7] (continuação) |

Risco de Perfusão Tissular Cardíaca Diminuída				
Resultado selecionado/ definição	Domínio	Classe	Indicadores selecionados	Escalas
manter a função cardíaca			– Pressão arterial diastólica – Enzimas cardíacas	3. Desvio moderado da variação normal 4. Desvio leve da variação normal 5. Nenhum desvio da variação normal
			– Angina	1. Grave 2. Substancial 3. Moderado 4. Leve 5. Nenhum

Para o diagnóstico de enfermagem **Dor Aguda**, foram selecionados nove cuidados de enfermagem contidos no sistema de prescrição do HCPA e seis intervenções, com 24 atividades, segundo a NIC[6] (Quadro 14.4).

| Quadro 14.4 | Seleção dos cuidados de enfermagem a partir das informações contidas no sistema informatizado do HCPA e conforme as intervenções/atividades de enfermagem descritas pela NIC[6] |

Dor Aguda *relacionada* a alteração vascular, *evidenciada* por comportamento expressivo (ansiedade, agitação), expressão facial de dor, mudança na frequência cardíaca e na frequência respiratória e relato verbal de dor.
Etiologia: *Alteração vascular* definida como modificações no leito vascular e no fluxo sanguíneo.

(continua)

> **Quadro 14.4** Seleção dos cuidados de enfermagem a partir das informações contidas no sistema informatizado do HCPA e conforme as intervenções/atividades de enfermagem descritas pela NIC[6] *(continuação)*

Cuidados de enfermagem segundo o sistema informatizado do HCPA	Intervenções/atividades de enfermagem segundo a NIC[6]		
– Comunicar sinais de dor – Comunicar precordialgia – Verificar sinais vitais – Registrar dor como o quinto sinal vital	**Controle da Dor**	**Domínio**	**Classe**
		Fisiológico: Básico	Promoção do Conforto Físico
	■ Realizar uma avaliação completa da dor, incluindo local, características, início/duração, frequência, qualidade, intensidade e gravidade, além de fatores precipitadores ■ Assegurar que o paciente receba cuidados precisos de analgesia ■ Investigar com o paciente os fatores que aliviam/pioram a dor ■ Avaliar a eficácia das medidas de controle da dor por meio de uma avaliação contínua da experiência de dor ■ Promover o repouso/sono adequado para facilitar o alívio da dor		
– Implementar cuidados com a administração de medicamentos	**Administração de Analgésicos**	**Domínio**	**Classe**
		Fisiológico: Complexo	Controle de Medicamentos
	■ Determinar local, características, qualidade e gravidade da dor antes de medicar o paciente ■ Escolher o analgésico, ou a combinação de analgésicos, apropriado quando houver prescrição de mais de um ■ Monitorar os sinais vitais antes e após a administração de analgésicos narcóticos, na primeira dose, ou em caso de sinais incomuns ■ Orientar o paciente para solicitar medicação para dor antes que ela piore ■ Atender às necessidades de conforto e realizar outras atividades que ajudem a relaxar, a fim de facilitar a resposta à analgesia ■ Documentar a resposta ao analgésico e todos os efeitos colaterais		

(continua)

Quadro 14.4	Seleção dos cuidados de enfermagem a partir das informações contidas no sistema informatizado do HCPA e conforme as intervenções/atividades de enfermagem descritas pela NIC[6] (continuação)

	Administração de Medicamentos	Domínio	Classe
		Fisiológico: Complexo	Controle de Medicamentos
	<ul><li>Seguir os "5 certos" da administração de medicamentos</li><li>Monitorar o paciente quanto ao efeito terapêutico da medicação</li><li>Monitorar o paciente quanto a efeitos adversos, toxicidade e interações dos medicamentos administrados</li></ul>		
– Implementar cuidados com oxigenioterapia	Oxigenio-terapia	Domínio	Classe
		Fisiológico: Complexo	Controle Respiratório
	<ul><li>Manter as vias aéreas desobstruídas</li><li>Administrar oxigênio suplementar, quando necessário</li><li>Observar sinais de hipoventilação induzida por oxigênio</li></ul>		
– Manter repouso relativo – Proporcionar ambiente calmo e confortável – Promover segurança e conforto	Controle do Ambiente: Conforto	Domínio	Classe
		Fisiológico: Básico	Promoção do Conforto Físico
	<ul><li>Posicionar o paciente para facilitar o conforto (p. ex., uso dos princípios de alinhamento corporal, apoio com travesseiros, apoio para as articulações durante os movimentos, curativos sobre incisões e imobilização da parte do corpo com dor)</li><li>Ajustar a iluminação de modo a atender às necessidades de atividades individuais, evitando luz direta nos olhos</li><li>Controlar ou prevenir ruído indesejável ou excessivo, quando possível</li></ul>		

(continua)

Quadro 14.4	Seleção dos cuidados de enfermagem a partir das informações contidas no sistema informatizado do HCPA e conforme as intervenções/atividades de enfermagem descritas pela NIC[6] (continuação)

	Redução da Ansiedade	Domínio	Classe
		Fisiológico: Básico	Promoção do Conforto Físico
	■ Identificar mudanças no nível de ansiedade ■ Usar abordagem calma e tranquilizadora ■ Ajudar o paciente a identificar as situações que precipitem a ansiedade ■ Orientar o paciente sobre o uso de técnicas de relaxamento		

Os resultados selecionados, conforme a NOC,[7] para este diagnóstico foram: Dor: Resposta Psicológica Adversa, com dois de seus indicadores, e Sinais Vitais, com quatro de seus indicadores (Quadro 14.5).

Quadro 14.5	Seleção dos resultados e de seus indicadores para avaliação do diagnóstico Dor Aguda de acordo com a NOC[7]

Dor Aguda				
Resultados selecionados/ definições	Domínio	Classe	Indicadores selecionados	Escalas
Dor: Resposta Psicológica Adversa – Gravidade das respostas adversas cognitivas e emocionais observadas ou relatadas à dor física	Saúde Percebida	Estado dos Sintomas	– Sofrimento decorrente da dor – Ansiedade	1. Grave 2. Substancial 3. Moderado 4. Leve 5. Nenhum

(continua)

Quadro 14.5 Seleção dos resultados e de seus indicadores para avaliação do diagnóstico Dor Aguda de acordo com a NOC[7] (*continuação*)

Dor Aguda				
Resultados selecionados/ definições	Domínio	Classe	Indicadores selecionados	Escalas
Sinais Vitais – O quanto a temperatura, o pulso, a respiração e a pressão sanguínea estão dentro de uma variação normal	Saúde Fisiológica	Regulação Metabólica	– Frequência do pulso radial – Frequência respiratória – Pressão arterial sistólica – Pressão arterial diastólica	1. Desvio grave da variação normal 2. Desvio substancial da variação normal 3. Desvio moderado da variação normal 4. Desvio leve da variação normal 5. Nenhum desvio da variação normal

EVOLUÇÃO

A identificação dos diagnósticos de enfermagem Risco de Perfusão Tissular Cardíaca Diminuída e Dor Aguda possibilitou a orientação dos profissionais de enfermagem na escolha e na realização, de forma sistematizada, dos cuidados mais adequados à situação clínica do paciente. Dentre os cuidados selecionados, enfatizaram-se os relacionados às necessidades cardíacas, com o intuito de alcançar os resultados esperados.

Quanto ao diagnóstico de Risco de Perfusão Tissular Cardíaca Diminuída, elegeu-se o resultado Perfusão Tissular Cardíaca, com quatro indicadores (pulso radial, pressão arterial sistólica e diastólica e enzimas cardíacas). Esses indicadores demonstraram, durante todo o período de cuidado do paciente, um desvio grave da variação normal (1), que foi confirmado pela dosagem de marcadores cardíacos. Isso determinou o diagnóstico médico de síndrome coronariana aguda, e o paciente foi, então, submetido a um cateterismo diagnóstico no laboratório de hemodinâmica.

Quanto aos resultados relacionados ao diagnóstico Dor Aguda, o resultado Dor: Resposta Psicológica Adversa, que, inicialmente, apresentava os indicadores sofrimento decorrente da dor e ansiedade como graves (1), evoluiu para nenhum

(5); já o resultado de Sinais Vitais, que, inicialmente, estava com desvio substancial dos parâmetros normais (2), evoluiu para desvio leve dos parâmetros normais (4).

Após a confirmação de lesão miocárdica, a partir dos marcadores enzimáticos e do cateterismo diagnóstico, foi realizada intervenção pela angioplastia. O paciente, após o procedimento, foi transferido para a unidade de cuidados coronarianos com boa evolução.

REFERÊNCIAS

1. Piegas LS, Timerman A, Feitosa G, Rossi Neto JM, Nicolau JC, Mattos LA, editores. IV Diretriz da Sociedade Brasileira de Cardiologia sobre tratamento do infarto agudo do miocárdio com supradesnível do segmento ST. Arq Bras Cardiol. 2009;93(6 Supl 2):e179-e264.
2. Nicolau JC, Timerman A, Piegas LS, Marin-Neto JA, editors. Guidelines for unstable angina and non-ST-segment elevation myocardial infarction of the Brazilian Society of Cardiology (II Edition, 2007). Arq Bras Cardiol. 2007;89(4):e89-e131.
3. Horta WA. Processo de enfermagem. São Paulo: EPU; 1979.
4. Benedet SA, Bub MBC. Manual de diagnóstico de enfermagem: uma abordagem baseada na teoria de necessidades humanas básicas e na classificação diagnóstica da NANDA. 2. ed. Florianópolis: Bernúncia; 2001.
5. NANDA International. Diagnósticos de enfermagem da NANDA: definições e classificação 2009-2011. Porto Alegre: Artmed; 2010.
6. Bulechek GM, Butcher HK, Dochterman JM. Classificação das intervenções de enfermagem (NIC). 5. ed. Rio de Janeiro: Elsevier; 2010.
7. Moorhead S, Johnson M, Maas ML, Swanson E. Classificação dos resultados de enfermagem (NOC). 4. ed. Rio de Janeiro: Elsevier; 2010.
8. Sociedade Brasileira de Cardiologia, Sociedade Brasileira de Hipertensão, Sociedade Brasileira de Nefrologia. VI Diretrizes Brasileiras de Hipertensão. Arq Bras Cardiol [Internet]. 2010 [capturado em 1 dez. 2010];95(1 Supl 1):1-51. Disponível em: http://publicacoes.cardiol.br/consenso/2010/Diretriz_hipertensao_ERRATA.pdf.

15

Cuidados com a gestante com Risco de glicemia instável

Aline Alves Veleda, Ana Maria Kerpp Fraga
Marcia Pozza Pinto, Márcia Simone Machado

ESTUDO DE CASO

Paciente feminina, 27 anos, procedente de Porto Alegre, Rio Grande do Sul; gestação (G) 7, cesariana (C) 1, aborto (A) 5, idade gestacional estimada em 33 semanas, tipagem sanguínea A negativo, peso de 91,2 kg e altura de 1,65 cm. Admitida no serviço de obstetrícia (unidades de centro obstétrico e de internação obstétrica) para a compensação do diabetes melito gestacional (DMG). Encaminhada da unidade básica de saúde, onde realizou cinco consultas no pré-natal considerado de alto risco, devido a resultado alterado do teste de tolerância à glicose (353 g), com glicemia capilar de 164 mg/dL.

No primeiro dia de internação no centro obstétrico, foram administrados corticoide (betametasona) e insulina regular pelo período de 14 horas, em bomba de infusão (glicemia capilar entre 110 e 180 mg/dL). Após o término dessa terapêutica, a paciente foi transferida para a unidade de internação obstétrica, onde permaneceu por um período de 25 dias. Nesse período, foi avaliado o bem-estar fetal diário com o perfil biofísico fetal (PBF), que apresentou escore adequado (8/8), índice de líquido amniótico (ILA) normal e controle da dieta materna para diabetes com resultados de glicemia capilar adequados.

O resultado da ecografia com Doppler constatou gestação de feto único, cefálico, placenta corporal anterior, ILA de 7,3 cm, batimento cardiofetal (BCF) de 167 bpm, peso fetal estimado em 2.360 g, compatível com 34 semanas de idade gestacional (IG), peso e percentil entre 50 e 90, sendo considerado como crescimento adequado e baixo volume de LA. Foi realizada amniocentese, com resultado satisfatório para maturação pulmonar. A paciente apresentou períodos de respiração aumentada e agitação, que relacionava com ansiedade, preocupação, receio e nervosismo em decorrência da possibilidade de complicações com o bebê ocasionadas pelo DMG.

Após 23 dias de internação e com IG estimada de 36 semanas e seis dias, a paciente foi encaminhada ao centro obstétrico para realizar a interrupção programada da gestação, com indução pelo uso de ocitocina, evoluindo para parto normal com

(continua)

> **ESTUDO DE CASO** (continuação)
>
> episiotomia. A paciente apresentou hipotensão arterial no transcorrer da episiotomia e hipotonia uterina corrigida com soroterapia e ocitocina. Recém-nascido masculino, com peso de 3.140 g e índice de Apgar 8 no primeiro minuto e 10 no quinto minuto. A paciente recebeu alta hospitalar dois dias após o parto, em boas condições.

INFORMAÇÕES RELEVANTES

O DMG é definido como a intolerância à glicose que tem início ou é detectada durante a gestação, podendo também ser definido pela diminuição da tolerância à glicose que se inicia ou é reconhecida pela primeira vez na gestação.[1,2] Em geral, ocorre após a vigésima oitava semana gestacional. Sua fisiopatologia é explicada pela elevação de hormônios antagonistas da insulina, decorrente do estresse fisiológico imposto pela gravidez e por fatores predeterminantes (genéticos ou ambientais). Os hormônios lactogênico placentário, cortisol, estrógeno, progesterona e prolactina também estão relacionados com a resistência à insulina.[3]

O diagnóstico de DMG é baseado na pesquisa da glicemia em jejum e no teste de tolerância oral à glicose (TTG), não existindo um consenso quanto ao valor do rastreamento para DM gestacional.[1] Na glicemia de jejum, valores iguais ou acima de 95 mg/dL são considerados rastreamentos positivos, sendo indicada a realização do teste de tolerância à glicose (TTG).[4] Testes de tolerância à glicose com 75 g de glicose, após duas horas, com valores entre 110 e 140 mg/dL, determinam o diagnóstico. Uma paciente com DMG, até mesmo nas formas brandas, sem um acompanhamento pré-natal adequado, apresenta risco aumentado de morbimortalidade materno-fetal.[2,5,6]

Do ponto de vista obstétrico, o DMG é considerado um complicador gestacional, havendo uma clara definição entre o controle glicêmico e a morbimortalidade materno-fetal. As gestantes diabéticas estão mais sujeitas a processos infecciosos, cetoacidose diabética, hipertensão arterial induzida pela gravidez, nefropatia, traumas de canal de parto, tocotraumatismos, laceração perineal e maior ocorrência de distocia de ombro.[7]

Os efeitos decorrentes do DMG no feto e no recém-nascido são caracterizados por macrossomia fetal, fetos grandes para a IG, hipoglicemia, hiperbilirrubinemia, hipocalcemia e policitemia, distúrbios respiratórios neonatais e óbito intrauterino e neonatal.[1,8,9] Dessa forma, o conhecimento das consequências de tal distúrbio na gestação é causa de preocupação, estresse, ansiedade e medo para a mulher gestante e para sua família.[10]

O controle obstétrico inclui a avaliação do bem-estar fetal (BEF), com o objetivo de detectar alterações de parâmetros biofísicos, que estão associados com o comprometimento fetal e que necessitam de intervenção.[1]

Existe ainda a possibilidade de antecipação do parto por necessidade materna ou fetal. Nesse caso, a realização de uma amniocentese é importante para avaliar a maturidade pulmonar do feto. Posteriormente, podem ser utilizados corticoides, os quais são administrados para a maturação pulmonar fetal e para estimular a gliconeogênese (mobilização da glicose a partir do glicogênio armazenado no fígado), ao mesmo tempo em que diminuem a utilização da glicose celular. Isso acarreta hiperglicemia materna e, ainda, como agravante, inibe os efeitos da insulina, pois ocorre a mobilização dos aminoácidos e dos ácidos graxos.[11]

No Hospital de Clínicas de Porto Alegre (HCPA), as gestantes com DMG e com indicação do uso de corticoides permanecem no centro obstétrico e passam a receber insulinoterapia endovenosa contínua por até 48 horas após a primeira dose do corticoide (acetato de betametasona 12 mg, duas doses com intervalo de 24 horas). A monitorização cuidadosa do controle glicêmico é essencial para o manejo adequado das pacientes em uso de insulina contínua. A frequência da monitorização da glicemia capilar é variável. Mulheres em insulinoterapia subcutânea devem realizar as medidas antes e após as refeições; nas gestantes em uso de insulina endovenosa contínua, a frequência é de hora em hora, com ajustes na dosagem da insulina quando necessário.

Portanto, o acompanhamento pré-natal dessas pacientes é extremamente importante, com monitorização do nível glicêmico e orientações à educação em saúde. Além disso, é fundamental o manejo terapêutico colaborativo entre paciente, família e profissionais de saúde, utilizando-se de diversas estratégias e técnicas para o desenvolvimento da compreensão da importância do tratamento e da adesão adequada da paciente.[12]

FATORES DE RISCO, SINAIS E SINTOMAS IDENTIFICADOS NO ESTUDO DE CASO

- Gravidez
- Aumento de peso (91 kg)
- Falta de controle do diabetes (níveis glicêmicos alterados)
- Baixo volume de líquido amniótico
- Ansiedade
- Agitação
- Preocupação
- Receio
- Respiração aumentada

Com base nos fatores de risco, nos sinais e nos sintomas apresentados pela paciente, foram identificados dois diagnósticos de enfermagem prioritários para o caso, os quais são apresentados, conforme as Necessidades Humanas Básicas de Horta,[13,14] em cada um dos seus grupos e subgrupos e, conforme os domínios e as classes da Taxonomia II da NANDA-I[15] (Quadro 15.1).

Quadro 15.1	Diagnósticos de enfermagem conforme a estrutura preconizada por Horta[13,14] e a Taxonomia II da NANDA-I[15]				
Diagnósticos de enfermagem/ definições	Necessidades Humanas Básicas de Horta (1979)[13,14]		Domínios da NANDA I[15]		
	Grupo	Subgrupo	Domínio	Classe	
Risco de Glicemia Instável – Risco de variação nos níveis de glicose/açúcar no sangue em relação aos parâmetros normais	Necessidades Psicobiológicas	Regulação Hormonal	Nutrição	Metabolismo	
Ansiedade – Vago e incômodo sentimento de desconforto ou temor, acompanhado por resposta autonômica (a fonte é frequentemente não específica ou desconhecida para o indivíduo), sentimento de apreensão causado pela antecipação de um perigo. É um sinal de alerta que chama a atenção para um perigo iminente e permite ao indivíduo tomar medidas para lidar com a ameaça	Psicossocial	Segurança Emocional	Enfrenta-mento/ Tolerância ao Estresse	Reações de Enfrenta-mento	

Para os dois diagnósticos de enfermagem estabelecidos, são apresentados os fatores de risco (etiologias), e os sinais e sintomas evidenciados. Para cada etiologia e fator de risco, foram elaboradas definições (Quadros 15.2 e 15.4).

Os cuidados de enfermagem para cada um dos diagnósticos elencados estão descritos de acordo com o sistema de prescrição de enfermagem informatizado do HCPA e com as intervenções e atividades de enfermagem segundo a Classificação das Intervenções de Enfermagem (NIC)[16] (Quadros 15.2 e 15.4).

Os resultados e os indicadores foram selecionados para a avaliação da efetividade das intervenções de enfermagem aplicadas para cada um dos diagnósticos de enfermagem identificados, de acordo com a Classificação dos Resultados de Enfermagem (NOC)[17] (Quadros 15.3 e 15.5).

Para o diagnóstico de enfermagem **Risco de Glicemia Instável**, foram eleitos 26 cuidados de enfermagem contidos no sistema de prescrição do HCPA e cinco intervenções, com 39 atividades, da NIC[16] (Quadro 15.2).

Quadro 15.2 Seleção dos cuidados de enfermagem a partir das informações contidas no sistema informatizado do HCPA e conforme as intervenções/atividades de enfermagem descritas pela NIC[16]

Risco de Glicemia Instável *relacionado* a gravidez, peso aumentado e níveis glicêmicos alterados.
Fator de Risco 1: *Gravidez* é o período que compreende a fertilização e termina com o nascimento do bebê; em média, sua duração é de 38 semanas.[18,19]
Fator de Risco 2: *Peso aumentado na gestação* – na gravidez, o ganho de peso súbito constitui-se em um aumento superior a 500 g em uma semana.[18,19]
Fator de Risco 3: *Falta de controle do diabetes* (níveis glicêmicos alterados) quando a taxa de glicose plasmática é superior a 95 mg/dL.[4]

Cuidados de enfermagem segundo o sistema informatizado do HCPA	Intervenções/atividades de enfermagem segundo a NIC[16]		
– Implementar cuidados na verificação da glicemia capilar – Comunicar resultados da glicemia capilar ao enfermeiro – Comunicar sinais e sintomas de hipo e hiperglicemia – Controlar gotejos de infusões endovenosas (EV) em bomba de infusão	**Controle da Hiperglicemia e Controle da Hipoglicemia**	**Domínio** Fisiológico: Complexo	**Classe** Controle Eletrolítico e Acidobásico
	■ Monitorar os níveis de glicose sanguínea conforme indicação ■ Monitorar o aparecimento de sinais e sintomas de hiperglicemia: poliúria, polidipsia, polifagia, fraqueza, letargia, mal-estar, embaçamento visual ou cefaleia ■ Identificar a possível causa da hiperglicemia ■ Administrar insulina conforme prescrição ■ Manter acesso EV conforme apropriado		

(continua)

Quadro 15.2	Seleção dos cuidados de enfermagem a partir das informações contidas no sistema informatizado do HCPA e conforme as intervenções/atividades de enfermagem descritas pela NIC[16] (continuação)
– Realizar rodízios na verificação da glicemia capilar – Realizar rodízio nas aplicações subcutâneas – Demonstrar preparo e aplicação da insulina – Auscultar batimentos cardíacos fetais – Orientar sobre efeitos do diabetes na mãe e no feto e seu tratamento – Orientar a gestante quanto ao uso de insulina – Orientar a paciente quanto a sinais e sintomas de hipo e hiperglicemia – Orientar a paciente e a família quanto a prevenção, reconhecimento e controle da hipo e hiperglicemia – Estimular automonitoramento dos níveis de glicose no sangue – Orientar ingesta de carboidratos simples na presença de hipoglicemia – Observar aceitação da dieta	■ Monitorar o surgimento de sinais e sintomas de hipoglicemia (p. ex., falta de firmeza, tremores, transpiração, nervosismo, ansiedade, irritabilidade, impaciência, taquicardia, palpitações, calafrios, umidade na pele, delírio, palidez, fome, náusea, dor de cabeça, cansaço, tontura, fraqueza, calor, vertigem, desmaio, visão embaçada, pesadelos, choro durante o sono, parestesias, dificuldade de concentração, dificuldade para falar, falta de coordenação, mudança de comportamento, confusão, coma, convulsão) ■ Fazer contato com serviços médicos de emergência, se necessário ■ Administrar glicose intravenosa, se indicado ■ Auxiliar a paciente a interpretar os níveis de glicose sanguínea ■ Orientar a paciente e as pessoas significativas sobre sinais e sintomas, fatores de risco e tratamento para hipoglicemia ■ Oferecer assistência na tomada de decisões de autocuidado para prevenir a hipoglicemia (p. ex., reduzir insulina/agentes orais e/ou aumentar a ingestão de alimentos e estimular a prática de exercícios) ■ Estimular o automonitoramento de níveis de glicose sanguínea ■ Revisar os registros dos níveis de glicose com a paciente e/ou a família ■ Orientar a paciente a ter carboidratos simples disponíveis sempre ■ Oferecer carboidratos complexos e proteínas, conforme indicação ■ Orientar sobre a interação da dieta, insulina/agentes orais e exercício ■ Encorajar a ingestão de líquidos ■ Facilitar a adesão ao regime alimentar e de exercícios

(continua)

Quadro 15.2 Seleção dos cuidados de enfermagem a partir das informações contidas no sistema informatizado do HCPA e conforme as intervenções/atividades de enfermagem descritas pela NIC[16] *(continuação)*

	Controle da Nutrição	Domínio	Classe
– Comunicar o enfermeiro sobre a aceitação da dieta da paciente – Registrar a aceitação da dieta – Estimular a adesão ao controle alimentar – Orientar cuidados com a alimentação – Orientar sobre a importância da ingesta alimentar – Orientar a paciente quanto ao desenvolvimento fetal – Orientar a paciente quanto à importância da monitorização da atividade fetal – Orientar sobre efeitos do diabetes na mãe e no feto e seu tratamento – Auscultar batimentos cardíacos fetais (BCF) – Avaliar movimentação fetal (MF) – Orientar a paciente quanto à importância da monitorização da atividade fetal		Fisiológico: Básico	Apoio Nutricional
	■ Determinar, junto ao nutricionista, conforme apropriado, a quantidade de calorias e o tipo de nutrientes necessários para atender às exigências nutricionais da paciente ■ Encorajar a ingestão calórica adequada ao tipo de corpo e ao estilo de vida ■ Assegurar que a dieta inclua alimentos ricos em fibras para evitar constipação ■ Pesar a paciente a intervalos adequados ■ Oferecer informações adequadas sobre as necessidades nutricionais e a forma de satisfazê-las ■ Determinar a capacidade da paciente para satisfazer a suas necessidades nutricionais		
	Ensino: Dieta Prescrita	Domínio	Classe
		Comporta-mental	Educação do Paciente
	■ Avaliar o nível atual de conhecimento da paciente sobre a dieta prescrita ■ Determinar sentimentos/atitude da paciente/pessoa importante em relação à dieta prescrita e o grau esperado de obediência à dieta ■ Orientar a paciente sobre o nome correto da dieta prescrita ■ Explicar a finalidade da dieta ■ Informar a paciente sobre o tempo pelo qual a dieta deve ser seguida ■ Orientar a paciente sobre alimentos permitidos e proibidos ■ Auxiliar a paciente a incluir as preferências alimentares na dieta		

(continua)

Quadro 15.2	Seleção dos cuidados de enfermagem a partir das informações contidas no sistema informatizado do HCPA e conforme as intervenções/atividades de enfermagem descritas pela NIC[16] (*continuação*)

	■ Observar a forma como a paciente escolhe os alimentos adequados à dieta prescrita ■ Reforçar as informações oferecidas por outros membros da equipe de saúde, conforme apropriado ■ Encaminhar a paciente para um nutricionista/conselheiro alimentar, conforme apropriado ■ Incluir a família/pessoas importantes, conforme apropriado		
	Cuidados no Pré-natal	**Domínio**	**Classe**
		Família	Cuidados no Nascimento dos Filhos
	■ Medir a altura do fundo do útero e comparar à idade gestacional ■ Orientar a paciente sobre crescimento e desenvolvimento fetal ■ Monitorar a frequência cardíaca fetal ■ Orientar a paciente a monitorar a atividade fetal		

Os resultados selecionados, conforme a NOC,[17] nesse caso foram: Nível da Glicemia, com um indicador; Autocontrole do Diabetes, com dois indicadores; Conhecimento: Dieta, com dois de seus indicadores; Estado do Feto: Pré-parto, com cinco indicadores (Quadro 15.3).

Quadro 15.3 Seleção dos resultados e seus indicadores para o diagnóstico Risco de Glicemia Instável de acordo com a NOC[17]

Risco de Glicemia Instável				
Resultados selecionados/ definições	Domínio	Classe	Indicadores selecionados	Escalas
Nível da Glicemia – Extensão da manutenção na variação normal dos níveis de glicose no plasma e na urina	Saúde Fisiológica	Resposta Terapêutica	– Glicose no sangue	1. Desvio grave da variação normal 2. Desvio substancial da variação normal 3. Desvio moderado da variação normal 4. Desvio leve da variação normal 5. Sem desvio da variação normal
Autocontrole do Diabetes – Ações pessoais de controle do diabetes melito, seu tratamento e prevenção de evolução da doença	Conhecimento e Comportamento de Saúde	Comportamento de Saúde	– Realização do regime de tratamento, conforme a prescrição – Atendimento à dieta recomendada	1. Nunca demonstrado 2. Raramente demonstrado 3. Algumas vezes demonstrado 4. Frequentemente demonstrado 5. Consistentemente demonstrado
Conhecimento: Dieta – Alcance da compreensão transmitida sobre a dieta recomendada	Conhecimento e Comportamento de Saúde	Conhecimento de Saúde	– Justificativa da dieta – Estratégias de mudança dos hábitos alimentares	1. Nenhum conhecimento 2. Conhecimento limitado 3. Conhecimento moderado 4. Conhecimento substancial 5. Conhecimento amplo

(continua)

Quadro 15.3	Seleção dos resultados e seus indicadores para o diagnóstico Risco de Glicemia Instável de acordo com a NOC[17] (continuação)			
Risco de Glicemia Instável				
Resultados selecionados/ definições	Domínio	Classe	Indicadores selecionados	Escalas
Estado do Feto: Pré-parto – Alcance em que os sinais fetais estão dentro de limites normais, da concepção ao começo do trabalho de parto	Saúde Funcional	Crescimento e Desenvolvimento	– Frequência cardíaca fetal (120 a 160 bpm) – Frequência dos movimentos fetais – Padrão dos movimentos fetais – Escore do perfil biofísico – Achados na amostra do líquido amniótico	1. Desvio grave da variação normal 2. Desvio substancial da variação normal 3. Desvio moderado da variação normal 4. Desvio leve da variação normal 5. Nenhum desvio da variação normal

Para o diagnóstico de enfermagem **Ansiedade**, foram eleitos 15 cuidados de enfermagem contidos no sistema de prescrição do HCPA e uma intervenção, com 13 atividades, segundo a NIC[16] (Quadro 15.4).

Quadro 15.4	Seleção dos cuidados de enfermagem a partir das informações contidas no sistema informatizado do HCPA e conforme as intervenções/atividades de enfermagem descritas pela NIC[16]

Ansiedade relacionada a mudança no estado de saúde, evidenciada por respiração aumentada, preocupação, receio, agitação, medo de consequências inespecíficas e anseio.

Etiologia: Mudança no estado de saúde é a alteração no bem-estar físico, mental e/ou social do indivíduo.[20]

Cuidados de enfermagem segundo o sistema informatizado do HCPA	Intervenções/atividades de enfermagem segundo a NIC[16]		
– Promover segurança e conforto – Demonstrar entendimento perante a situação vivida pela paciente – Realizar manejo verbal – Interagir com a paciente – Usar declarações simples e diretas – Tranquilizar a paciente – Orientar técnicas de relaxamento – Possibilitar que a paciente verbalize seus sentimentos – Estimular a participação em atividades recreativas – Estimular a livre expressão dos sentimentos – Comunicar alteração de conduta e/ou afeto	Redução da Ansiedade	Domínio	Classe
		Comportamental	Promoção do Conforto Psicológico
	■ Usar abordagem calma e tranquilizadora ■ Oferecer informações reais sobre diagnóstico, tratamento e prognóstico ■ Permanecer com a paciente para promover segurança e diminuir o medo ■ Escutar a paciente com atenção ■ Criar uma atmosfera que facilite a confiança ■ Encorajar a expressão de sentimentos, percepções e medos ■ Identificar mudanças no nível de ansiedade ■ Oferecer atividades de diversão voltadas à redução da tensão ■ Ajudar a paciente a identificar situações que precipitem a ansiedade ■ Orientar a paciente sobre o uso de técnicas de relaxamento ■ Administrar medicação para reduzir a ansiedade, conforme apropriado ■ Encorajar a família a permanecer com a paciente, conforme apropriado		

(continua)

Quadro 15.4	Seleção dos cuidados de enfermagem a partir das informações contidas no sistema informatizado do HCPA e conforme as intervenções/atividades de enfermagem descritas pela NIC[16] (continuação)
– Comunicar comportamento indicador de ansiedade – Explicar previamente os procedimentos – Certificar-se de que paciente/família compreendeu as orientações – Verificar sinais vitais	▪ Explicar todos os procedimentos, inclusive as sensações que a paciente possa ter durante o procedimento

O resultado selecionado, nesse caso, conforme a NOC,[17] foi: Autocontrole da Ansiedade, com dois dos seus indicadores (Quadro 15.5).

Quadro 15.5	Seleção dos resultados e seus indicadores para o diagnóstico Ansiedade de acordo com a NOC[17]

Ansiedade				
Resultado selecionado/ definição	Domínio	Classe	Indicadores selecionados	Escalas
Autocontrole da Ansiedade – Ações pessoais para eliminar ou reduzir sensações de apreensão, tensão ou desconforto decorrentes de fontes não identificadas	Saúde Psicossocial	Autocontrole	– Busca de informações para reduzir a ansiedade – Monitoração de manifestações comportamentais de ansiedade	1. Nunca demonstrado 2. Raramente demonstrado 3. Algumas vezes demonstrado 4. Frequentemente demonstrado 5. Consistentemente demonstrado

EVOLUÇÃO

Os diagnósticos de enfermagem Risco de Glicemia Instável e Ansiedade, identificados durante a internação da paciente, embasaram a equipe assistencial de enfermagem para os cuidados prioritários a serem implementados, com o objetivo de promover a saúde, prevenir complicações e obter resultados de excelência.

Destaca-se a importância das condutas relacionadas à dieta da paciente e ao bem-estar fetal, pois, assim, os resultados esperados puderam ser alcançados.

No que diz respeito aos resultados relacionados ao diagnóstico de Risco de Glicemia Instável, o indicador glicose no sangue da paciente, que se apresentava no momento da internação com desvio moderado da variação normal (3), evoluiu para sem desvio da variação normal (5). No resultado de Autocontrole do Diabetes, os indicadores descritos como realização do regime de tratamento conforme a prescrição e atendimento à dieta recomendada, que se encontravam frequentemente demonstrados (4), evoluíram para consistentemente demonstrados (5). Em relação ao Conhecimento da Dieta, no indicador referente a justificativa da dieta e estratégias de mudança dos hábitos alimentares, a paciente evoluiu de conhecimento moderado (3) para conhecimento amplo (5). Quanto ao resultado de Estado do Feto: Pré-parto, os indicadores frequência cardíaca fetal (120 a 160 bpm), frequência dos movimentos fetais, padrão dos movimentos fetais e escore de perfil biofísico mantiveram-se com nenhum desvio da variação normal (5). Os achados na amostra do líquido amniótico apresentaram-se, inicialmente, com desvio leve da variação normal (4) e evoluíram para nenhum desvio da variação normal (5).

No que diz respeito ao resultado para o diagnóstico de Ansiedade, o indicador busca de informações para reduzir a ansiedade, que era algumas vezes demonstrado (3), evoluiu para consistentemente demonstrado (5); o indicador monitorização de manifestações comportamentais de ansiedade evoluiu de raramente demonstrado (2) para frequentemente demonstrado (4).

No momento da alta, a paciente encontrava-se em boas condições gineco-obstétricas, apresentando adequada recuperação puerperal e ótima interação com o recém-nascido.

REFERÊNCIAS

1. Ricci SS. Enfermagem materno-neonatal e saúde da mulher. Rio de Janeiro: LAB; 2008.
2. Padilha P de C, Sena AB, Nogueira JL, Araújo RP, Alves PD, Accioly E, et al. Terapia nutricional no diabetes gestacional. Rev Nutr. 2010;23(1):95-105.
3. Maganha CA, Vanni DGBS, Bernardini MA, Zugaib M. Tratamento do diabetes melito gestacional. Rev Assoc Med Bras. 2003;49(3):330-4.
4. Joslin Diabetes Center and Joslin Clinic. Guideline for detection and management of diabetes in pregnancy [Internet]. Boston: Joslin Diabetes Center and Joslin Clinic; 2010 [capturado em 9 fev. 2011]. Disponível em: http://www.joslin.org/bin_from_cms/ Diabetes_Pregnancy_guidelines9.10_2010..pdf.

5. Amorim MMR de, Leite DFB, Gadelha TGN, Muniz AGV, Melo AS de O, Rocha A da M. Fatores de risco para macrossomia em recém-nascidos de uma maternidade-escola no nordeste do Brasil. Rev Bras Ginecol Obstet. 2009;31(5):241-8.
6. Sociedade Brasileira de Endocrinologia e Metabologia. Diabetes mellitus gestacional. Rev Assoc Med Bras. 2008;54(6):477-80.
7. Chaves EGS, Franciscon P de M, Nascentes GAN, Paschoini MC, Silva AP da, Borges M de F. Estudo retrospectivo das implicações maternas, fetais e perinatais em mulheres portadoras de diabetes, em 20 anos de acompanhamento no Hospital Escola da Universidade Federal do Triângulo Mineiro. Arq Bras Endocrinol Metab. 2010;54(7):620-9.
8. Silva JC, Bertini AM, Ribeiro TE, Carvalho LS de C, Melo MM, Barreto Neto L. Fatores relacionados à presença de recém-nascidos grandes para a idade gestacional em gestantes com diabetes mellitus gestacional. Rev Bras Ginecol Obstet. 2009;31(1):5-9.
9. Freitas P de, Matos CV de, Kimura AF. Perfil das mães de neonatos com controle glicêmico nas primeiras horas de vida. Rev Esc Enferm USP. 2010;44(3):636-41.
10. Moretto VL. Diabete melito na gestação. In: Oliveira DL de, organizadora. Enfermagem na gravidez, parto e puerpério: notas de aula. Porto Alegre: Editora da UFRGS; 2005. p. 167-82.
11. Albuquerque ICC de, Amorim MMR de, Meneses J, Katz L, Santos LC. Avaliação do impacto da corticoterapia antenatal para aceleração da maturidade pulmonar fetal nos recém-nascidos em maternidade-escola brasileira. Rev Bras Ginecol Obstet. 2002;24(10):655-61.
12. American Diabetes Association. Standards of medical care in diabetes – 2010. Diabetes Care. 2010;33(Suppl 1):S11-S61.
13. Horta WA. Processo de enfermagem. São Paulo: EPU; 1979.
14. Benedet SA, Bub MBC. Manual de diagnóstico de enfermagem: uma abordagem baseada na teoria de necessidades humanas básicas e na classificação diagnóstica da NANDA. 2. ed. Florianópolis: Bernúncia; 2001.
15. NANDA International. Diagnósticos de enfermagem da NANDA: definições e classificação 2009-2011. Porto Alegre: Artmed; 2010.
16. Bulechek GM, Butcher HK, Dochterman JM. Classificação das intervenções de enfermagem (NIC). 5. ed. Rio de Janeiro: Elsevier; 2010.
17. Moorhead S, Johnson M, Maas ML, Swanson E. Classificação dos resultados de enfermagem (NOC). 4. ed. Rio de Janeiro: Elsevier; 2010.
18. Figueiredo NMA de, organizadora. Ensinando a cuidar da mulher, do homem e do recém-nascido. São Caetano do Sul: Yendis; 2005.
19. Cabral IE, organizadora. Enfermagem no cuidado materno e neonatal. Rio de Janeiro: Guanabra Koogan; 2005.
20. World Health Organization. Constitution of the World Health Organization [Internet]. Genebra: WHO; 1946 [capturado em 8 fev. 2011]. Disponível em: http://www.who.int/governance/eb/who_constitution_en.pdf.

16

Icterícia neonatal

Débora Calçada dos Reis, Tamara Soares
Rozimeli G. dos Santos

ESTUDO DE CASO

Recém-nascido (RN), masculino, com 40 horas de vida, procedente da unidade de internação obstétrica. Internado na unidade neonatal para tratamento de icterícia por suspeita de incompatibilidade Rh (mãe A- e RN O+).

História materna de cinco abortos por doença hemolítica, diabetes gestacional, exames pré-natais com sorologias negativas, idade gestacional (IG) de 36 semanas + 5 dias, parto vaginal, bolsa rota de três horas, líquido amniótico claro; RN com Apgar 8/10, peso 3.140 g.

O RN apresentava-se ativo, eutônico, eupneico, eutérmico, com mucosas ocular e oral úmidas e coradas, ictérico (bilirrubina total 13,8 mg/dL). Boa perfusão periférica. Abdome normotenso, coto umbilical mumificando. Aceitando bem o seio materno e o complemento com fórmula láctea para RN oferecido em copinho. Eliminações normais.

Em virtude da história materna e da bilirrubina elevada, optou-se pela internação do RN e pela fototerapia.

INFORMAÇÕES RELEVANTES

Para entender a fisiopatologia da hiperbilirrubinemia, é preciso que alguns termos utilizados na descrição do caso sejam aprofundados.

A bilirrubina é formada, principalmente, pelo catabolismo da hemoglobina. Seus principais locais de formação são o baço e o fígado. É classificada em dois grupos: bilirrubina não conjugada ou indireta (lipossolúvel) e bilirrubina conjugada ou direta (hidrossolúvel). A hiperbilirrubinemia é o excesso de bilirrubinas na corrente circulatória, o que causa a coloração amarelada da pele, das mucosas e da esclera. Pode ser classificada em dois tipos: a hiperbilirrubinemia fisiológica e a patológica.

A hiperbilirrubinemia fisiológica, também conhecida como icterícia fisiológica, acontece na primeira semana de vida do RN. Há um excesso de bilirrubina indireta, que pode chegar, ao terceiro dia de vida, a 7 mg/dL. Sua etiologia é diversa e pode ser atribuída, entre outras causas, à oferta diminuída de oxigênio ao fígado durante o clampeamento do cordão umbilical e à perfusão hepática inadequada. A hiperbilirrubinemia patológica, ou icterícia patológica, é aquela em que os sintomas aparecem nas primeiras 36 horas de vida do RN. As concentrações de bilirrubina total nos RNs prematuros ficam em torno de 10 a 14 mg/dL e, nos RNs a termo, pode ser maior que 15 mg/dL (Figura 16.1).

Neste estudo, o RN encontra-se, conforme referido, acima da linha de médio risco, pois está com 40 horas de vida e com bilirrubina total de 13,8 mg/dL, o que indicou o início da fototerapia.

A etiologia da hiperbilirrubinemia também é diversa e pode ser dividida de acordo com as seguintes características clínicas:

- Aumento da carga de bilirrubinas – por doença hemolítica, como incompatibilidade sanguínea materno-fetal (fator Rh e ABO), causa da internação do RN descrito no caso, por coleções extravasculares de sangue (cefalematoma, equimoses, petéquias) e por sangue deglutido.
- Diminuição da eliminação da bilirrubina – diminuição da motilidade intestinal, filho de mãe diabética, erros inatos do metabolismo.

Quando ocorre a passagem da bilirrubina ao sistema nervoso central, este fica impregnado e seu tecido torna-se amarelo, sendo esse processo chamado de *kernicterus*.

O quadro clínico da hiperbilirrubinemia patológica é a tonalidade amarelada da pele, com progressão lenta ou rápida. O RN pode apresentar sucção débil, hipoatividade, hepatoesplenomegalia, anemia e anasarca.

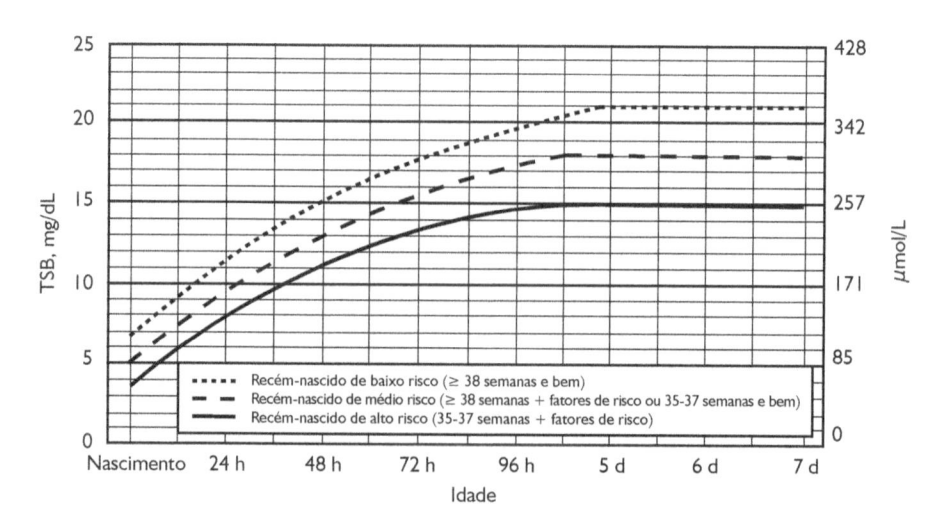

FIGURA 16.1
Curva de Bhutani.[1]

O diagnóstico é feito por meio de anamnese, história obstétrica materna, história neonatal e exames laboratoriais como dosagem sérica de bilirrubinas totais e frações, tipagem sanguínea materna e do RN, teste de Coombs indireto materno e direto do neonato e hemograma completo com reticulócitos.

O tratamento é, em essência, a fototerapia, em que o neonato fica exposto a uma luz convencional, halogênea ou fibra óptica, e seu mecanismo de ação é por meio da fotoisomerização (fragmentação estrutural da bilirrubina) e foto-oxidação (produção de complexos pirrólicos, solúveis em água e excretados na urina). Os efeitos colaterais são irritação na pele, aumento de perdas hídricas insensíveis, hipertermia e possível lesão na retina, caso esta não seja devidamente protegida. A indicação da fototerapia dependerá da idade e do peso do RN.[2]

SINAIS E SINTOMAS IDENTIFICADOS NO ESTUDO DE CASO

- Icterícia (pele amarelo-alaranjada)
- Perfil sanguíneo anormal (bilirrubina total 13,8 mg/dL)
- Separação mãe-bebê (internação)

Com base nos sinais e sintomas, foram identificados dois diagnósticos prioritários ao caso, os quais são apresentados conforme as Necessidades Humanas Básicas de Horta,[3,4] em cada um de seus grupos e subgrupos e conforme os domínios e as classes da Taxonomia II da Nanda-I[5] (Quadro 16.1).

Quadro 16.1 Diagnósticos de enfermagem conforme a estrutura preconizada por Horta[3,4] e a Taxonomia II da NANDA-I[5]

Diagnósticos de enfermagem/ definições	Necessidades Humanas Básicas de Horta[3,4]		Domínios da NANDA-I[5]	
	Grupo	Subgrupo	Domínio	Classe
Icterícia Neonatal – Cor amarelo-alaranjado da pele e das mucosas do neonato, que ocorre após 24 horas de vida, em consequência de bilirrubina não conjugada na circulação	Necessidades Psicobiológicas	Regulação: Crescimento Celular	Nutrição	Metabolismo

(continua)

Quadro 16.1	Diagnósticos de enfermagem conforme a estrutura preconizada por Horta[3,4] e a Taxonomia II da NANDA-I[5] (continuação)				
Diagnósticos de enfermagem/ definições	Necessidades Humanas Básicas de Horta[3,4]		Domínios da NANDA-I[5]		
	Grupo	Subgrupo	Domínio	Classe	
Amamentação Interrompida – Quebra na continuidade do processo de amamentação como resultado de incapacidade ou inconveniência de colocar a criança no peito para mamar	Necessidades Psicobiológicas	Alimentação	Papéis nos Relacionamentos	Desempenho de Papéis	

Para os dois diagnósticos de enfermagem estabelecidos, são apresentadas as etiologias e os sinais e sintomas evidenciados. Para cada etiologia, foram elaboradas definições (Quadros 16.2 e 16.4).

Os cuidados de enfermagem para cada um dos diagnósticos elencados estão descritos de acordo com o sistema de prescrição de enfermagem informatizado do Hospital de Clínicas de Porto Alegre (HCPA) e com as intervenções e atividades de enfermagem segundo a Classificação das Intervenções de Enfermagem (NIC)[6] (Quadros 16.2 e 16.4).

Os resultados e os indicadores foram selecionados para avaliação da efetividade das intervenções de enfermagem aplicadas a cada um dos diagnósticos de enfermagem identificados, de acordo com a Classificação dos Resultados de Enfermagem (NOC)[7] (Quadros 16.3 e 16.5).

Para o diagnóstico de enfermagem **Icterícia Neonatal**, foram eleitos 14 cuidados de enfermagem contidos no sistema de prescrição do HCPA e uma intervenção, com 16 atividades, segundo a NIC[6] (Quadro 16.2).

Quadro 16.2	Seleção de cuidados de enfermagem a partir das informações contidas no sistema informatizado do HCPA e conforme as intervenções/atividades de enfermagem descritas pela NIC[6]

Icterícia Neonatal *relacionada* à idade do neonato entre 1 e 7 dias e suspeita de incompatibilidade Rh, *evidenciada* pela cor da pele amarelo-alaranjada e pelo perfil sanguíneo anormal (BT 13,8 mg/dL).

Etiologia: *Idade do neonato entre 1 e 7 dias de vida*, definido como o período que vai do dia do nascimento do RN até o sétimo dia de vida.

Cuidados de enfermagem segundo o sistema informatizado do HCPA	Intervenções/atividades de enfermagem segundo a NIC[6]		
– Implementar cuidados com o RN em fototerapia – Verificar a intensidade das luzes (radiância) – Observar alterações na cor da pele – Manter proteção ocular – Trocar proteção ocular – Realizar higiene ocular – Verificar sinais vitais – Manter a temperatura entre 36,6 e 36,8 °C – Realizar mudança de decúbito – Avaliar turgor cutâneo – Avaliar umidade das mucosas – Verificar densidade urinária – Registrar aspecto e frequência das eliminações – Orientar os familiares sobre o cuidado	**Fototerapia: Recém-nascido**	**Domínio**	**Classe**
		Família	Cuidado no Nascimento dos Filhos
	■ Revisar a história de fatores de risco da mãe e do bebê para hiperbilirrubinemia (p. ex., incompatibilidade Rh e ABO, policitemia, sepse, prematuridade, malformação) ■ Observar o bebê quanto a sinais de icterícia ■ Prescrever a coleta de níveis de bilirrubina sérica, conforme apropriado, segundo o protocolo da instituição ou a solicitação do profissional responsável ■ Colocar o RN em berço especial ■ Aplicar proteções sobre os dois olhos, evitando pressão excessiva ■ Colocar as luzes da fototerapia acima do bebê, a uma altura adequada ■ Monitorar os olhos quanto a edema, secreção e coloração ■ Retirar as proteções oculares a cada quatro horas, ou quando as luzes estiverem apagadas, para contato com os pais e para alimentação ■ Verificar a intensidade da luz diariamente ■ Mudar a posição do bebê a cada quatro horas ou conforme o protocolo da instituição		

(continua)

Quadro 16.2	Seleção de cuidados de enfermagem a partir das informações contidas no sistema informatizado do HCPA e conforme as intervenções/atividades de enfermagem descritas pela NIC[6] (continuação)
	■ Avaliar o estado neurológico a cada quatro horas ou conforme protocolo da instituição ■ Estimular oito refeições diárias ■ Observar o surgimento de sinais de desidratação (p. ex., fontanelas deprimidas, turgor da pele diminuído, perda de peso) ■ Pesar o bebê diariamente ■ Orientar a família sobre os procedimentos e os cuidados em fototerapia ■ Encorajar a família a participar da fototerapia

Os resultados selecionados nesse caso, conforme a NOC,[7] foram Integridade Tissular, com dois de seus indicadores, e Termorregulação do RN, com quatro dos seus indicadores (Quadro 16.3).

Quadro 16.3	Seleção dos resultados e seus indicadores para o diagnóstico Icterícia Neonatal de acordo com a NOC[7]

Icterícia Neonatal				
Resultados selecionados/ definições	Domínio	Classe	Indicadores selecionados	Escalas
Integridade Tissular: Pele e Mucosas – Integridade estrutural e função fisiológica normal da pele e das mucosas	Saúde Fisiológica	Integridade Tissular	– Integridade da Pele	1. Gravemente comprometido 2. Muito comprometido 3. Moderadamente comprometido 4. Levemente comprometido 5. Não comprometido

(continua)

Quadro 16.3	Seleção dos resultados e seus indicadores para o diagnóstico Icterícia Neonatal de acordo com a NOC[7] (continuação)				
Icterícia Neonatal					
Resultados selecionados/ definições	Domínio	Classe	Indicadores selecionados	Escalas	
			– Eritema	1. Grave 2. Substancial 3. Moderado 4. Leve 5. Nenhum	
Termorregulação: Recém-nascido – Equilíbrio entre a produção, o aumento e a perda de calor durante o período neonatal	Saúde Fisiológica	Regulação Metabólica	– Instabilidade da temperatura – Letargia – Desidratação – Hiperbilirrubinemia	1. Grave 2. Substancial 3. Moderado 4. Leve 5. Nenhum	

Para o diagnóstico de enfermagem **Amamentação Interrompida**, foram selecionados 10 cuidados de enfermagem, contidos no sistema de prescrição do HCPA, e duas intervenções, com 10 intervenções/atividades, segundo a NIC[6] (Quadro 16.4).

É importante salientar que, mesmo que o RN seja mantido em fototerapia e que exista uma quebra na continuidade da amamentação materna, como, por exemplo, no horário noturno, quando a mãe não pode permanecer no hospital, ou quando o bebê fica sem condições de ser amamentado, a mãe é orientada para que oportunamente possa amamentá-lo.

Quadro 16.4	Seleção de cuidados de enfermagem a partir das informações contidas no sistema informatizado do HCPA e conforme as intervenções/atividades de enfermagem descritas pela NIC[6]

Amamentação Interrompida *relacionada* à doença da criança (internação) *evidenciada* pela separação entre mãe e filho.

Etiologia: *Separação mãe-bebê*, definida, nesse caso, pela quebra na continuidade do processo de amamentação.

Cuidados de enfermagem segundo o sistema informatizado do HCPA	Intervenções/atividades de enfermagem segundo a NIC[6]		
– Orientar a amamentação, mantendo o bebê em fototerapia – Observar as mamadas ao seio – Auxiliar a mãe durante a amamentação da criança – Orientar ordenha manual das mamas – Encaminhar a mãe ao banco de leite humano – Orientar a conservação do leite materno ordenhado – Orientar a mãe para que realize exercícios de estímulo à sucção – Oferecer leite materno ordenhado – Permitir expressão verbal dos sentimentos – Encaminhar ao enfermeiro consultor em amamentação	Aconselhamento para Lactação Assistência na Amamentação	Domínio Família	Classe Cuidado no Nascimento dos Filhos
	▪ Determinar a base de conhecimentos sobre aleitamento materno ▪ Informar sobre as vantagens e as desvantagens do aleitamento materno ▪ Corrigir conceitos errados, informações incorretas e imprecisões sobre amamentação ▪ Observar o bebê ao seio para determinar posição certa, deglutição audível e padrão de sucção/deglutição ▪ Avaliar a adequação do esvaziamento do seio com a amamentação do bebê ▪ Encorajar a mãe a oferecer as duas mamas a cada mamada ▪ Informar a mãe sobre as opções de esgotadeiras disponíveis, para manter a lactação ▪ Orientar sobre formas de controle da congestão mamária, mediante esvaziamento no mesmo horário, pela amamentação ou pelo uso da esgotadeira ▪ Encaminhar os pais a aulas adequadas ou a grupos de apoio ao aleitamento materno ▪ Orientar sobre armazenagem e aquecimento do leite materno		

Os resultados selecionados nesse caso, conforme a NOC,[7] foram Conhecimento: Amamentação, com um de seus indicadores, e Manutenção: Amamentação, com dois de seus indicadores (Quadro 16.5).

Quadro 16.5 — Seleção dos resultados e seus indicadores para o diagnóstico Amamentação Interrompida de acordo com a NOC[7]

Resultados selecionados/ definições	Domínio	Classe	Indicadores selecionados	Escalas
Conhecimento: Amamentação – Alcance da compreensão transmitida sobre a lactação e a nutrição do bebê por meio da amamentação	Conhecimentos e Comportamentos de Saúde	Conhecimento de Saúde	– Benefícios da amamentação	1. Nenhum conhecimento 2. Conhecimento limitado 3. Conhecimento moderado 4. Conhecimento substancial 5. Conhecimento amplo
Manutenção da Amamentação – Continuação da amamentação, do estabelecimento ao desmame, para nutrição de um neonato/lactente	Saúde Fisiológica	Digestão e Nutrição	– Crescimento do bebê dentro dos parâmetros normais – Capacidade da mãe de coletar e armazenar o leite materno com segurança	1. Não adequado 2. Levemente adequado 3. Moderadamente adequado 4. Substancialmente adequado 5. Totalmente adequado

EVOLUÇÃO

Os diagnósticos de enfermagem selecionados para o RN (Icterícia Neonatal e Amamentação Interrompida) apontaram à equipe cuidadora de enfermagem os aspectos importantes a serem observados, a fim de prevenir possíveis complicações e promover a recuperação do paciente.

O plano de cuidados possibilitou alcançar os resultados traçados para o diagnóstico de enfermagem Icterícia Neonatal. No que diz respeito aos resultados de Integridade Tissular, nos indicadores de integridade da pele e eritema, o RN manteve-se não comprometido (5). No resultado Termorregulação do RN, nos indicadores de instabilidade da temperatura corporal, letargia e desidratação, também manteve-se em nenhum (5); no indicador de hiperbilirrubinemia, o RN evoluiu de substancial (2) a leve (4).

Quanto ao diagnóstico de Amamentação Interrompida, o resultado Conhecimento: Amamentação, no indicador descrição dos benefícios da amamentação, em que se identificou conhecimento limitado (2), passou a ser conhecimento substancial (4). No resultado Manutenção da Amamentação, o indicador crescimento do bebê dentro dos parâmetros normais manteve-se totalmente adequado (5), e a capacidade da mãe para coletar e armazenar o leite das mamas com segurança passou de não adequada (1) a totalmente adequada (5).

No momento da alta, o RN apresentava-se levemente ictérico, em bom estado geral.

REFERÊNCIAS

1. Maisels MJ, Bhutani VK, Bogen D, Newman TB, Stark AR, Watchko JF. Hyperbilirubinemia in the newborn infant > or = 35 weeks' gestation: an update with clarifications. Pediatrics. 2009;124(4):1193-8.
2. Tamez RN, Silva MJP. Enfermagem na UTI neonatal: assistência ao recém-nascido de alto risco. 3. ed. Rio de Janeiro: Guanabara Koogan; 2006.
3. Horta WA. Processo de enfermagem. São Paulo: EPU; 1979.
4. Benedet SA, Bub MBC. Manual de diagnóstico de enfermagem: uma abordagem baseada na teoria de necessidades humanas básicas e na classificação diagnóstica da NANDA. 2. ed. Florianópolis: Bernúncia; 2001.
5. NANDA International. Diagnósticos de enfermagem da NANDA: definições e classificação 2009-2011. Porto Alegre: Artmed; 2010.
6. Bulechek GM, Butcher HK, Dochterman JM. Classificação das intervenções de enfermagem (NIC). 5. ed. Rio de Janeiro: Elsevier; 2010.
7. Moorhead S, Johnson M, Maas ML, Swanson E. Classificação dos resultados de enfermagem (NOC). 4. ed. Rio de Janeiro: Elsevier; 2010.

17

Paciente adulto com Risco de suicídio

Celina Marques Schondelmayer, Vera Beatriz Delgado
Mônica M. Tabajara, Márcio Silveira da Silva, Juciléia Thomas
Leliane Silva Morsch, Miriam Bolfoni, Christine Wetzel

ESTUDO DE CASO

Paciente feminina, 25 anos, solteira, universitária, procedente de uma cidade do interior do Rio Grande do Sul. Admitida na unidade de internação psiquiátrica, acompanhada pela mãe, para tratamento devido a tentativa de suicídio, com cortes nos pulsos e no pescoço feitos por lâmina de barbear.

A mãe relata que a paciente apresentou o primeiro episódio de automutilação e sintomas depressivos aos 17 anos, em tratamento psiquiátrico desde então, com várias internações prévias por esse motivo. A tentativa de suicídio anterior havia ocorrido seis meses antes da atual internação, com ingesta excessiva de medicação. Há duas semanas, a paciente vinha apresentando piora dos sintomas depressivos, sem sair do quarto, ficando isolada, dormindo muito, sem se alimentar de modo adequado e sem falar com ninguém.

Ao exame do estado mental, a paciente encontrava-se orientada auto e alopsiquicamente, normovigil, hipotenaz, sem alterações na sensopercepção, memória preservada, pensamento agregado, ideação suicida sem plano, juízo crítico prejudicado, afeto embotado, verbalmente agressiva, hostil e negativista.

Ao exame físico, apresentava-se descuidada da aparência, tendo os cabelos com oleosidade, as roupas íntimas com sujidade. Apresentava várias cicatrizes na região do antebraço e no pescoço, por episódios de automutilação. Os sinais vitais encontravam-se estáveis. Foi acolhida na unidade, com revista corporal e de pertences.

A paciente foi encaminhada ao leito na presença de um profissional de enfermagem e, após combinação entre a equipe e a paciente, foi estabelecido o início de observação constante por meio do acompanhamento individual.

Ao longo do período de internação, que durou seis meses, a equipe multiprofissional permaneceu com o cuidado de manter o acompanhamento individual da paciente, em razão da ideação suicida. Devido ao descontrole dos impulsos, realizou 16 sessões de eletroconvulsoterapia, na tentativa de diminuir tal sintoma, mas sem benefício terapêutico.

INFORMAÇÕES RELEVANTES

Segundo informações do Ministério da Saúde,[1] em 2003, cerca de 900 mil pessoas cometeram suicídio no mundo inteiro. Em 2004, cerca de 8 mil brasileiros tiraram a própria vida. O problema vem crescendo em alguns segmentos da população, como em homens mais jovens, índios, idosos, trabalhadores do setor agrícola que tiveram a saúde prejudicada por pesticidas e mulheres jovens gestantes moradoras de rua. Algumas cidades brasileiras possuem taxas acima da média nacional, como Porto Alegre, onde, em 2004, na população masculina, registraram-se 16 casos de suicídio para cada 100 mil homens.

A eletroconvulsoterapia é um procedimento que consiste na indução de convulsões generalizadas, com duração limitada, por meio da passagem de corrente elétrica pelo cérebro. Seu mecanismo exato de ação ainda é desconhecido. É indicada para quadros graves, com risco importante, nos quais se necessita de uma resposta clínica rápida. Também indica-se a eletroconvulsoterapia em casos de respostas inadequadas às medicações.[2]

Como profissionais da área de saúde mental, percebemos a importância de estar atentos aos sinais e sintomas apresentados pelos pacientes em sofrimento, pois muitas são as causas das tentativas de tirar a própria vida.

FATORES DE RISCO, SINAIS E SINTOMAS IDENTIFICADOS NO ESTUDO DE CASO

- História de tentativa de suicídio anterior
- Transtorno psiquiátrico
- Isolamento social
- Afeto embotado
- Agressividade física
- Impulsividade
- Hostilidade
- Isolacionismo
- Agitação
- Ideação suicida
- Tentativa prévia de suicídio
- Automutilação
- Inapetência
- Recusa alimentar
- Juízo crítico prejudicado
- Descuido com a aparência
- Negativismo
- Irritabilidade

Com base nos fatores de risco, sinais e sintomas, foram identificados dois diagnósticos prioritários para o caso, os quais são apresentados conforme as Necessidades Humanas Básicas de Horta[3,4] em cada um de seus grupos e subgrupos, e conforme os domínios e as classes da Taxonomia II da NANDA-I[5] (Quadro 17.1).

Quadro 17.1 Diagnósticos de enfermagem conforme a estrutura preconizada por Horta[3,4] e a Taxonomia II da NANDA-I[5]

Diagnósticos de enfermagem/ definições	Necessidades Humanas Básicas de Horta[3,4]		Domínios da NANDA[5]	
	Grupo	Subgrupo	Domínio	Classe
Risco de Suicídio – Risco de lesão autoinfligida que ameaça a vida	Necessidades Psicobiológicas	Segurança Física/Meio Ambiente	Segurança e Proteção	Violência
Interação Social Prejudicada – Quantidade insuficiente ou excessiva, ou qualidade ineficaz de busca social	Necessidades Psicossociais	Gregária	Relacionamento de Papel	Desempenho de Papel

Para os dois diagnósticos de enfermagem estabelecidos, são apresentados, fator de risco, etiologia e sinais e sintomas. Para cada etiologia e fator de risco, foram elaboradas definições (Quadros 17.2 e 17.4).

Os cuidados de enfermagem para cada um dos diagnósticos elencados estão descritos de acordo com o sistema de prescrição de enfermagem informatizado do Hospital de Clínicas de Porto Alegre (HCPA) e com as intervenções e atividades de enfermagem segundo a Classificação das Intervenções de Enfermagem (NIC)[6] (Quadros 17.2 e 17.4).

Os resultados e os indicadores foram selecionados para a avaliação da efetividade das intervenções de enfermagem aplicadas para cada um dos diagnósticos de enfermagem identificados, de acordo com a Classificação dos Resultados de Enfermagem (NOC)[7] (Quadros 17.3 e 17.5).

Para o diagnóstico de enfermagem **Risco de Suicídio**, foram eleitos quatro cuidados de enfermagem contidos no sistema de prescrição do HCPA e uma intervenção em duas classes diferentes, com 12 atividades, segundo a NIC[6] (Quadro 17.2).

Quadro 17.2 Seleção dos cuidados de enfermagem a partir das informações contidas no sistema informatizado do HCPA e conforme as intervenções/atividades de enfermagem descritas pela NIC[6]

Risco de Suicídio *relacionado* a distúrbio psiquiátrico.

Fator de risco: *Distúrbio psiquiátrico* definido como um conjunto de sinais, sintomas, padrões comportamentais ou psicológicos clinicamente importantes que ocorrem em um indivíduo e que estão associados a algum grau de sofrimento e/ou incapacidade.

Cuidados de enfermagem segundo o sistema informatizado do HCPA	Intervenções/atividades de enfermagem segundo a NIC[6]		
– Minimizar a exposição do paciente a fatores de risco ambientais – Permanecer constantemente junto ao paciente – Comunicar comportamento indicador de ansiedade – Possibilitar que o paciente verbalize seus sentimentos	**Prevenção do Suicídio**	**Domínio**	**Classe**
		Segurança	Controle de Riscos
	<ul><li>Determinar presença e grau do risco de suicídio</li><li>Determinar se o paciente tem meios disponíveis para levar adiante o plano de suicídio</li><li>Envolver o paciente no planejamento do próprio tratamento, conforme apropriado</li><li>Orientar o paciente sobre estratégias de enfrentamento (p. ex., treinamento da assertividade, controle de impulsos e relaxamento muscular progressivo), conforme apropriado</li><li>Fazer um contrato (verbal ou escrito) com o paciente de "não causar dano a si mesmo" por determinado período de tempo, renovando-o a intervalos específicos, conforme apropriado</li><li>Ajudar o paciente a identificar uma rede de pessoas e de recursos de suporte (p. ex., religião, família, provedores de cuidado)</li></ul>		

(continua)

Quadro 17.2	Seleção dos cuidados de enfermagem a partir das informações contidas no sistema informatizado do **HCPA** e conforme as intervenções/atividades de enfermagem descritas pela **NIC**[6] *(continuação)*

	- Comunicar as questões de risco e de segurança relevantes a outros provedores de cuidados
- Observar, registrar e informar qualquer mudança no humor ou no comportamento capaz de significar aumento do risco de suicídio e documentar os resultados de checagens regulares de supervisão
- Envolver a família no plano de alta (p. ex., ensino sobre doença/medicação, reconhecimento de aumento do risco de suicídio, plano do paciente para lidar com ideias de autolesão, recursos da comunidade)
- Observar o indivíduo quanto ao aparecimento de sinais de incoerência capazes de indicar falta de compromisso em atender ao contrato
- Interagir com o paciente a intervalos regulares para transmitir cuidados e franqueza e oportunizar a conversa sobre sentimentos
- Monitorar o paciente durante o uso de armas potenciais (p. ex., barbeador)

O resultado selecionado nesse caso, conforme a NOC,[7] foi Controle de Riscos, com quatro de seus indicadores (Quadro 17.3).

| Quadro 17.3 | Seleção do resultado e seus indicadores para o diagnóstico Risco de Suicídio de acordo com a NOC[7] |

Risco de Suicídio				
Resultado selecionado/ definição	Domínio	Classe	Indicadores selecionados	Escalas
Controle de Riscos – Ações pessoais para prevenir, eliminar ou reduzir ameaças à saúde, passíveis de modificação	Conhecimentos e Comportamentos de Saúde	Controle de Riscos e Segurança	– Desenvolvimento de estratégias eficientes de controle de riscos – Compromisso com as estratégias de controle de riscos – Ato de evitar exposição a ameaças à saúde – Segue estratégias selecionadas de controle de riscos	1. Nunca demonstrado 2. Raramente demonstrado 2. Algumas vezes demonstrado 4. Frequentemente demonstrado 5. Consistentemente demonstrado

Para o diagnóstico de enfermagem **Interação Social Prejudicada**, foram eleitos dois cuidados de enfermagem dentre os contidos no sistema de prescrição do HCPA e uma intervenção, com cinco atividades, segundo a NIC[6] (Quadro 17.4).

Quadro 17.4	Seleção dos cuidados de enfermagem a partir das informações contidas no sistema informatizado do HCPA e conforme as intervenções/atividades de enfermagem descritas pela NIC[5]

Interação Social Prejudicada relacionada a afeto alterado, *evidenciada* por isolacionismo, negativismo e irritabilidade.

Etiologia: *Afeto alterado* é a expressão comportamental imprópria da emoção. Pode ser inadequado (incongruente com a situação), constrito ou embotado (variação e intensidade diminuídas) ou insípido (ausência de expressão emocional).[2]

Cuidados de enfermagem segundo o sistema informatizado do HCPA	Intervenções/atividades de enfermagem segundo a NIC[6]		
– Estimular a participação em atividades recreativas – Estimular a interação social de forma gradativa	Melhora da Socialização	Domínio	Classe
		Comportamental	Melhora da Comunicação
	■ Encorajar atividades sociais e comunitárias ■ Oferecer *feedback* sobre melhorias no cuidado da aparência pessoal e sobre outras atividades ■ Oferecer *feedback* quando o paciente alcançar as metas ■ Facilitar o *input* do paciente e o planejamento de atividades futuras ■ Investigar elementos positivos e negativos da atual rede de relacionamentos		

O resultado selecionado nesse caso, conforme a NOC,[7] foi Habilidades de Interação Social, com quatro de seus indicadores (Quadro 17.5).

Quadro 17.5 Seleção do resultado e seus indicadores para o diagnóstico Interação Social Prejudicada de acordo com a NOC[7]

Resultado selecionado/ definição	Domínio	Classe	Indicadores selecionados	Escalas
Habilidades de Interação Social – Comportamentos pessoais que promovem relações eficientes	Saúde Psicossocial	Interação Social	– Expõe-se conforme apropriado – Uso de estratégias de solução de conflitos – Mostra receptividade – Mostra confiança	1. Nunca demonstrado 2. Raramente demonstrado 3. Às vezes demonstrado 4. Muitas vezes demonstrado 5. Consistentemente demonstrado

EVOLUÇÃO

Conforme os diagnósticos de enfermagem selecionados e as atividades instituídas, foram alcançados os seguintes resultados, descritos a seguir.

Nos indicadores selecionados para o diagnóstico Risco de Suicídio – desenvolver estratégias eficazes para controle de riscos, comprometer-se com estratégias eficazes para controle de riscos, evitar expor-se a ameaças à saúde e seguir estratégias selecionadas de controle de riscos –, a paciente apresentou, inicialmente, nunca demonstrado (1); durante a internação, evoluiu para raramente demonstrado (2) e, no momento da alta, foi avaliada como algumas vezes demonstrado (3).

Nos indicadores selecionados para o diagnóstico Interação Social Prejudicada – expor-se conforme apropriado, usar estratégias de solução de conflitos, mostrar receptividade e mostrar confiança –, a paciente apresentou, inicialmente, nunca demonstrado (1); durante a internação, evoluiu para raramente demonstrado (2) e, no momento da alta, foi avaliada como algumas vezes demonstrado (3).

Com o processo de enfermagem, a equipe buscou ajudar a paciente a restabelecer os cuidados mínimos com sua própria vida, estimulando a socialização e promovendo a diminuição da possibilidade de ato suicida. A sistematização proporcionou uma linguagem de enfermagem padronizada dentro da equipe, possibilitando discussões, reflexões e satisfação no trabalho.

No momento da alta, a paciente apresentava melhora significativa dos sintomas apresentados durante o período de internação, demonstrando maior autonomia, melhora nos relacionamentos interpessoais e não apresentando risco contra sua própria vida. A paciente seguiu o acompanhamento no ambulatório do hospital.

REFERÊNCIAS

1. Brasil. Ministério da Saúde. Manual ajudará a prevenir suicídio [Internet]. Brasília, DF: Ministério da Saúde; 2006 [capturado em 19 nov. 2010]. Disponível em: http://portal.saude.gov.br/portal/saude/visualizar_texto.cfm?idtxt=25076.
2. Quevedo J, Schmitt R, Kapczinski F. Emergências psiquiátricas. 2. ed. Porto Alegre: Artmed; 2008.
3. Horta WA. Processo de enfermagem. São Paulo: EPU; 1979.
4. Benedet SA, Bub MBC. Manual de diagnóstico de enfermagem: uma abordagem baseada na teoria de necessidades humanas básicas e na classificação diagnóstica da NANDA. 2. ed. Florianópolis: Bernúncia; 2001.
5. NANDA International. Diagnósticos de enfermagem da NANDA: definições e classificação 2009-2011. Porto Alegre: Artmed; 2010.
6. Bulechek GM, Butcher HK, Dochterman JM. Classificação das intervenções de enfermagem (NIC). 5. ed. Rio de Janeiro: Elsevier; 2010.
7. Moorhead S, Johnson M, Maas ML, Swanson E. Classificação dos resultados de enfermagem (NOC). 4. ed. Rio de Janeiro: Elsevier; 2010.

18

Proteção ineficaz em paciente submetido a transplante de células-tronco hematopoiéticas alogênico não relacionado

Claudete R. M. Pacheco, Angélica Pires Ghinato

ESTUDO DE CASO

Paciente masculino, 42 anos, casado, trabalhador de empresa avícola, proveniente de Santa Catarina, com diagnóstico inicial de aplasia medular em dezembro de 2009 – sendo esta refratária ao uso de ciclosporina (CSA), prednisona e timoglobulina. Internado no Hospital de Clínicas de Porto Alegre (HCPA), na unidade de ambiente protegido (UAP), em meados de junho de 2010, com diagnóstico estabelecido de anemia aplásica grave, quando foi submetido ao transplante de células-tronco hematopoiéticas não relacionado (TCTHANR).

Apresentava diabetes melito e hipertensão arterial sistêmica, secundários ao uso de corticoides e CSA. No momento da internação, o paciente tinha micro-hemorragia ocular direita, com visão embaralhada, sem alteração de nível de consciência, orientação, motricidade, comunicação e comportamento. Negava alergias, previamente hígido, desportista amador (futebol), alimentação sem restrições, não fumante e com ingestão de bebidas alcóolicas socialmente. Possuía cateter venoso central totalmente implantado, colocado em março de 2010. Eupneico. Abdome e extremidades sem particularidades. Apresentava peso de 81,5 kg e altura de 1,69 m.

Foi submetido à colocação de cateter venoso central semi-implantado de três vias, oito dias antes do transplante (D-8), e iniciou com heparina endovenosa contínua, seis dias antes do transplante (D-6). Alguns dias depois, referiu dificuldade de conciliação do sono, permanecendo hipervigilante, cochilando brevemente, com sono interrompido aos mínimos estímulos.

Passou a utilizar imunossupressor endovenoso contínuo quatro dias antes do transplante (D-4) e condicionamento quimioterápico entre o sexto e o primeiro dia anterior do transplante (D-6 a D-1), para obter a mieloablação. As drogas utilizadas

(continua)

> **ESTUDO DE CASO** (continuação)
>
> foram fludarabina, ciclofosfamida (FluCy) e alentuzumabe, apresentando, durante a infusão deste último, tremores e prurido corporal, sem repercussões.
>
> Na última semana de junho, foi submetido ao transplante das células hematopoiéticas (dia zero) provindas da medula óssea de doador não relacionado, de baixa celularidade, volume acima de 600 mL, ABO incompatível. Apresentou hipertensão arterial e hemólise pós-infusional controláveis. Nesse dia, evidenciava hemoglobina = 5,8; leucócitos = 850; plaquetas = 26.000; creatinina = 1,16.
>
> No início de julho, apresentou sintomas gripais, recebendo oseltamivir do nono ao décimo segundo dia após o transplante (D+9 ao D+12). Aos onze dias (D+11) após o transplante, apresentava creatinina = 1,86; peso = 78,6 kg (-2,9 kg em relação ao peso inicial). Aos dezoito dias (D+18), foi identificado com citomegalovírus positivo (CMV+), quando iniciou com antivirótico, apresentando episódios intensos de náuseas, diminuição da ingesta, ganho ponderal e anasarca. Aos dezenove dias após o transplante (D+19), apresentou neutropenia febril e iniciou com antibiótico. Vinte dias após o transplante (D+20), apresentava-se com diarreia, diminuição do apetite e cansaço, sendo iniciado outro antibiótico.
>
> Aos vinte e quatro dias após o transplante (D+24), apresentou episódio de hiperglicemia, com glicemia capilar = 470 mg%, tendo iniciado com insulinoterapia subcutânea. Aos vinte e cinco dias (D+25) após o transplante foi suspenso o antivirótico; apresentou um aumento de 12 kg em sete dias (94 kg) e iniciou-se outro antivirótico, com o qual permaneceu até o trigésimo primeiro dia (D+31). O imunossupressor foi suspenso aos vinte e seis dias (D+26), quando apresentava creatinina = 3,86; leucócitos = 337, PA = 160/80 mmHg. Nesse dia, apresentou disfunção respiratória por congestão pulmonar, sendo necessário iniciar com restrição hídrica = 800 mL/dia e oxigênio por cateter nasal.
>
> Aos trinta e dois dias após o transplante (D+32), houve a "pega medular" (enxertia do doador no paciente). Foi então retirado o cateter semi-implantado com três vias, porém permaneceu com o cateter totalmente implantado. Nesse período, apresentava hemoglobina = 7,5; leucócitos = 6.770 (neutrófilos=95%); plaquetas = 37.000; creatinina = 2,41. Após trinta e sete dias (D+37), plaquetas = 46.000; creatinina = 1,77; peso = 77,8 kg (-3,7 kg peso da baixa).
>
> Durante a internação, o paciente também apresentou mucosite graus I e II, porém manteve ingesta por via oral, mesmo que diminuída em certos períodos; não necessitou nutrição parenteral total (NPT). No início de agosto de 2010, no trigésimo oitavo dia após o transplante (D+38), recebeu alta da UAP.

INFORMAÇÕES RELEVANTES

A unidade de ambiente protegido (UAP) do HCPA recebe somente pacientes com neutropenia. Possui ventilação com filtragem, pressão atmosférica, umidade e temperatura apropriadas. Todas as janelas são lacradas. Acompanhantes e visitas são restritos, e não podem entrar pessoas com doenças infectocontagiosas. Todas as pessoas (profissionais, familiares, etc.) que ali desejam entrar, antes devem lavar as mãos com antisséptico, desinfectar pertences e solicitar seu acesso pelo interfone. Os transplantados alogênicos são internados em quartos individuais.

A hematopoiese é o conjunto dos processos celulares de formação, desenvolvimento e maturação dos elementos do sangue (hemácias, leucócitos e plaquetas). As células hematopoiéticas pluripotentes, ou células-tronco, são as responsáveis por formar as células que circulam no sangue. As células-tronco hematopoiéticas (CTH) são encontradas na medula óssea (tecido que preenche ossos longos e chatos, como o ísquio do quadril, o esterno e o fêmur, bem como as vértebras e o crânio), no sangue periférico e no sangue do cordão umbilical, constituindo as fontes de coleta para o transplante medular.[1]

O transplante de células-tronco hematopoiéticas (TCTH) consiste na transferência dessas células de um doador a um receptor, com a finalidade de manter a integridade funcional do material transplantado no receptor. O TCTH tem indicação nas doenças em que há falência do sistema hematopoiético, seja pela infiltração de células leucêmicas na medula óssea, seja pelas doenças que alteram a produção de constituintes sanguíneos.[1]

As modalidades de TCTH consistem em:

- TCTH autólogo: as células provêm do próprio paciente, são armazenadas e reinfundidas após regime de condicionamento. Indicado, por exemplo, em mieloma múltiplo e linfomas;[2]
- TCTH alogênico: as células são retiradas de um doador vivo, compatível, selecionado por testes de histocompatibilidade, podendo ser identificado entre familiares:
   - alogênico relacionado (TCTHAR) ou em "bancos de medula óssea"
   - alogênico não relacionado (TCTHANR).[2]

Ambos os tipos de transplante necessitam de regime de condicionamento prévio (quimioterapia de altas doses, associada ou não a irradiação corporal, e imunomodulador, como timoglobulina), que visa a obter espaço físico dentro da medula óssea para que possa haver o enxerto com as células do doador, promover a imunossupressão, prevenir a rejeição e erradicar a doença de base.[2] Esse tipo de transplante é indicado para neoplasias hematológicas malignas, como leucemias mieloides e linfocíticas crônicas, leucemias mieloides e linfoides agudas, síndromes mielodisplásicas, linfomas não Hodgkin e de Hodgkin, doenças não malignas adquiridas, como aplasia medular e algumas doenças autoimunes, e também doenças não malignas congênitas, como anemia de Fanconi, anemia falciforme, talassemia, osteopetrose, lipidoses, como adrenoleucodistrofia, e imunodeficiências, como a de Wiskott-Aldrich.[1,2]

O paciente em estudo apresentava anemia aplásica grave, a qual se caracteriza por pancitopenia associada a medula óssea hipocelular e sem evidência de infiltração neoplásica ou mieloproliferativa e fibrose. Esta anemia se correlaciona a exposição a drogas, agentes químicos, radiação e uma variedade de doenças com agentes virais (Epstein-Barr, hepatites, imunodeficiência humana adquirida, etc.) e a algumas doenças imunes; também pode ser de origem idiopática.[1]

As complicações mais comuns a ambos os transplantes (autólogo e alogênico) consistem nas alterações cardíacas (arritmias, derrame pericárdico, insuficiência cardíaca); renais (cistite hemorrágica, insuficiência renal, retenção de líquidos, distúrbios hidreletrolíticos, etc.); pulmonares (edema agudo de pulmão, pneumonias bacterianas, fúngicas, etc.); gastrintestinais (anorexia/inapetência, mucosite, náuseas/vômitos, diarreia, síndrome obstrutiva sinusoidal/doença veno-oclusiva hepática, etc.); hemorrágicas (sufusões hemorrágicas, melena, epistaxe, etc.); cutâneas (alopecia, reações alérgicas, etc.); neurológicas (cefaleia, crises convulsivas, alterações visuais, etc.); musculoesqueléticos (fadiga, cansaço, exaustão, etc.) dor; alteração da função reprodutiva; neutropenia/infecção/sepse; ansiedade/estados depressivos; e doença do enxerto contra o hospedeiro (DECH), que ocorre de forma exclusiva nos alogênicos. Trata-se de um ataque imunológico por parte das células imunocompetentes do doador contra os tecidos do receptor, reconhecidos como estranhos. A DECH aguda ocorre nos primeiros 100 dias de transplante e a DECH crônica após os 100 dias. Os principais órgãos atingidos são a pele, o fígado e o trato gastrintestinal.[2]

O enxerto, ou a "pega medular", ocorre em média entre o D+10 e o D+28, dependendo do tipo de transplante, da celularidade das células-tronco infundidas e da presença de infecções. Nos transplantes alogênicos, o enxerto é mais demorado. O enxerto define-se quando os neutrófilos permanecem acima de 500 por três dias consecutivos.[2]

SINAIS E SINTOMAS IDENTIFICADOS NO ESTUDO DE CASO

- Imunossupressão
- Micro-hemorragia ocular à direita
- Tremores, prurido corporal
- Hipertensão e hemólise pós-transfusional
- Sintomas gripais
- Episódios intensos de náuseas
- Ganho ponderal significativo/anasarca
- Diminuição do apetite/cansaço
- Neutropenia febril
- Mucosite
- Aumento da pressão arterial (PA)
- Glicemia capilar elevada

PROCESSO DE ENFERMAGEM NA PRÁTICA CLÍNICA 255

- Sono alterado
- Congestão pulmonar
- Disfunção respiratória
- Elevação da creatinina
- Diarreia

Com base nos sinais e sintomas, identificaram-se dois diagnósticos de enfermagem prioritários para o caso, os quais são apresentados, de acordo com as Necessidades Humanas Básicas de Horta,[3,4] em cada um dos seus grupos e subgrupos, e de acordo com os domínios e as classes da Taxonomia II da NANDA-I[5] (Quadro 18.1).

Quadro 18.1 Diagnósticos de enfermagem estruturados conforme preconizado por Horta[3,4] e a Taxonomia II da NANDA-I[5]

Diagnósticos de enfermagem/ definições	Necessidades Humanas Básicas de Horta[3,4]		Domínios da NANDA-I[5]	
	Grupo	Subgrupo	Domínio	Classe
Proteção Ineficaz – Diminuição na capacidade de proteger-se de ameaças internas ou externas, como doenças ou lesões[5]	Necessidades Psicobiológicas	Segurança Física/Meio Ambiente	Segurança/ Proteção	Lesão Física
Volume de Líquidos Excessivo – Retenção aumentada de líquidos isotônicos[5]	Necessidades Psicobiológicas	Hidratação	Nutrição	Hidratação

Para os dois diagnósticos de enfermagem estabelecidos, são apresentadas as etiologias e os sinais e sintomas evidenciados. Para cada etiologia, foram elaboradas definições (Quadros 18.2 e 18.4).

Os cuidados de enfermagem para cada um dos diagnósticos elencados estão descritos de acordo com o sistema de prescrição de enfermagem informatizado do HCPA e com as intervenções e atividades de enfermagem segundo a Classificação das Intervenções de Enfermagem (NIC)[6] (Quadros 18.2 e 18.4).

Os resultados e os indicadores foram selecionados para a avaliação da efetividade das intervenções de enfermagem aplicadas para cada um dos diagnósticos de enfermagem identificados, de acordo com a Classificação dos Resultados de Enfermagem (NOC)[7] (Quadros 18.3 e 18.5).

Para o diagnóstico de enfermagem **Proteção Ineficaz**, foram eleitos 29 cuidados de enfermagem, contidos no sistema de prescrição do HCPA, e quatro intervenções, com 28 atividades, segundo a NIC[6] (Quadro 18.2).

Quadro 18.2 Seleção de cuidados de enfermagem a partir das informações contidas no sistema informatizado do HCPA e conforme as intervenções/atividades de enfermagem descritas pela NIC[6]

Proteção Ineficaz *relacionada* a distúrbios hematológicos e terapêutica, *evidenciada* por deficiências na imunidade (aplasia medular, neutropenia imunossupressão), alteração da coagulação (micro-hemorragia ocular), tremores, prurido, diminuição do apetite/cansaço, insônia, prejuízo na cicatrização (mucosite), sintomas gripais.

Etiologia 1: *Distúrbios hematológicos* são alterações no sistema hematológico que influenciam os processos de defesa e de coagulação.

Etiologia 2: *Terapêutica* é a aplicação de medicamentos e o tratamento de moléstias ou estado patológico.[8]

Cuidados de enfermagem segundo o sistema informatizado do HCPA	Intervenções/atividades de enfermagem segundo a NIC[6]		
– Manter quarto individual – Restringir visitas – Evitar contato com doenças infecto-contagiosas – Observar sinais de infecção – Orientar o autocuidado quanto à prevenção de infecção e lavagem das mãos	**Controle de Infecção** **Proteção contra Infecção** ■ Orientar o paciente sobre técnicas adequadas de lavagem das mãos ■ Lavar as mãos antes e após cada atividade de cuidado ao paciente ■ Manter um ambiente asséptico ideal durante a inserção de linhas venosas centrais à beira do leito do paciente	**Domínio** Segurança	**Classe** Controle de Risco

(continua)

Quadro 18.2	Seleção de cuidados de enfermagem a partir das informações contidas no sistema informatizado do HCPA e conforme as intervenções/atividades de enfermagem descritas pela NIC[6] (continuação)			
– Observar pertuito e locais de inserção dos cateteres – Trocar curativo transparente a cada sete dias – Implementar cuidados com cateteres – Trocar equipos, dânulas e extensores a cada 72 horas, realizar assepsia com álcool ao manusear as conexões – Proteger a pele para evitar rompimento – Hidratar a pele – Observar reações alérgicas – Verificar os sinais vitais quatro vezes ao dia – Orientar paciente/família quanto às rotinas da unidade – Orientar pacientes e familiares sobre prevenção de infecção – Orientar familiares sobre o cuidado	■ Assegurar manuseio asséptico de todas as linhas endovenosas ■ Trocar os acessos endovenosos centrais e periféricos, bem como curativos, conforme as orientações atuais do CDC ■ Monitorar sinais e sintomas sistêmicos e locais de infecção ■ Monitorar a contagem absoluta de granulócitos e de glóbulos brancos e os resultados diferenciais ■ Obedecer às precauções para neutropenias, conforme apropriado ■ Examinar a pele e as mucosas em busca de hiperemia, calor extremo ou drenagem ■ Providenciar quarto individual, se necessário ■ Orientar o paciente e a família sobre maneiras de evitar infecções ■ Comunicar suspeita de infecções aos profissionais do controle de infecções ■ Comunicar culturas positivas aos profissionais do controle de infecções ■ Orientar as visitas a lavarem as mãos ao entrar no quarto do paciente e ao sair dele ■ Limitar a quantidade de visitas, conforme apropriado			
– Monitorar sangramentos – Vigiar o sensório – Manter repouso relativo – Manter repouso absoluto – Verificar hematúria	**Precauções contra Sangramento**	**Domínio** Fisiológico: Complexo		**Classe** Controle da Perfusão Tissular
	■ Monitorar atentamente o paciente quanto a hemorragia			

(continua)

Quadro 18.2 Seleção de cuidados de enfermagem a partir das informações contidas no sistema informatizado do HCPA e conforme as intervenções/atividades de enfermagem descritas pela NIC[6] (continuação)

– Observar alterações na coloração da pele – Avaliar presença de petéquias, hematomas, equimoses – Implementar cuidados no ato transfusional de sangue e/ou de hemocomponentes – Monitorar os resultados de exames laboratoriais – Realizar balanço hídrico total	■ Monitorar atentamente o paciente quanto a hemorragia ■ Monitorar sinais e sintomas de sangramento persistente (p. ex., verificar todas as secreções em busca de sangue vivo ou oculto) ■ Observar níveis de hemoglobina/hematócrito antes e depois de perda de sangue, conforme indicado ■ Monitorar os testes de coagulação, inclusive tempo de protrombina (TP), tempo parcial da tromboplastina (TTP), fibrinogênio, degradação da fibrina/produtos fragmentados da divisão e contagem plaquetária, conforme apropriado ■ Manter repouso no leito durante sangramento ativo ■ Administrar derivados do sangue (p. ex., plaquetas e plasma fresco congelado), conforme apropriado ■ Usar escova de dente macia ou escovinhas de limpeza para o cuidado oral

– Tranquilizar o paciente – Reduzir estímulos ambientais – Evitar procedimentos durante o sono do paciente	**Melhora do Sono**	**Domínio**	**Classe**
		Fisiológico: Básico	Facilitação do Autocuidado
	■ Determinar o padrão de sono/vigília do paciente ■ Adaptar o ambiente (p. ex., iluminação, ruído, temperatura, colchão e cama) para promover o sono ■ Aproximar o ciclo regular de sono/vigília do paciente no planejamento dos cuidados ■ Regular os estímulos ambientais para manter ciclos normais de dia e de noite ■ Estimular o uso de medicamentos para dormir que não tenham supressor(es) do sono REM		

Os resultados selecionados, conforme a NOC,[7] nesse caso, foram: Estado Imunológico, com três de seus indicadores; Coagulação Sanguínea, com três de seus indicadores, e Sono, com três de seus indicadores (Quadro 18.3).

Quadro 18.3 — Seleção dos resultados e seus indicadores para o diagnóstico Proteção Ineficaz[5] de acordo com a NOC[7]

Proteção Ineficaz				
Resultados selecionados/ definições	Domínio	Classe	Indicadores selecionados	Escalas
Estado Imunológico – Resistência natural e adquirida, adequadamente voltada a antígenos internos e externos	Saúde Fisiológica	Resposta Imunológica	– Integridade da mucosa – Contagem absoluta de células brancas do sangue – Contagem diferencial de células brancas do sangue	1. Gravemente comprometido 2. Muito comprometido 3. Moderadamente comprometido 4. Levemente comprometido 5. Não comprometido
Coagulação Sanguínea – Coagulação do sangue dentro de período de tempo normal	Saúde Fisiológica	Cardiopulmonar	– Contagem de plaquetas – Hemoglobina (Hb)	1. Desvio grave da variação normal 2. Desvio substancial da variação normal 3. Desvio moderado da variação normal 4. Desvio leve da variação normal 5. Sem desvio da variação normal
			– Sangramento	1. Severo 2. Substancial 3. Moderado 4. Leve 5. Nenhum

(continua)

Quadro 18.3	Seleção dos resultados e seus indicadores para o diagnóstico Proteção Ineficaz[5] de acordo com a NOC[7] (continuação)

Proteção Ineficaz				
Resultados selecionados/ definições	Domínio	Classe	Indicadores selecionados	Escalas
Sono – Suspensão periódica natural da consciência, durante a qual o corpo se recupera	Saúde Funcional	Manutenção da Energia	– Padrão de sono – Qualidade do sono – Rotina de sono	1. Gravemente comprometido 2. Muito comprometido 3. Moderadamente comprometido 4. Levemente comprometido 5. Não comprometido

Para o diagnóstico de enfermagem **Volume de Líquidos Excessivo**, foram eleitos 22 cuidados de enfermagem contidos no sistema de prescrição do HCPA e três intervenções, com 14 atividades, segundo a NIC[6] (Quadro 18.4).

Quadro 18.4	Seleção de cuidados de enfermagem a partir das informações contidas no sistema informatizado do HCPA e conforme as intervenções/atividades de enfermagem descritas pela NIC[6]

Volume de Líquidos Excessivo *relacionado* ao comprometimento de mecanismos reguladores, *evidenciado* por ganho ponderal significativo, anasarca, elevação da creatinina, congestão pulmonar, aumento da PA.

Etiologia: *comprometimento dos mecanismos reguladores* é definido como mecanismo de regulação comprometido (p. ex., redução das proteínas plasmáticas, desnutrição, queimaduras, falência orgânica, etc.).[8]

(continua)

Quadro 18.4	Seleção de cuidados de enfermagem a partir das informações contidas no sistema informatizado do HCPA e conforme as intervenções/atividades de enfermagem descritas pela NIC[6] *(continuação)*

Cuidados de enfermagem segundo o sistema informatizado do HCPA	Intervenções/atividades de enfermagem segundo a NIC[6]		
– Manter decúbito elevado – Promover segurança e conforto – Elevar os membros inferiores – Manter repouso absoluto/relativo – Avaliar presença de edema – Verificar peso do paciente – Medir circunferência abdominal – Comunicar alteração na cor e na temperatura das extremidades – Observar sinais de hipotermia – Orientar restrição hídrica – Implementar cuidados com oxigenioterapia (óculos nasal) – Comunicar alterações do padrão respiratório – Verificar oximetria – Comunicar alterações de pressão arterial	**Controle da Hipervolemia Controle Hídrico**	**Domínio**	**Classe**
		Fisiológico: Complexo	Controle da Perfusão Tissular
	■ Pesar e monitorar tendências diariamente ■ Monitorar a condição hemodinâmica, inclusive PVC, PAM, PAP e PCP, se possível ■ Monitorar o padrão respiratório em busca de sintomas de dificuldade respiratória (p. ex., dispneia, taquipneia e falta de fôlego) ■ Manter registro preciso da ingestão e eliminação ■ Monitorar o aparecimento de indícios de sobrecarga/retenção de líquidos (p. ex., crepitações, pressão venosa central ou pressão capilar pulmonar aumentada, edema, distensão da veia do pescoço e ascite), conforme apropriado ■ Avaliar a localização e a extensão do edema, se presente ■ Monitorar quanto a efeitos terapêuticos do diurético (p. ex., débito urinário aumentado, PVC/PCP diminuída e ruídos respiratórios estranhos diminuídos) ■ Orientar paciente sobre a proibição da ingestão oral (NPO), conforme apropriado		

(continua)

Quadro 18.4 Seleção de cuidados de enfermagem a partir das informações contidas no sistema informatizado do HCPA e conforme as intervenções/atividades de enfermagem descritas pela NIC[6] *(continuação)*

– Comunicar alterações no ritmo ou na frequência cardíaca – Comunicar sinais de dor – Avaliar o quinto sinal vital por meio da Escala Numérica Verbal (ENV)			
– Realizar balanço hídrico total – Realizar balanço hídrico parcial – Medir diurese – Implementar cuidados com soroterapia – Controlar gotejo de infusões endovenosas em bomba de infusão	**Controle Hidreletrolítico**	**Domínio** Fisiológico: Complexo	**Classe** Controle Eletrolítico e Acidobásico
	■ Monitorar a ocorrência de níveis anormais de eletrólitos séricos, se possível ■ Ajustar o fluxo da infusão endovenosa ■ Monitorar a ocorrência de sinais e sintomas de retenção de líquidos ■ Monitorar a ocorrência de manifestações de desequilíbrio eletrolítico ■ Obter amostras laboratoriais para monitoramento de níveis alterados de líquidos ou eletrólitos (p. ex., hematócrito, níveis de ureia, proteínas, sódio e potássio), conforme apropriado ■ Monitorar os resultados laboratoriais relevantes ao equilíbrio hídrico (p. ex., gravidade específica aumentada, nível de ureia aumentado, hematócrito diminuído e osmolalidade urinária aumentada)		

Os resultados selecionados nesse caso, conforme a NOC[7] foram Equilíbrio Eletrolítico e Acidobásico, com um indicador; Gravidade do Excesso de Líquidos, com dois indicadores; e Função Renal, com um indicador (Quadro 18.5).

| Quadro 18.5 | Seleção dos resultados e seus indicadores para o diagnóstico Volume de Líquidos Excessivo[5] de acordo com a NOC[7] |

Volume de Líquidos Excessivo				
Resultados selecionados/ definições	Domínio	Classe	Indicadores selecionados	Escalas
Equilíbrio Eletrolítico e Acidobásico – Equilíbrio de eletrólitos e não eletrólitos no compartimento intracelular e extracelular do organismo	Saúde Fisiológica	Líquidos e Eletrólitos	– Creatinina sérica	1. Desvio grave da variação normal 2. Desvio substancial da variação normal 3. Desvio moderado da variação normal 4. Desvio leve da variação normal 5. Nenhum desvio da variação normal
Sobrecarga Líquida Grave – Gravidade do excesso de líquidos nos compartimentos intracelular e extracelular do corpo	Saúde Fisiológica	Líquidos e Eletrólitos	– Edema generalizado – Estertores	1. Grave 2. Substancial 3. Moderado 4. Leve 5. Nenhum
Função Renal – Filtragem do sangue e eliminação de produtos metabólicos residuais pela formação de urina	Saúde Fisiológica	Eliminação	– Aumento do peso	1. Grave 2. Substancial 3. Moderado 4. Leve 5. Nenhum

EVOLUÇÃO

Os diagnósticos de enfermagem considerados prioritários para o paciente (Proteção Ineficaz e Volume de Líquidos Excessivo) apontam aspectos importantes a serem observados e as condutas a serem implementadas pela equipe de enfermagem cuidadora desse paciente, que foi submetido a um procedimento complexo (TCTHANR) e resolutivo a sua doença. Salienta-se que o diagnóstico Proteção Ineficaz não possui resolução completa na alta hospitalar, uma vez que tal diagnóstico acompanhará o paciente enquanto imunossupresso.

O plano de cuidados estabelecido alcançou os resultados pertinentes e contribuiu para o sucesso do transplante. No tocante aos indicadores do diagnóstico Proteção Ineficaz, no resultado Estado Imunológico, a integridade da mucosa, que, no início, era moderadamente comprometida (3), evoluiu para não comprometida (5); a contagem absoluta de células brancas do sangue, que principiou muito comprometida (2), chegou a levemente comprometida (4); a contagem diferencial de células brancas do sangue evoluiu de gravemente comprometida (1) para levemente comprometida (4). No resultado Coagulação Sanguínea, no indicador contagem de plaquetas, houve desvio substancial da variação normal (2), que evoluiu para desvio leve da variação normal (4); a hemoglobina apresentava desvio grave da variação normal (1) e alcançou desvio leve da variação normal (4); quanto ao sangramento, evoluiu de substancial (2) para leve (4). Quanto ao resultado Sono, todos os seus indicadores (padrão de sono, qualidade do sono, rotina de sono) que estiveram muito comprometidos (2) no período inicial do transplante tornaram-se não comprometidos (5), o que possibilitou a conciliação do sono do paciente.

Quanto ao diagnóstico Volume de Líquidos Excessivo, no resultado Equilíbrio Eletrolítico e Acidobásico, o indicador creatinina sérica evoluiu de um desvio grave na variação normal (1) para um desvio leve da variação normal (4). No resultado Sobrecarga Líquida Grave, o indicador edema generalizado foi de grave (1), com anasarca, a nenhum (5); os estertores, que eram moderados (3), evoluíram para nenhum (1). No resultado Função Renal, o indicador aumento do peso evolui de grave (1), devido a ganho significativo de peso em curto espaço de tempo, para nenhum (5).

O paciente recebeu alta em boas condições clínicas para um transplantado não relacionado, devido aos cuidados empreendidos e ao sucesso do tratamento, com transplante plenamente satisfatório.

REFERÊNCIAS

1. Zago MA, Pasquini R, Falcão RP. Hematologia: fundamentos e prática. São Paulo: Atheneu; 2001.
2. Machado LN, Camandoni VO, Leal KPH, Moscatello ELM. Transplante de medula óssea: abordagem multidisciplinar. São Paulo: Lemar; 2009.
3. Horta WA. Processo de enfermagem. São Paulo: EPU; 1979.
4. Benedet SA, Bub MBC. Manual de diagnóstico de enfermagem: uma abordagem baseada na teoria de necessidades humanas básicas e na classificação diagnóstica da NANDA. 2. ed. Florianópolis: Bernúncia; 2001.

5. NANDA International. Diagnósticos de enfermagem da NANDA: definições e classificação 2009-2011. Porto Alegre: Artmed; 2010.
6. Bulechek GM, Butcher HK, Dochterman JM. Classificação das intervenções de enfermagem (NIC). 5. ed. Rio de Janeiro: Elsevier; 2010.
7. Moorhead S, Johnson M, Maas ML, Swanson E. Classificação dos resultados de enfermagem (NOC). 4. ed. Rio de Janeiro: Elsevier; 2010.
8. Clayton LT, organizador. Dicionário médico enciclopédico Taber. Barueri: Manole; 2000.
9. Smeltzer SC, Bare BG. Brunner & Suddarth: tratado de enfermagem médico-cirúrgica. 10. ed. Rio de Janeiro: Guanabara Koogan; 2005.

19
Paciente tabagista com Disposição para aumento da tomada de decisão

Solange Klöckner Boaz, Deise dos Santos Vieira
Maria Luiza Soares Schmidt, Emi Simplício da Silva, Elenara Franzen

ESTUDO DE CASO

Paciente masculino, 39 anos, branco, casado, aposentado por invalidez, com ensino fundamental completo, encaminhado para cessação tabágica. Tem diagnóstico de hipertensão arterial sistêmica (HAS) e com PA de 150/86 mmHg no momento da consulta, e usa diurético, anti-hipertensivo, inibidor da bomba de prótons (omeprazol) antilipemiante. Quando adolescente e adulto jovem, foi usuário de drogas, cessando o uso sem auxílio. Não ingere bebida alcoólica há 12 anos; antes bebia pequenas quantidades em festas. Fuma até 20 cigarros por dia desde os 14 anos, sobretudo quando nervoso e/ou jogando cartas com amigos. Tentou parar de fumar várias vezes: há oito anos parou abruptamente, ficando cinco dias em abstinência, mas ficou agressivo, irritado, com fissura, sentia-se deprimido e teve aumento do apetite, e, por isso, tem medo de engordar ao parar de fumar; em outras tentativas, ficou no máximo 24 horas sem fumar. Convive com fumantes em situações sociais. Tem história familiar de depressão (mãe). Habitualmente, faz quatro refeições, ingere frutas e saladas todos os dias, tendo o hábito de comer frituras e doces e restringe parcialmente o sal. Ingere água, refrigerante e consome chimarrão diariamente – mas isso não estimula o hábito de fumar. Costuma andar de bicicleta diariamente e tem como lazer jogar cartas, assistir à televisão e participar de atividades no clube. Em geral, dorme bem e não fuma na madrugada.

Mora com a esposa no mesmo terreno em que moram vários familiares, com alguns dos quais tem relacionamento difícil. Relata episódios de ansiedade e dor no peito, decorrentes de problemas familiares, em que necessitou de avaliação em emergência com diagnóstico de crise de pânico. Não foi prescrita medicação específica para esse problema.

Sua expectativa em relação ao cuidado é receber ajuda para a cessação do tabagismo e tem interesse em participar do grupo de fumantes.

(continua)

> **ESTUDO DE CASO** (continuação)
>
> Foi aplicado o teste de Fagerström[1] – que consiste em uma escala de 0 a 10 pontos para avaliar o grau de dependência química à nicotina –, obtendo como resultado 7 pontos, indicando dependência elevada.
>
> Na segunda consulta de enfermagem, em revisão do prontuário, havia indicação de tratamento medicamentoso para o tabagismo conforme avaliação da equipe médica. Estava fumando menos (10 a 15 cigarros/dia), relatava vontade de fumar mais. Havia perdido o pai e estava tratando depressão com fluoxetina 20 mg/dia, sentia-se melhor emocionalmente. Relatava manter-se motivado para parar de fumar. Em uma escala de até 10 pontos, atribuiu 8 a sua motivação. Sedentário, às vezes andava de bicicleta. Em bom estado geral, a PA era de 110/80 mmHg.
>
> Após essa consulta, foi encaminhado para o grupo de fumantes, do qual participou assiduamente, usou adesivo de nicotina por 10 semanas, parou de fumar na terceira semana do grupo. Ao retornar, na terceira consulta após a participação no grupo, referia vontade esporádica de fumar. Teve muita ajuda dos amigos e estava convivendo pouco com fumantes em situações sociais. Sentindo-se bem emocionalmente, deixou de tomar fluoxetina por conta própria. Continuava sedentário, às vezes jogando futebol. Aumentou 6 a 7 kg após ter parado de fumar: com mais apetite, tinha consulta agendada com nutricionista do programa.

INFORMAÇÕES RELEVANTES

Segundo dados da Organização Mundial da Saúde, o tabagismo é a segunda maior causa prevenível de morbidade e mortalidade no mundo, sendo um fator de risco para seis das primeiras oito causas.[2] Metade dos fumantes de longa duração morre de modo prematuro em razão das causas relacionadas ao tabagismo. Para cada indivíduo que morre decorrente do uso do tabaco, outros 20 irão sofrer pelo menos uma doença relacionada ao tabagismo.[3] Estudos têm demonstrado a associação do fumo com a mortalidade causada por vários tipos de cânceres, doenças pulmonares obstrutivas crônicas, doenças coronarianas, hipertensão arterial sistêmica e acidentes vascular cerebral. Estimativas apontam que o tabagismo é responsável por mais de cinco milhões de mortes a cada ano. Em todo o mundo, cerca de 70% das mortes causadas por câncer de pulmão podem ser atribuídas ao tabagismo. No Brasil, em 2008, as doenças circulatórias foram a principal causa de morte (315.000), sendo 11% destas decorrentes do tabagismo. Além disso, de acordo com o Global Adult Tobacco Survey (GATS), 21,6% do total de homens e 13,1% do total de mulheres são fumantes, chegando a uma cifra de 24,6 milhões de fumantes.[4]

Dados epidemiológicos mostram que 80% dos fumantes desejam parar de fumar e somente 3% conseguem sem ajuda. Os demais necessitam de apoio formal para parar de fumar, mostrando a importância da abordagem dos fumantes pelos profissionais de saúde.[5]

No ambulatório de apoio ao fumante do Hospital de Clínicas de Porto Alegre (HCPA), é realizada a abordagem específica/intensiva, em grupo ou individualmente, em consultas de enfermagem e médica. Os fumantes que tiveram lapso ou recaída também são assistidos em consulta e em grupo. Quando o fumante é encaminhado ao ambulatório e não deseja parar de fumar, a intervenção motivacional é dirigida aos fatores que tornam a cessação tabágica relevante para esse paciente. A atenção ao paciente no ambulatório de tabagismo é realizada em vários momentos, tanto na consulta de enfermagem como em grupo. A compreensão holística do paciente faz-se necessária para a acurácia diagnóstica, considerando-se as alterações sociais, emocionais e fisiológicas que repercutem na forma como o paciente maneja o seu problema e a complexidade do tratamento.

Antes de ingressar no grupo, o paciente é avaliado na consulta de enfermagem nos seguintes aspectos: história do tabagismo, comorbidades e motivação para parar de fumar. Tal motivação é baseada no modelo transteórico de mudança de comportamento de Prochasca e Di Clemente, abordando os aspectos cognitivos e motivacionais do fumante. Os estágios de mudança comportamental são: pré-contemplação – o fumante não pensa em parar de fumar; contemplação – o fumante reconhece que precisa parar de fumar; pronto para a ação – o fumante considera seriamente que precisa parar de fumar; ação – o paciente para de fumar; manutenção – o fumante parou de fumar, mas deve ficar atento para não voltar a fumar; recaída – o fumante voltou a fumar.[5]

Grau de dependência à nicotina – Teste de Fagerström[1] e intensidade dos sintomas de abstinência (Anexo I).

O grupo de fumantes do HCPA foi estruturado, conforme o modelo do Instituto Nacional do Câncer (INCA),[6] com quatro sessões semanais, duas sessões quinzenais e sessões mensais de manutenção, até completar um ano de abstinência. Ao término de um ano, o paciente que está em abstinência continua em acompanhamento nas consultas de enfermagem por até dois anos para prevenção de recaída. Esse período pode ser maior caso o enfermeiro e o paciente considerem necessário.

Cabe ressaltar que, diferentemente das unidades de internação, nas quais os cuidados de enfermagem são prescritos pelo enfermeiro para serem implementados pela equipe de enfermagem, no ambulatório, as intervenções verbais e/ou escritas são orientadas e/ou entregues diretamente para o paciente/família/cuidador. Essas intervenções retratam a conduta tomada pelo enfermeiro na consulta.

SINAIS E SINTOMAS IDENTIFICADOS NO ESTUDO DE CASO

Primeira Consulta:

- Medo de engordar ao parar de fumar
- Desejo de parar de fumar

Segunda Consulta

- Sedentarismo
- Aumento de peso
- Abstenção tabágica pós-acompanhamento/aconselhamento

A análise dos dados coletados evidenciou o desejo do paciente em parar de fumar, o que levou a identificar como principal característica definidora a alta motivação para a mudança. De acordo com esses dados, o diagnóstico principal foi Aumento da Disposição para a Tomada de Decisão.

Na segunda consulta, foi mantido o diagnóstico anterior e, devido ao aumento de peso significativo, foi incluído o diagnóstico Nutrição Desequilibrada: Mais do que as Necessidades Corporais, relacionada a ingestão excessiva em relação às necessidades corporais.

Com base nos sinais e sintomas, foram identificados diagnósticos de enfermagem considerados prioritários e classificados conforme as Necessidades Humanas Básicas de Horta,[7,8] em cada um dos seus grupos e subgrupos, e conforme os domínios e as classes da Taxonomia II da NANDA-I[9] (Quadro 19.1).

Quadro 19.1	Diagnósticos de enfermagem conforme a estrutura preconizada por Horta[7,8] e a Taxonomia II da NANDA-I[9]			
Diagnósticos de enfermagem/ definições	Necessidades Humanas Básicas de Horta[7,8]		Domínios da NANDA-I[9]	
	Grupo	Subgrupo	Domínio	Classe
Disposição para Aumento da Tomada de Decisão – Um padrão de escolha de rumos de ação suficientes para alcançar as metas a curto e a longo prazos, relacionados com a saúde, podendo ser fortalecido[10]	Necessidades Psicobiológicas	Educação para a Saúde/ Aprendizagem	Percepção/ Cognição	Cognição

(continua)

Quadro 19.1	Diagnósticos de enfermagem conforme a estrutura preconizada por Horta[7,8] e a Taxonomia II da NANDA-I[9] (continuação)				
Diagnósticos de enfermagem/ definições	Necessidades Humanas Básicas de Horta[7,8]		Domínios da NANDA-I[9]	
	Grupo	Subgrupo	Domínio	Classe
Nutrição Desequilibrada: Mais do que as Necessidades Corporais – Ingestão de nutrientes que excede as necessidades metabólicas	Necessidades Psicobiológicas	Alimentação	Nutrição	Ingestão

Os dois diagnósticos de enfermagem estabelecidos são apresentados com título, etiologia, e sinais e sintomas evidenciados. Para cada etiologia, foram elaboradas definições (Quadros 19.2 e 19.4).

Os cuidados de enfermagem para cada um dos diagnósticos elencados estão descritos de acordo com o sistema de prescrição de enfermagem informatizado do Hospital de Clínicas de Porto Alegre (HCPA) e com as intervenções e atividades de enfermagem segundo a Classificação das Intervenções de Enfermagem (NIC)[11] (Quadros 19.2 e 19.4).

Os resultados e os indicadores foram selecionados para a avaliação da efetividade das intervenções de enfermagem aplicadas para cada um dos diagnósticos de enfermagem identificados, de acordo com a Classificação dos Resultados de Enfermagem (NOC)[10] (Quadros 18.3 e 18.5).

Para o diagnóstico de enfermagem **Disposição para Aumento da Tomada de Decisão**, foram eleitos seis cuidados de enfermagem contidos no sistema de prescrição do HCPA e uma intervenção, com seis atividades, segundo a NIC[11] (Quadro 19.2).

Quadro 19.2 Seleção dos cuidados de enfermagem a partir das informações contidas no sistema informatizado do HCPA e conforme as intervenções/atividades de enfermagem descritas pela NIC[11]

Disposição para Aumento da Tomada de Decisão *evidenciada* por procura de auxílio e relato do desejo de parar de fumar.

Cuidados de enfermagem segundo o sistema informatizado do HCPA	Intervenções/atividades de enfermagem segundo a NIC[11]		
– Orientar o paciente sobre o programa de cessação do tabagismo – Orientar sobre a importância da sua decisão no processo – Ajudar o paciente a identificar as razões para deixar de fumar e as barreiras ao abandono do cigarro – Orientar sobre a síndrome de abstinência – Orientar quanto aos benefícios ao parar de fumar – Encaminhar para o grupo de fumantes	**Assistência para Parar de Fumar**	**Domínio** Comportamental	**Classe** Terapia Comportamental
	■ Tranquilizar o paciente de que os sintomas de carência de nicotina são temporários ■ Orientar o paciente sobre os sintomas físicos de retirada da nicotina (p. ex., dor de cabeça, tontura, náusea, irritação e insônia) ■ Ajudar o paciente a identificar aspectos psicossociais (p. ex., sentimentos positivos e negativos associados ao uso do cigarro) que influenciam o comportamento de fumante ■ Auxiliar o paciente a reconhecer indicadores que o levam a fumar (p. ex., estar perto de outros fumantes, frequentar locais em que é permitido fumar) ■ Ajudar o paciente a identificar as razões para deixar de fumar e as barreiras para isso ■ Encorajar o paciente a unir-se a um grupo de apoio para parar de fumar com encontros semanais		

O resultado selecionado nesse caso, conforme a NOC,[10] foi Comportamento de Cessação de Fumar, com três de seus indicadores (Quadro 19.3).

Quadro 19.3	Seleção do resultado e seus indicadores para o diagnóstico Disposição para Aumento da Tomada de Decisão de acordo com a NOC[10]

Disposição para Aumento da Tomada de Decisão				
Resultado de enfermagem	Domínio	Classe	Indicadores selecionados	Escalas
Comportamento de Cessação de Fumar – Ações pessoais para eliminar o uso do tabaco	Conhecimentos e Comportamentos de Saúde	Comportamentos de Saúde	– Expressão do desejo de parar de fumar – Identificação dos benefícios de parar de fumar – Identificação de barreiras à eliminação do tabaco	1. Nunca demonstrado 2. Raramente demonstrado 3. Às vezes demonstrado 4. Frequentemente demonstrado 5. Consistentemente demonstrado

Para o diagnóstico de enfermagem **Nutrição Desequilibrada: Mais do que as Necessidades Corporais**, foram eleitos cinco cuidados de enfermagem dentre os contidos no sistema de prescrição do HCPA e três intervenções, com seis atividades, segundo a NIC[11] (Quadro 19.4).

Quadro 19.4	Seleção de cuidados de enfermagem a partir das informações contidas no sistema informatizado do HCPA e conforme as intervenções/atividades de enfermagem descritas pela NIC[11]

Nutrição Desequilibrada: Mais do que as Necessidades Corporais *relacionada* à ingestão excessiva em relação às necessidades metabólicas *evidenciada* por ganho ponderal.

Etiologia: *Ingestão excessiva em relação às necessidades metabólicas*, que pode estar relacionada a um padrão disfuncional de alimentação, ao comer em resposta a estímulos internos que não fome (p. ex., ansiedade) ou ao estilo de vida sedentário, entre outros motivos.

(continua)

Quadro 19.4	Seleção de cuidados de enfermagem a partir das informações contidas no sistema informatizado do HCPA e conforme as intervenções/atividades de enfermagem descritas pela NIC[11] (continuação)

Cuidados de enfermagem segundo o sistema informatizado do HCPA	Intervenções/atividades de enfermagem segundo a NIC[11]		
– Orientar sobre alterações metabólicas relacionadas à abstinência da nicotina e ao sedentarismo que podem acarretar ganho de peso – Incentivar aumento da atividade física – Orientar cuidados para uma alimentação saudável (aumentar consumo de frutas e saladas, comer a cada três horas, evitar frituras e doces e aumentar a ingestão hídrica) – Orientar sobre a importância de acompanhamento com nutricionista – Orientar sobre a importância do exercício para auxiliar na perda de peso e na melhora da ansiedade	**Assistência para Reduzir o Peso**	**Domínio**	**Classe**
		Fisiológico: Básico	Apoio Nutricional
	■ Determinar o desejo e a motivação individual para reduzir o peso ou a gordura corporal ■ Planejar um programa de exercícios levando em consideração as limitações do paciente ■ Encorajar a participação em grupos de apoio para perda de peso (p. ex., Vigilantes do Peso) ■ Encorajar a substituição de hábitos indesejáveis por hábitos favoráveis		
	Aconselhamento Nutricional	**Domínio**	**Classe**
		Fisiológico: Básico	Apoio Nutricional
	■ Auxiliar o paciente a declarar seus sentimentos e preocupações sobre o alcance das metas		
	Redução da Ansiedade	**Domínio**	**Classe**
		Comportamental	Promoção do Conforto Psicológico
	■ Ajudar o paciente a identificar situações que precipitem a ansiedade		

O resultado selecionado nesse caso, conforme a NOC,[10] foi Comportamento de Perda de Peso, com três indicadores (Quadro 19.5).

Quadro 19.5 — Seleção do resultado e seus indicadores para o diagnóstico Nutrição Desequilibrada: Mais do que as Necessidades Corporais de acordo com a NOC[10]

Nutrição Desequilibrada: Mais do que as Necessidades Corporais				
Resultado selecionado/ definição	Domínio	Classe	Indicadores selecionados	Escalas
Comportamento de Perda de Peso – Ações pessoais para perder peso por meio de dieta, exercícios e modificação do comportamento	Conhecimentos e Comportamento de Saúde	Conhecimentos de Saúde	– Monitoração do peso corporal – Estabelecimento de uma rotina de exercícios – Identificação de estados emocionais que afetam a ingestão de alimentos e líquidos	1. Nunca demonstrado 2. Raramente demonstrado 3. Às vezes demonstrado 4. Frequentemente demonstrado 5. Consistentemente demonstrado

EVOLUÇÃO

Seis meses após a participação no grupo, o paciente mantinha abstinência tabágica sem lapsos, estava bem emocionalmente, mas não reduziu o peso e havia abandonado o acompanhamento nutricional. Atribuía o aumento de peso ao sedentarismo. Apresentou pico hipertensivo em casa. Na consulta, a PA era de 124/92 mmHg.

Nas duas consultas subsequentes, mantinha abstinência tabágica, sentia-se bem emocionalmente, estava mantendo o peso e continuava sedentário. Não quis verificar o peso e recusou encaminhamento para nutricionista.

Em relação ao diagnóstico Disposição para Aumento da Tomada de Decisão, os indicadores expressão do desejo de parar de fumar, identificação dos benefícios de parar de fumar e identificação de barreiras de cessação do tabaco passaram de às vezes demonstrado (3) a consistentemente demonstrado (5), atingindo a meta estabelecida de cessação do tabagismo.

Para o diagnóstico Nutrição Desequilibrada: Mais do que as Necessidades Corporais, houve uma piora dos indicadores selecionados monitoração do peso corporal, estabelecimento de uma rotina de exercícios, e Identificação de estados emocionais que afetam a ingestão de alimentos e liquidos, passando de às vezes demonstrado (3) para nunca demonstrado (1), situação comum na cessação tabágica, o que indica a continuidade de reforço e educação para a saúde.

Não houve mudanças nos diagnósticos e, como conduta, foi elogiada a abstinência, realizada a prevenção da recaída, reforçadas as estratégias para se manter sem fumar, com orientação sobre alterações metabólicas relacionadas à abstinência da nicotina e ao sedentarismo que podem acarretar ganho de peso, além de serem reforçadas estratégias de controle alimentar e a importância do exercício.

Após 14 meses de abstinência, o paciente compareceu à consulta relatando que teve uma situação de estresse, quando fumou uma carteira de cigarro, porém conseguiu retomar a abstinência. Nas últimas cinco semanas, sentia vontade de fumar em alguns momentos, em especial quando via alguém fumando, mas conseguia controlar tal vontade; não gostava do cheiro do cigarro e não queria voltar a fumar.

Mantinha-se bem emocionalmente, sem irritação ou tristeza. Continuava sedentário e havia aumentado 9 kg desde que parou de fumar, estava comendo mais por ansiedade. Ingeria frutas e saladas todos os dias, controlando de modo parcial o sal e evitando frituras. No exame físico, encontrava-se em bom estado geral, lúcido, orientado e coerente, com pressão arterial controlada (PA 116/80 mm Hg).

Atualmente, o paciente segue em acompanhamento no HCPA, com o objetivo de manter a abstinência do tabagismo. Como o tratamento é realizado em equipe, espera-se que o paciente atenda às recomendações médicas, de enfermagem e nutricionais. O acompanhamento de enfermagem destina-se a reforçar abordagens comportamentais em busca de resultados positivos, como a manutenção da abstinência, que se encontra em consonância com os indicadores da NOC.[10]

REFERÊNCIAS

1. Sociedade Brasileira de Pneumologia e Tisiologia. Teste de Fagerström [Internet]. 2004 [capturado em 9 fev. 2011]. Disponível em: http://www.sbpt.org.br/downloads/ arquivos/TABELA_TESTE%20DE%20FAGERSTROM.pdf.
2. Organisation Mondiale de la Santé. Tabagisme et lutte antitabac dans le monde [Internet]. Genève: OMS; 2008 [capturado em 8 fev. 2011]. Disponível em: http://www.who.int/features/factfiles/tobacco_epidemic/fr/index.html
3. U.S. Department of Health and Human Services. Centers for Disease Control and Prevention. Tobacco Control State Highlights 2010 [Internet]. Atlanta: CDC; 2010 [capturado em 9 fev. 2011]. Disponível em: http://www.cdc.gov/tobacco/ data_statistics/state_data/state_highlights/2010/pdfs/highlights2010.pdf.
4. Instituto Nacional de Câncer. Global adult tobacco survey Brazil 2008. Rio de Janeiro: INCA; 2010.

5. Meirelles RHS, Gonçalves CMC. Abordagem cognitivo-comportamental do fumante. In: Araújo AJ de, Menezes AMB, Dórea AJPS, Torres BS, Viegas CA de A, Silva CAR da, et al. Diretrizes para cessação do tabagismo. J Bras Pneumol. 2004;30(Suppl 2):s1-s76. cap. 5.
6. Instituto Nacional de Câncer. Coordenação Nacional de Controle do Tabagismo e Prevenção Primária de Câncer. Ajudando seu paciente a deixar de fumar. Rio de Janeiro: INCA; 1997.
7. Horta WA. Processo de enfermagem. São Paulo: EPU; 1979.
8. Benedet SA, Bub MBC. Manual de diagnóstico de enfermagem: uma abordagem baseada na teoria de necessidades humanas básicas e na classificação diagnóstica da NANDA. 2. ed. Florianópolis: Bernúncia; 2001.
9. NANDA International. Diagnósticos de enfermagem da NANDA: definições e classificação 2009-2011. Porto Alegre: Artmed; 2010.
10. Moorhead S, Johnson M, Maas ML, Swanson E. Classificação dos resultados de enfermagem (NOC). 4. ed. Rio de Janeiro: Elsevier; 2010.
11. Bulechek GM, Butcher HK, Dochterman JM. Classificação das intervenções de enfermagem (NIC). 5. ed. Rio de Janeiro: Elsevier; 2010.

Anexo I
Teste de Fagerström[1]

1. Quanto tempo depois de acordar você fuma o primeiro cigarro?
   Após 60 minutos 0
   Entre 31 e 60 minutos 1
   Entre 6 e 30 mintuos 2
   Nos primeiros 5 minutos 3

   pontos _____

2. Você encontra dificuldades em evitar fumar em locais proibidos, como, por exemplo, igrejas, local de trabalho, cinemas, shoppings, etc.?
   Não 0
   Sim 1

   pontos _____

3. Qual o cigarro mais difícil de largar?
   Qualquer um 0
   O primeiro da manhã 1

   pontos _____

4. Quantos cigarros você fuma por dia?
   Menos de 10 cigarros 0
   Entre 11 e 20 cigarros 1
   Entre 21 e 30 cigarros 2
   Mais de 30 cigarros 3

   pontos _____

5. Você fuma com mais frequência nas primeiras horas do dia do que durante o resto do dia?
   Não 0
   Sim 1

   pontos _____

6. Você fuma mesmo estando doente a ponto de ficar de cama na maior parte do dia?
   Não 0
   Sim 1

   pontos _____
   Total _____

Pontuação:

0 a 4 – dependência leve; 5 a 7 – dependência moderada e
8 a 10 – dependência grave

II Consenso Brasileiro de DPOC 2004 (modificado de Fagerström K, 1989).

Uma soma acima de 6 pontos indica que, provavelmente, o paciente sentirá desconforto (síndrome de abstinência) ao deixar de fumar.

20

Enfrentamento familiar incapacitado em criança com alterações de comportamento

Maria do Carmo Rocha Laurent, Ana Lúcia de L. Hampe
Caroline Maier Predebon, Josiane Dalle Mulle
Lily Ferrel Quintela, Maria Buratto Souto
Rita Cristiane dos Santos Minussi, Sheila Rovinski Almoarqueg

ESTUDO DE CASO

Criança, sexo masculino, 8 anos, branca, procedente de Porto Alegre, internada por transtorno da conduta não especificado. Apresentava alterações de comportamento, como fugas de casa, roubo e dificuldade em aceitar limites. História de acompanhamento em centro de atenção psicossocial (CAPS) por irritabilidade e conduta sedutora. A situação agravou-se com as fugas para a casa de amigos de 13 e 14 anos e relato de roubo de dinheiro da mãe. Esta, por incapacidade e inabilidade em impor limites ao menino, apelava para a intervenção do tio materno, que, por sua vez, assumia atitudes violentas em relação à criança, agredindo-a fisicamente.

Menino mora com a mãe de 40 anos, dona de casa, ensino médio completo, portadora de transtorno bipolar, com tentativa prévia de suicídio, fazendo tratamento com antidepressivos e psicotrópicos. Pai de 37 anos, ensino fundamental incompleto, com quem não tem contato há mais de três anos. Tem uma irmã, por parte de mãe, de 20 anos, casada, sem envolvimento com os problemas do irmão.

Na internação hospitalar, o menino apresentava-se com desenvolvimento neuropsicomotor, audição, visão e tato preservados. Oxigenação, regulação térmica e vascular sem alterações. Recebeu leite materno até os 4 meses. Tinha boa aceitação hídrica e alimentar, porém sem horário fixo para fazer as refeições. As eliminações fisiológicas encontravam-se sem alterações. Tomava banho diariamente, deambulava sem limitações. Como atividade física, gostava de jogar vôlei e basquete. O sono era tranquilo. Frequentava a terceira série do ensino fundamental sem prejuízo no aprendizado, porém com dificuldade de seguir regras, demonstrando comportamento opositor, agitado, inquieto, impulsivo, com descontrole súbito e agressões verbais e físicas gratuitas, fato que desencadeou sua internação hospitalar psiquiátrica.

(continua)

> **ESTUDO DE CASO** (continuação)
>
> O paciente negava sentimentos de tristeza e isolamento. Apresentava irritabilidade, choro fácil e mudanças repentinas de humor, além de hipersexualidade, agindo de forma sedutora com as meninas; falava de beijos, abraços e contava que não tinha experiência com relações sexuais. A mãe relatou que o menino já havia presenciado suas relações sexuais com companheiros no passado.
>
> Foram observadas alterações no desenvolvimento pessoal e social, como atitudes agressivas, descontrole, comportamento opositor, dificuldade de seguir regras e não aceitação de limites. Corado, hidratado, pupilas isocóricas e fotorreagentes, couro cabeludo íntegro. Eupneico, ausculta pulmonar limpa. Pulsos cheios, enchimento capilar rápido, extremidades aquecidas. Abdome normotenso, sem visceromegalias. Equimose no joelho esquerdo, escoriações nos membros inferiores. Boas condições de higiene. Peso 32,4 kg, estatura de 1,58 m. Sinais vitais: Tax: 36 °C, FC: 96 bpm, FR: 24 mpm, TA: 108/59 mmHg.
>
> Mãe apresentava-se com comportamento pueril, queixando-se do menino por ter sido agredida fisicamente, sem condições de cuidá-lo. Mostrava-se inadequada, vestindo camisola transparente no corredor do hospital. Desejava a alta do filho, ansiosa para ir embora, pois não tinha com quem fazer o revezamento familiar durante a hospitalização. Necessitou de acompanhamento psiquiátrico durante toda a internação do menino.

INFORMAÇÕES RELEVANTES

No Hospital de Clínicas de Porto Alegre (HCPA), os pacientes pediátricos em atendimento psiquiátrico são internados em unidades pediátricas, com acompanhamento protocolar preestabelecido, realizado por equipe multidisciplinar. Os pacientes devem permanecer acompanhados nas 24 horas do dia por um familiar adulto. Os horários para as atividades são listados em cartaz, como, por exemplo, o horário de acordar, dormir, brincar, estudar e tomar banho. O paciente e o acompanhante não têm autoridade para sair da unidade sem a permissão por escrito da equipe médica; entretanto, podem receber autorização para passeios no final de semana, conforme seu comportamento e cumprimento de regras estabelecidas. Paciente e acompanhante recebem alimentação em material descartável, para evitar acidentes.

A equipe multidisciplinar reúne-se semanalmente para discussão do caso (psiquiatra, enfermeiro, psicólogo, assistente social, recreacionista, etc.) junto com a criança e com sua família. Nas reuniões, é avaliado o andamento do tratamento e são planejadas as condutas. Esse espaço serve para a família e o paciente discutirem todo tipo de dúvida com relação ao tratamento, às rotinas da internação, bem como para ajustar as combinações feitas com a equipe.

FATORES DE RISCO, SINAIS E SINTOMAS IDENTIFICADOS NO ESTUDO DE CASO

- Agressão
- Agitação
- Comportamento familiar prejudicial ao bem-estar
- Depressão
- Intolerância
- Desconsideração das necessidades do cliente (mãe incapacitada para o cuidado do menino)
- Reestruturação prejudicada de uma vida significativa para si mesmo (mãe não consegue organizar a própria vida)
- Comportamentos de interação social mal sucedidos (irritabilidade, conduta sedutora, etc.)
- Disfunção interativa com seu grupo etário, família e/ou outros
- Relato de familiares sobre mudanças no estilo ou no padrão de interação, roubo e fugas
- História de violência contra outros (bater, chutar)
- História de violência indireta (acessos de raiva, jogar objetos, bater portas)
- Controle de impulsos deficiente

Ao avaliar o paciente com base nos fatores de risco, nos sinais e nos sintomas, foram identificados três diagnósticos prioritários para o caso, os quais são apresentados conforme as Necessidades Humanas Básicas de Horta,[1] em cada um dos seus grupos e subgrupos,[2] e conforme os domínios e as classes da Taxonomia II da NANDA-I[3] (Quadro 20.1).

Quadro 20.1	Diagnósticos de enfermagem conforme a estrutura preconizada por Horta[1,2] e a Taxonomia II da NANDA-I[3]			
Diagnósticos de enfermagem/ definições	Necessidades Humanas Básicas de Horta[1,2]		Domínios da NANDA-I[3]	
	Grupo	Subgrupo	Domínio	Classe
Enfrentamento Familiar Incapacitado – Comportamento de pessoa significativa (membro da família ou outra pessoa fundamental) que inabilita as próprias capacidades e as capacidades do paciente para realizar de forma eficaz tarefas essenciais para a adaptação de qualquer uma dessas pessoas ao desafio da doença	Necessidades Psicossociais	Liberdade e Participação	Psicossocial	Enfrentamento
Interação Social Prejudicada – Quantidade insuficiente ou excessiva ou qualidade ineficaz de troca social	Necessidades Psicobiológicas	Gregária	Psicossocial	Papéis nos Relacionamentos
Risco de Violência Direcionada a Outros – Risco de apresentar comportamentos nos quais o indivíduo demonstra que pode ser física, emocional e/ou sexualmente nocivo a outros	Necessidades Psicossociais	Segurança Física/Meio Ambiente	Psicossocial	Papéis nos Relacionamentos

Os três diagnósticos de enfermagem estabelecidos são apresentados com título, etiologias e sinais e sintomas evidenciados. Para cada etiologia, foram elaboradas e descritas definições (Quadros 20.2, 20.4 e 20.6).

Os cuidados de enfermagem para cada um dos diagnósticos elencados estão descritos de acordo com o sistema de prescrição de enfermagem informatizado do HCPA e com as intervenções e atividades de enfermagem segundo a Classificação das Intervenções de Enfermagem (NIC)[4] (Quadros 20.2, 20.4 e 20.6).

Os resultados e os indicadores foram selecionados para a avaliação da efetividade das intervenções de enfermagem aplicadas para cada um dos diagnósticos de enfermagem identificados, de acordo com a Classificação dos Resultados de Enfermagem (NOC)[5] (Quadros 20.3, 20.5 e 20.7).

Para o diagnóstico de enfermagem **Enfrentamento Familiar Incapacitado**, foram eleitos 10 cuidados de enfermagem contidos no sistema de prescrição do HCPA e quatro intervenções, com 19 atividades, segundo a NIC[4] (Quadro 20.2).

Quadro 20.2	Seleção dos cuidados de enfermagem a partir das informações contidas no sistema informatizado do HCPA e conforme as intervenções/atividades de enfermagem descritas pela NIC[4]

Enfrentamento Familiar Incapacitado *relacionado* a relacionamento familiar ambivalente, resistência da família ao tratamento e estilos de enfrentamento dissonantes entre pessoas significativas, *evidenciado* por comportamento familiar prejudicial ao bem-estar, desconsideração das necessidades do paciente por seus familiares, reestruturação prejudicada de uma vida significativa para si mesmo e depressão.

Etiologia 1: *Relacionamento familiar ambivalente* caracteriza-se por relacionamento ambivalente entre os membros de uma família, com alternância de sentimentos e condutas diante de situações cotidianas.

Etiologia 2: *Resistência da família ao tratamento*, quando a família apresenta dificuldades na adesão ao tratamento e ao cuidado necessário.

Etiologia 3: *Estilos de enfrentamentos dissonantes entre pessoas significativas*, quando familiares/pessoas significativas apresentam comportamento inesperado e contrário em relação a determinada situação e a necessidades.

(continua)

Quadro 20.2	Seleção dos cuidados de enfermagem a partir das informações contidas no sistema informatizado do HCPA e conforme as intervenções/atividades de enfermagem descritas pela NIC[4] (continuação)

Cuidados de enfermagem segundo o sistema informatizado do HCPA	Intervenções/atividades de enfermagem segundo a NIC[4]		
– Identificar condições de saúde física, emocional e/ou cognitiva do cuidador/ família – Estimular a participação do familiar no tratamento – Estimular que outros cuidadores aprendam a cuidar do paciente – Estimular os pais a participarem dos cuidados – Encorajar cuidador/ família a verbalizar sentimentos e dificuldades – Certificar-se de que o paciente/família compreendeu as orientações – Explicar responsa-bilidades ao paciente/ família	**Terapia Familiar Mobilização Familiar Promoção do Envolvimento Familiar Apoio Familiar**	**Domínio**	**Classe**
		Família	Cuidados ao Longo da Vida
	■ Partilhar o plano terapêutico com a família ■ Ajudar a família a fixar metas na direção de uma forma mais competente de lidar com comportamentos disfuncionais ■ Identificar os pontos fortes e os recursos na família, em cada membro e em seu sistema de apoio e na comunidade ■ Ver cada familiar como um especialista potencial para cuidar do paciente ■ Oferecer informações frequentes à família, auxiliando-a a identificar as limitações, o progresso e as implicações dos cuidados do paciente ■ Determinar o alcance esperado de resultados do paciente de forma sistemática ■ Identificar as capacidades dos membros da família para o envolvimento nos cuidados do paciente ■ Determinar os recursos físicos, emocionais e educacionais do cuidador principal		

(continua)

Quadro 20.2	Seleção dos cuidados de enfermagem a partir das informações contidas no sistema informatizado do HCPA e conforme as intervenções/atividades de enfermagem descritas pela NIC[4] (*continuação*)	
– Estimular cuidador/família a participar do grupo de pais – Encaminhar o paciente/família a outros profissionais – Orientar sobre serviços de apoio na comunidade	■ Encorajar os familiares e o paciente a auxiliarem na elaboração de um plano de cuidados, inclusive de resultados esperados, e na implementação desse plano ■ Monitorar o envolvimento dos familiares nos cuidados do paciente ■ Encorajar o cuidado pelos familiares durante a hospitalização ou os cuidados em instituição de atendimento de longo prazo ■ Determinar o nível de dependência do paciente em relação aos familiares, conforme sua idade e doença ■ Identificar e respeitar os mecanismos de enfrentamento usados pelos familiares ■ Identificar com os familiares as dificuldades de enfrentamento do paciente ■ Avaliar a reação emocional da família à condição do paciente ■ Facilitar a comunicação de preocupações/sentimentos entre o paciente e a família ou entre os membros da família ■ Reduzir as discrepâncias entre as expectativas do paciente, da família e dos profissionais de saúde com uso de habilidades de comunicação ■ Encaminhar para terapia familiar, se for o caso ■ Encaminhar os membros da família para grupos de apoio, conforme apropriado	

O resultado selecionado nesse caso, conforme a NOC,[5] foi Enfrentamento Familiar, com três dos seus indicadores (Quadro 20.3).

Quadro 20.3 — Seleção do resultado e seus indicadores para o diagnóstico Enfrentamento Familiar Incapacitado de acordo com a NOC[5]

Enfrentamento Familiar Incapacitado				
Resultado selecionado/ definição	Domínio	Classe	Indicadores selecionados	Escalas
Enfrentamento Familiar – Ações da família para manejo de estressores que exaurem os recursos da família	Saúde da Família	Bem-estar da Família	– Confronto de problemas familiares – Envolvimento de membros da família na tomada de decisão – Estabelecimento de agenda para rotinas e atividades da família	1. Nunca demonstrado 2. Raramente demonstrado 3. Algumas vezes demonstrado 4. Frequentemente demonstrado 5. Consistentemente demonstrado

Para o diagnóstico de enfermagem **Interação Social Prejudicada**, foram eleitos 12 cuidados de enfermagem contidos no sistema de prescrição do HCPA e seis intervenções, com 22 atividades, segundo a NIC[4] (Quadro 20.4).

Quadro 20.4 — Seleção dos cuidados de enfermagem a partir das informações contidas no sistema informatizado do HCPA e conforme as intervenções/atividades de enfermagem descritas pela NIC[4]

Interação Social Prejudicada *relacionada* a mudança nos padrões sociais habituais e alteração de conduta, *evidenciada* por comportamentos de interação social malsucedidos, disfunção interativa com seu grupo etário, família e/ou outros e relato de familiares sobre mudanças no estilo ou no padrão de interação.

(continua)

Quadro 20.4	Seleção dos cuidados de enfermagem a partir das informações contidas no sistema informatizado do HCPA e conforme as intervenções/atividades de enfermagem descritas pela NIC[4] (continuação)

Etiologia 1: *Mudança nos padrões sociais habituais* é a alteração de comportamento usual, percebida na relação com outras pessoas, grupo etário e/ou família. Indivíduos com esse comportamento tendem a ser irritáveis, agressivos, podendo entrar em luta corporal, exibem desrespeito com sua segurança e com a dos outros. Na infância, os sinais precoces típicos são furto, mentira e resistência à autoridade. Na adolescência, são habituais o comportamento sexual agressivo, o uso precoce de álcool e drogas ilícitas. Na fase adulta, aparece a incapacidade para assumir papel parental responsável e de rendimento profissional.[6]

Etiologia 2: *Alterações de conduta* são modificações no comportamento esperado para a faixa etária, com traços patológicos. Caracteriza-se por um padrão repetitivo e persistente de comportamento antissocial, agressivo ou desafiador. Em crianças, manifesta-se por negativismo ou hostilidade com figuras de autoridade.[7]

Cuidados de enfermagem segundo o sistema informatizado do HCPA	Intervenções/atividades de enfermagem segundo a NIC[4]		
– Usar declarações simples e diretas – Solicitar a presença de um familiar – Oferecer reforço positivo aos sucessos e às habilidades, a fim de fortalecer a autoestima de cuidador/família – Estimular a participação em atividades recreativas	**Fortalecimento da Autoestima****Melhora do Sistema de Apoio****Terapia Recreacional**	Domínio	Classe
		Comporta-mental	Assistência no Enfrentamento
	■ Encorajar o paciente a avaliar o próprio comportamento ■ Recompensar ou elogiar o progresso do paciente na direção das metas ■ Orientar os pais a fixar expectativas claras e a definir limites com os filhos ■ Ensinar os pais a reconhecerem as conquistas dos filhos ■ Identificar o grau de apoio da família ■ Monitorar a situação familiar atual ■ Envolver família/pessoas significativas/amigos nos cuidados e no planejamento		

(continua)

Quadro 20.4	Seleção dos cuidados de enfermagem a partir das informações contidas no sistema informatizado do HCPA e conforme as intervenções/atividades de enfermagem descritas pela NIC[4] (continuação)			
	■ Incluir o paciente no planejamento de atividades recreativas ■ Oferecer um ambiente recreativo seguro ■ Supervisionar as sessões recreativas, conforme apropriado ■ Monitorar a resposta emocional, física e social à atividade recreativa			
– Solicitar a presença de um familiar – Colocar limites, utilizando dados da realidade – Estimular interação social de forma gradativa – Proporcionar ambiente calmo e confortável	**Melhora da Socialização Construção de Relação Complexa**	**Domínio**		**Classe**
		Comporta-mental		Melhora da Comunicação
	■ Encorajar melhoria do envolvimento em relações já criadas ■ Encorajar a paciência no desenvolvimento de relações ■ Encorajar o respeito aos direitos dos outros ■ Oferecer modelos de papéis que expressem a raiva com adequação ■ Investigar elementos positivos e elementos negativos da atual rede de relacionamentos ■ Criar um clima de cordialidade e aceitação ■ Auxiliar o paciente na identificação dos sentimentos que impedem sua capacidade de interagir com os outros (p. ex., raiva, ansiedade, hostilidade ou tristeza)			
– Manter vigilância constante – Monitorar indicadores de risco de fuga – Realizar manejo verbal – Usar declarações simples e diretas	**Modificação do Comportamento: Habilidades Sociais**	**Domínio**		**Classe**
		Comporta-mental		Terapia Comportamental
	■ Auxiliar o paciente a identificar problemas interpessoais resultantes de déficits nas habilidades sociais ■ Propiciar modelos que demonstrem as etapas de comportamento no contexto de situações importantes para o paciente			

(continua)

Quadro 20.4	Seleção dos cuidados de enfermagem a partir das informações contidas no sistema informatizado do HCPA e conforme as intervenções/atividades de enfermagem descritas pela NIC[4] (*continuação*)

	■ Oferecer *feedback* ao paciente (p. ex., elogio ou recompensas) sobre o desempenho da habilidade(s) social(is) que é(são) sua meta ■ Encorajar pacientes/pessoas importantes a autoavaliarem os resultados de suas interações sociais, a se autorecompensarem por resultados positivos e a resolverem resultados menos desejados

O resultado selecionado nesse caso, conforme a NOC,[5] foi Envolvimento Social, com dois de seus indicadores (Quadro 20.5).

Quadro 20.5	Seleção do resultado e seus indicadores para o diagnóstico Interação Social Prejudicada de acordo com a NOC[5]

Interação Social Prejudicada					
Resultado selecionado/ definição	Domínio	Classe	Indicadores selecionados	Escalas	
Envolvimento Social – Interações sociais com pessoas, grupos ou organizações	Saúde Psicossocial	Interação Social	– Interação com familiares – Participação em atividades de lazer com os outros	1. Nunca demonstrado 2. Raramente demonstrado 3. Algumas vezes demonstrado 4. Frequentemente demonstrado 5. Consistentemente demonstrado	

Para o diagnóstico de enfermagem **Risco de Violência Direcionada a Outros**, foram eleitos nove cuidados de enfermagem contidos no sistema de prescrição do HCPA e três intervenções, com 14 atividades, segundo a NIC[4] (Quadro 20.6).

Quadro 20.6 — Seleção dos cuidados de enfermagem a partir das informações contidas no sistema informatizado do HCPA e conforme as intervenções/atividades de enfermagem descritas pela NIC[5]

Risco de Violência Direcionada a Outros *relacionado a fatores de risco* de história de violência contra outros, história de violência indireta e controle deficiente de impulsos.

Fator de Risco 1: *História de violência contra outros*, quando há história prévia de atitudes violentas/agressivas contra outras pessoas (agressão física, bater, chutar, jogar objetos no chão, arranhar, morder, cuspir).[3]

Fator de Risco 2: *História de violência indireta*, quando há atitudes de agressividade direcionadas a objetos, como, por exemplo, rasgar roupas, escrever em paredes, urinar no chão, correr nos corredores, gritar, bater portas, ter acessos de raiva, etc.[3]

Fator de Risco 3: *Controle deficiente de impulsos* é a incapacidade do indivíduo de conter suas atitudes, impulsividade iminente.

Cuidados de enfermagem segundo o sistema informatizado do HCPA	Intervenções/atividades de enfermagem segundo a NIC[4]		
– Comunicar alteração de conduta e/ou afeto – Comunicar comportamento indicador de ansiedade – Minimizar exposição do paciente aos fatores de risco ambiental – Reduzir estímulos ambientais – Manter vigilância constante	**Controle do Ambiente: Prevenção de Violência**	Domínio	Classe
		Segurança	Controle de Riscos
	■ Monitorar a segurança de itens que são trazidos ao ambiente por visitantes ■ Propiciar quarto privativo a paciente com potencial de violência contra os outros ■ Remover armas potenciais do ambiente (p. ex., objetos cortantes e parecidos com cordas) ■ Limitar o uso, pelo paciente, de armas potenciais (p. ex., objetos cortantes e semelhantes a cordas) ■ Oferecer pratos de papel e utensílios plásticos às refeições ■ Providenciar supervisão constante a todas as áreas de acesso do paciente para manter sua segurança e interferir de forma terapêutica, se necessário		

(continua)

Quadro 20.6	Seleção dos cuidados de enfermagem a partir das informações contidas no sistema informatizado do HCPA e conforme as intervenções/atividades de enfermagem descritas pela NIC[5] (*continuação*)

– Manejar de forma amigável – Orientar sobre comportamentos alternativos mais adequados – Monitorar sinais de agressividade	**Assistência no Controle da Raiva**	**Domínio**	**Classe**
		Comportamental	Terapia Cognitiva
	■ Usar abordagem calma e tranquilizadora ■ Limitar o acesso a situações frustrantes até que o paciente consiga expressar a raiva de maneira adequada ■ Encorajar o paciente a buscar ajuda de profissionais da enfermagem ou de pessoas responsáveis em períodos de maior tensão ■ Estabelecer a expectativa de que o paciente consegue controlar seu comportamento ■ Oferecer reforço para manifestações adequadas da raiva			
– Implementar cuidados com a contenção mecânica	**Contenção Física**	**Domínio**	**Classe**
		Segurança	Controle de Risco
	■ Usar formas adequadas de contenção para limitar manualmente o paciente em situações de emergência ou durante o transporte ■ Explicar o procedimento, a finalidade e o tempo da intervenção ao paciente e a pessoas importantes em termos compreensíveis e não punitivos ■ Monitorar a reação do paciente ao procedimento			

Os resultados selecionados nesse caso, conforme a NOC,[5] foram Autocontenção de Comportamento Abusivo, com três dos seus indicadores, Autocontrole da Agressividade, com dois dos seus indicadores, e Autocontrole de Comportamento Impulsivo, com dois de seus indicadores (Quadro 20.7).

Quadro 20.7 — Seleção dos resultados e seus indicadores para o diagnóstico Risco de Violência Direcionada a Outros de acordo com a NOC[5]

Risco de Violência Direcionada a Outros				
Resultados selecionados/ definições	Domínio	Classe	Indicadores selecionados	Escalas
Autocontenção de Comportamento Abusivo – Autocontenção de comportamentos abusivos e negligentes com relação aos outros	Saúde Psicossocial	Autocontrole	– Ato de evitar comportamento físico abusivo – Ato de evitar comportamento emocional abusivo – Controle dos impulsos	1. Nunca demonstrado 2. Raramente demonstrado 3. Algumas vezes demonstrado 4. Frequentemente demonstrado 5. Consistentemente demonstrado
Autocontrole da Agressividade – Autocontenção de comportamentos agressivos, combativos ou destrutivos com relação aos outros	Saúde Psicossocial	Autocontrole	– Identificação da raiva – Identificação da responsabilidade de manter o controle	1. Nunca demonstrado 2. Raramente demonstrado 3. Algumas vezes demonstrado 4. Frequentemente demonstrado 5. Consistentemente demonstrado
Autocontrole de Comportamento Impulsivo – Autocontrole quanto a comportamentos compulsivos ou impulsivos	Saúde Psicossocial	Autocontrole	– Identificação de comportamentos impulsivos prejudiciais – Apoia contrato para controle do comportamento	1. Nunca demonstrado 2. Raramente demonstrado 3. Algumas vezes demonstrado 4. Frequentemente demonstrado 5. Consistentemente demonstrado

EVOLUÇÃO

Na práxis diária em internação pediátrica, depara-se, todos os dias, com um universo de situações que revelam a estreita relação entre os estágios do processo saúde/doença vividos pela criança e pela família. Com a discussão do caso e ante as necessidades percebidas pelos enfermeiros pediátricos, percebe-se a necessidade de inclusão de um diagnóstico relacionado à família.

Família saudável é uma unidade que se autoestima positivamente, na qual os membros convivem e se percebem mutuamente como família. Tem estrutura e organização para definir objetivos e prover os meios para o crescimento, o desenvolvimento, a saúde e o bem-estar de seus membros. A família saudável une-se por laços de afetividade exteriorizados por amor e carinho, enfrenta crises, conflitos e contradições, pedindo e proporcionando apoio a seus membros e às pessoas significativas.[8]

Como ponto forte de um estudo clínico, salienta-se a reflexão na busca da acurácia diagnóstica,[9] fator decisivo na qualidade do cuidado de enfermagem. Dessa forma, foram propostas metas e realizadas intervenções de enfermagem com o paciente e sua família.

O plano de cuidados instituído possibilitou alcançar de modo parcial os resultados traçados. No que diz respeito ao diagnóstico de Enfrentamento Familiar Incapacitado, no resultado Enfrentamento Familiar, o indicador confronto de problemas familiares, que, no início da internação, era raramente demonstrado (2), evoluiu para algumas vezes demonstrado (3); o indicador envolvimento de membros da família na tomada de decisão evoluiu de frequentemente demonstrado (4) para consistentemente demonstrado (5); e o indicador estabelecimento de agenda para rotinas e atividades da família, que se encontrava em nunca demonstrado (1), evoluiu para frequentemente demonstrado (4).

Em relação ao diagnóstico Interação Social Prejudicada, no resultado selecionado Envolvimento Social, a interação com familiares passou de algumas vezes demonstrada (3) para frequentemente demonstrada (4); a participação em atividades de lazer com os outros evoluiu de raramente demonstrada (2) para consistentemente demonstrada (5).

No diagnóstico Risco de Violência Direcionada a Outros, no resultado Autocontenção de Comportamento Abusivo, o indicador ato de evitar comportamento físico abusivo evoluiu de raramente demonstrado (2) para frequentemente demonstrado (4); os indicadores ato de evitar comportamento emocional abusivo e controle dos impulsos, que inicialmente eram raramente demonstrados (2), passaram para frequentemente demonstrados (4). No resultado Autocontrole da Agressividade, os indicadores identificação da raiva e identificação de responsabilidade de manter o controle foram de nunca demonstrados (1) para algumas vezes demonstrados (3). No resultado Autocontrole de Comportamento Impulsivo, o indicador identificação de comportamentos impulsivos prejudiciais foi de raramente demonstrado (2) para frequentemente demostrado (4), e o indicador apoio a contrato para controle do comportamento, que era raramente demostrado (2), evoluiu para frequentemente demostrado (4).

Salienta-se, ainda, que a manutenção do ambiente terapêutico na unidade de internação é um dos papéis mais relevantes do enfermeiro no contexto do cuidado em enfermagem psiquiátrica, o que implica motivar a criança para habilidades e capacidades.[10]

O período de hospitalização foi de 28 dias. Houve melhora do quadro comportamental após o uso de medicação específica, manejo e cuidado adequados. A criança seguiu em atendimento ambulatorial.

REFERÊNCIAS

1. Horta WA. Processo de enfermagem. São Paulo: EPU; 1979.
2. Benedet SA, Bub MBC. Manual de diagnóstico de enfermagem: uma abordagem baseada na teoria de necessidades humanas básicas e na classificação diagnóstica da NANDA. 2. ed. Florianópolis: Bernúncia; 2001.
3. NANDA International. Diagnósticos de enfermagem da NANDA: definições e classificação 2009-2011. Porto Alegre: Artmed; 2010.
4. Bulechek GM, Butcher HK, Dochterman JM. Classificação das intervenções de enfermagem (NIC). 5. ed. Rio de Janeiro: Elsevier; 2010.
5. Moorhead S, Johnson M, Maas ML, Swanson E. Classificação dos resultados de enfermagem (NOC). 4. ed. Rio de Janeiro: Elsevier; 2010.
6. Gauer GJC, Cataldo Neto A. Transtorno de personalidade anti-social. In: Cataldo Neto A, Gauer GJC, Furtado NR. Psiquiatria para estudantes de medicina. Porto Alegre: EDIPUCRS; 2003. p. 595-608.
7. Escosteguy N, Portella IB. Transtorno de conduta. In: Cataldo Neto A, Gauer GJC, Furtado NR. Psiquiatria para estudantes de medicina. Porto Alegre: EDIPUCRS; 2003. p. 643-9.
8. Elsen I. Desafios da enfermagem no cuidado de famílias. In: Bub LIR, Penna CMM, Althoff CR, Elsen I, Patrício ZM. Marcos para a prática de enfermagem com famílias. Florianópolis: Editora da UFSC; 1994. p. 61-77.
9. Lunney M. Pensamento crítico e diagnósticos de enfermagem: estudos de caso e análises. Porto Alegre: Artmed; 2004.
10. Tosta E. Psiquiatria e enfermagem psiquiátrica. In: Cataldo Neto A, Gauer GJC, Furtado NR. Psiquiatria para estudantes de medicina. Porto Alegre: EDIPUCRS; 2003. p. 882-5.

21
Paciente com Sofrimento espiritual em cuidados paliativos

Rosmari Wittmann-Vieira, Rose Mary Devos Valejos
Caren Jaqueline Gomes

ESTUDO DE CASO

Paciente feminina, 47 anos, dona de casa, católica. Procurou atendimento médico em dezembro de 2008 por apresentar queixas de dor no baixo-ventre e na região anal, de forma intermitente, com fezes afiladas e sangramento anal.

Em janeiro de 2009, realizou retossigmoidoscopia, evidenciando adenocarcinoma invasivo de colo. Em abril, iniciou a quimioterapia e, em julho, a radioterapia. Com a evolução da doença, foi internada e submetida a retossigmoidectomia abdominal e colostomia. Nesse momento, foi avaliada pela equipe médica como estando "fora de possibilidades terapêuticas de cura" (FPTC) e foi solicitada a transferência ao núcleo de cuidados paliativos (NCP).

A paciente foi admitida ao NCP com vistas ao controle da dor e dos demais sintomas decorrentes da evolução da doença, acompanhada pelo marido, com incentivo ao apoio psicoespiritual e social e com suporte a sua família.

No momento da admissão ao NCP, a paciente estava lúcida, orientada, emagrecida (IMC: 16,5 kg/m^2), com olhar angustiado e tenso, testa franzida, mucosas descoradas e palidez cutânea. Apresentava TA: 80/50 mmHg, FC: 90 bpm, Tax: 36,4 °C, FR: 24 mpm, SatO$_2$: 96% em ar ambiente. Queixava-se de dor no baixo-ventre e na região anal, avaliada com dor de intensidade 7 na escala numérica verbal. Tinha diurese espontânea, a colostomia não funcionava há sete dias e os membros inferiores encontravam-se desinfiltrados.

Durante essa internação, referia cansaço e dor ao sair do leito, ao deambular e ao realizar o autocuidado, evitava pedir ajuda aos filhos e ao marido, dizia que não gostava de ser vista com a bolsa de colostomia, pois cheirava mal e isso a incomodava muito. Seu sono era interrompido, com frequência, por pensamentos tristes, dor abdominal e desconforto gástrico.

No decorrer da primeira semana, comunicava-se pouco, apresentava momentos de choro, seguidos de momentos de profundo silêncio. Falava nos filhos e evitava falar de sua doença. Quando questionada sobre suas crenças, respondia que não conseguia

(continua)

> **ESTUDO DE CASO** (continuação)
>
> mais rezar. Foi avaliada pela enfermeira, que solicitou o apoio da recreação e da psicologia com o objetivo de auxiliar a paciente e os familiares na elaboração das emoções e dos sentimentos relacionados à terminalidade e ao enfrentamento do luto.
>
> Recebeu a visita da recreacionista, porém, em vários encontros, não demonstrou nenhum interesse pelas atividades que foram sugeridas, como ler, ouvir música, realizar trabalhos manuais e desenhar. Recebia a visita da psicóloga, mas não dividia suas angústias. Os encontros eram breves, pois solicitava analgésico e, depois, pedia para dormir. O esposo solicitou a visita de um líder religioso, mas ela recusou recebê-lo.
>
> Alimentava-se pouco, devido aos frequentes episódios de náuseas, vômitos, dores e desconforto provocados pela distensão abdominal.
>
> Nessa mesma semana, a paciente persistia com colostomia não funcionante e abdome distendido. Começou a apresentar vômitos fecaloides intermitentes em razão da obstrução intestinal. A equipe médica propôs à paciente e a sua família a colocação de uma sonda nasogástrica (SNG) para o alívio dos sintomas. A paciente não aceitou e permaneceu três dias com vômitos fecaloides e abdome cada vez mais distendido. A administração fixa de opioide sanada à dose de resgate não eram suficientes para o alívio da dor.
>
> Começou a recusar alguns cuidados, como banho diário, saídas do leito, e solicitou que as visitas ficassem restritas a poucas pessoas. Repetia que não entendia por que Deus a estava punindo e a tinha abandonado, já que sempre fora uma pessoa que só fez o bem. Disse à enfermeira que estava cansada de tanto sofrimento. Evitava interagir com a equipe, permanecendo grande parte do tempo em silêncio e quase sempre no escuro, além de não perguntar mais pelos filhos.

INFORMAÇÕES RELEVANTES

O cuidado paliativo é uma abordagem que promove a melhoria da qualidade de vida dos pacientes e das famílias que enfrentam problemas associados a doenças que ameaçam a vida por meio da prevenção e do alívio do sofrimento, pela identificação precoce, pela avaliação correta e pelo tratamento da dor e de outros problemas de ordem física, psicossocial e espiritual.[1]

O núcleo de cuidados paliativos (NCP) do Hospital de Clínicas de Porto Alegre (HCPA) é um espaço destinado a pacientes oncológicos adultos, fora de possibilidades terapêuticas de cura (FPTC).[2] Desenvolve um trabalho interdisciplinar[3] com foco na assistência integral ao paciente e no acompanhamento de sua família. O NCP tem como objetivo implementar cuidados que promovam uma melhor qualidade de vida nos aspectos biopsicossocioespirituais (biológicos, psicológicos, sociais e espirituais). Entre as ações/metas/atividades realizadas no NCP, destacam-se:

- aliviar ou estabilizar os sintomas físicos decorrentes da evolução da doença;

- minimizar o sofrimento espiritual do doente e de sua família, proporcionando-lhes maior conforto;
- oferecer cuidado paliativo sem empreender ações diagnósticas ou terapêuticas inúteis ou obstinadas, tais como procedimentos invasivos de alta complexidade que não tragam benefício ao paciente, considerando a vontade expressa do paciente ou, na sua impossibilidade, a de seu representante legal;[4]
- preparar o paciente e sua família ao longo da internação para que realizem os cuidados no domicílio;
- apoiar os familiares por meio do Momento de Escuta, atividade interdisciplinar oferecida semanalmente às famílias dos pacientes internados e/ou vinculados ao núcleo de cuidados paliativos, com o objetivo de auxiliá-los na elaboração das emoções e dos sentimentos relacionados à terminalidade e ao enfrentamento do luto;[5]
- proporcionar uma morte digna ao paciente e auxiliar a família nessa elaboração.

SINAIS E SINTOMAS IDENTIFICADOS NO ESTUDO DE CASO

- Dores no baixo-ventre, na região anal e no abdome
- Desconforto gástrico
- Distensão abdominal
- Colostomia não funcionante
- Inapetência
- Náuseas/vômitos
- Vômitos fecaloides
- Evitava pedir ajuda dos filhos e do marido
- Não gostava que vissem a colostomia
- Sono alterado
- Triste
- Comunicava-se pouco
- Momentos de choro
- Evitava falar de sua doença
- Falta de interesse em atividades recreativas
- Recusa de visita de líder religioso
- Recusa da colocação da SNG
- Recusa cuidados de higiene
- Abandono de Deus/punição divina
- Cansada do sofrimento
- Evitava interagir com a equipe
- Silêncio
- Não perguntava mais pelos filhos

- Não conseguia mais rezar
- Solicitou restrição de visitas

Os sinais e sintomas emagrecida, IMC: 16,5 kg/m², mucosas descoradas, palidez cutânea, cansaço e hipotensão arterial são inerentes ao processo de terminalidade da paciente; por esse motivo, não foram trabalhados.

Com base nos demais sinais e sintomas, foram identificados dois diagnósticos de enfermagem considerados prioritários ao caso, os quais estão localizados conforme as Necessidades Humanas Básicas de Horta,[6,7] em cada um dos seus grupos e subgrupos, e conforme os domínios e as classes da Taxonomia II da NANDA-I[8] (Quadro 21.1).

Quadro 21.1 — Diagnósticos de enfermagem conforme a estrutura preconizada por Horta[6,7] e a Taxonomia II da NANDA-I[8]

Diagnósticos de enfermagem/ definições	Necessidades Humanas Básicas de Horta[6,7]		Taxonomia II da NANDA-I[8]	
	Grupo	Subgrupo	Domínio	Classe
Sofrimento Espiritual – É a capacidade prejudicada de experimentar e integrar significado e objetivo à vida por meio de uma conexão consigo mesmo, com os outros, a arte, a música, a literatura, a natureza e/ou um ser maior	Necessidade Psicoespiritual	Religiosidade/Ética	Princípios da Vida	Coerência entre Valores/Crenças/Atos

(continua)

PROCESSO DE ENFERMAGEM NA PRÁTICA CLÍNICA   **299**

Quadro 21.1 Diagnósticos de enfermagem conforme a estrutura preconizada por Horta[6,7] e a Taxonomia II da NANDA-I[8] *(continuação)*

Diagnósticos de enfermagem/ definições	Necessidades Humanas Básicas de Horta[6,7]		Taxonomia II da NANDA-I[8]	
	Grupo	Subgrupo	Domínio	Classe
Dor Crônica – Experiência sensorial e emocional desagradável que surge de lesão tissular real ou potencial ou descrita em termos de tal lesão (Associação Internacional para o Estudo da Dor), início súbito ou lento, de intensidade leve ou intensa, constante ou recorrente, sem um término antecipado ou previsível e com duração de mais de seis meses	Necessidade Psicobiológica	Percepção dos Órgãos dos Sentidos	Conforto	Conforto Físico

Para os dois diagnósticos de enfermagem estabelecidos, são apresentados os títulos, as etiologias e os sinais e sintomas evidenciados. Para cada etiologia, foram elaboradas definições (Quadros 21.2 e 21.4).

Os cuidados de enfermagem para cada um dos diagnósticos elencados estão descritos de acordo com o sistema de prescrição de enfermagem informatizado do HCPA e com as intervenções e atividades de enfermagem segundo a Classificação das Intervenções de Enfermagem (NIC)[9] (Quadros 21.2 e 21.4).

Os resultados e os indicadores foram selecionados para a avaliação da efetividade das intervenções de enfermagem aplicadas para cada um dos diagnósticos de enfermagem identificados, de acordo com a Classificação dos Resultados de Enfermagem (NOC)[10] (Quadros 21.3 e 21.5).

Para o diagnóstico de enfermagem **Sofrimento Espiritual**, foram eleitos 16 cuidados de enfermagem contidos no sistema de prescrição do HCPA e cinco intervenções, com 34 atividades, segundo a NIC[9] (Quadro 21.2).

Quadro 21.2 Seleção dos cuidados de enfermagem a partir das informações contidas no sistema informatizado do HCPA e conforme as intervenções/atividades de enfermagem descritas pela NIC[9]

Sofrimento Espiritual *relacionado* ao processo de morrer *evidenciado* por evitar pedir ajuda dos filhos e marido, não gostar que vissem a colostomia, ter o sono alterado, estar triste, comunicar-se pouco, ter momentos de choro, evitar falar de sua doença, apresentar falta de interesse em atividades recreativas, recusar visita de líder religioso, recusar a colocação da SNG, recusar cuidados de higiene, referir abandono de Deus/punição divina, estar cansada do sofrimento, evitar interagir com a equipe, ficar em silêncio, não perguntar mais pelos filhos, não conseguir mais rezar e solicitar restrição de visitas.

Etiologia: *Processo de morrer* é o estado que antecede a morte biológica do ser humano, peculiar a uma só pessoa e que pode comprometer não só as necessidades biológicas como as psicossociais e psicoespirituais do indivíduo. Está relacionado a significados diferentes, conforme os valores, as crenças e a cultura de cada um.

Cuidados de enfermagem segundo o sistema de prescrição do HCPA	Intervenções/atividades de enfermagem segundo a NIC[9]		
– Apoiar os esforços da família para permanecer junto ao leito – Apoiar paciente e família durante os estágios de sofrimento – Incluir a família nas decisões sobre cuidados e atividades, conforme desejado	**Apoio Familiar**	**Domínio**	**Classe**
		Família	Cuidados ao Longo da Vida
	■ Garantir à família que o paciente está recebendo o melhor cuidado possível ■ Avaliar a reação emocional da família à condição do paciente ■ Fomentar esperanças realistas ■ Promover uma relação de confiança com a família		

(continua)

Quadro 21.2	Seleção dos cuidados de enfermagem a partir das informações contidas no sistema informatizado do HCPA e conforme as intervenções/atividades de enfermagem descritas pela NIC[9] (*continuação*)		
– Encorajar interações com familiares, amigos e outras pessoas	■ Promover uma relação de confiança com a família ■ Identificar a coerência entre as expectativas do paciente, da família e dos profissionais de saúde ■ Ensinar os planos de cuidados médicos e de enfermagem à família ■ Proporcionar os conhecimentos necessários aos familiares relativos às opções que os ajudarão a tomar decisões sobre o cuidado ao paciente ■ Incluir os familiares nos processos decisórios do paciente a respeito dos cuidados, quando adequado ■ Apresentar a família a outras famílias que passam por experiências similares, conforme adequado ■ Auxiliar a família durante o processo de morrer e de luto, conforme adequado		
– Auxiliar o paciente a expressar e a aliviar a raiva de forma adequada – Possibilitar reparação e conciliação consigo, com os outros e/ ou com instâncias superiores – Usar comunicação terapêutica para estabelecer confiança e demonstrar empatia	**Facilitação do Processo de Perdão**	**Domínio** Comportamental	**Classe** Assistência no Enfrentamento
	■ Identificar a origem da raiva e do ressentimento, sempre que possível ■ Ouvir com empatia, sem lições de moral ou lugares-comuns ■ Explorar o perdão como um processo ■ Ajudar o paciente a investigar sentimentos de raiva, amargura e ressentimento ■ Usar a presença, o toque e a empatia, conforme apropriado, para facilitar o processo ■ Explorar as possibilidades de reparação e reconciliação consigo mesmo, com os outros e com um poder maior ■ Convidar para usar rituais tradicionais de fé, conforme apropriado (p. ex., unção, confissão, reconciliação)		

(*continua*)

Quadro 21.2	Seleção dos cuidados de enfermagem a partir das informações contidas no sistema informatizado do HCPA e conforme as intervenções/atividades de enfermagem descritas pela NIC[9] (continuação)

– Possibilitar acesso aos artigos espirituais desejados – Possibilitar acesso a um conselheiro espiritual escolhido pelo paciente	**Estímulo a Rituais Religiosos**	**Domínio**	**Classe**
		Comporta-mental	Assistência no Enfrentamento
	■ Encorajar o uso e a participação em rituais ou práticas religiosas normais que não prejudiquem a saúde ■ Tratar a pessoa com dignidade e respeito ■ Investigar alternativas à adoração		
– Demonstrar interesse e oferecer conforto passando algum tempo com o paciente/família – Proporcionar ambiente calmo e confortável	**Facilitação do Crescimento Espiritual**	**Domínio**	**Classe**
		Comporta-mental	Assistência no Enfrentamento
	■ Demonstrar uma presença de carinho e conforto, passando tempo com o paciente, sua família e pessoas importantes ■ Promover relações com os outros para companheirismo e serviços		
– Assegurar ao paciente que o enfermeiro estará disponível para apoiá-lo em momentos de sofrimento – Encorajar a participação nos grupos de ajuda – Respeitar a necessidade de privacidade – Rezar com o paciente	**Apoio Espiritual**	**Domínio**	**Classe**
		Comporta-mental	Assistência no Enfrentamento
	■ Usar a comunicação terapêutica para estabelecer confiança e cuidados com empatia ■ Estimular o indivíduo a revisar a vida passada, concentrando-se em eventos e relações que tenham proporcionado força e suporte espirituais ■ Tratar a pessoa com dignidade e respeito ■ Oferecer privacidade e períodos de calma para atividades espirituais ■ Estimular a participação em grupos de apoio ■ Ensinar métodos de relaxamento, meditação e imagem orientada ■ Estar aberto a expressões individuais de preocupação ■ Rezar com a pessoa		

(continua)

Quadro 21.2 Seleção dos cuidados de enfermagem a partir das informações contidas no sistema informatizado do HCPA e conforme as intervenções/atividades de enfermagem descritas pela NIC[9] *(continuação)*

– Encorajar paciente/ família a focalizar os eventos e relacionamentos que ofereçam força e apoio espiritual	▪ Expressar empatia com os sentimentos individuais ▪ Garantir ao indivíduo que o enfermeiro estará disponível para apoiá-lo em momentos de sofrimento ▪ Estar aberto aos sentimentos da pessoa sobre doença e morte ▪ Proporcionar música, literatura ou programas de rádio ou televisão espirituais ao indivíduo

Os resultados selecionados nesse caso, conforme a NOC,[10] foram Bem-estar Pessoal, com dois indicadores, Morte Confortável, com três indicadores, e Saúde Espiritual, com três indicadores (Quadro 21.3).

Quadro 21.3 Seleção dos resultados e seus indicadores para o diagnóstico Sofrimento Espiritual de acordo com a NOC[10]

Sofrimento Espiritual				
Resultados de enfermagem	Domínio	Classe	Indicadores selecionados	Escalas
Bem-estar Pessoal – Alcance da percepção positiva da própria condição de saúde	Saúde Percebida	Saúde e Qualidade de Vida	– Vida espiritual – Capacidade de expressar as emoções	1. Nem um pouco satisfeito 2. Um pouco satisfeito 3. Moderadamente satisfeito 4. Muito satisfeito 5. Completamente satisfeito

(continua)

Quadro 21.3 Seleção dos resultados e seus indicadores para o diagnóstico Sofrimento Espiritual de acordo com a NOC[10] (continuação)

Sofrimento Espiritual				
Resultados de enfermagem	Domínio	Classe	Indicadores selecionados	Escalas
Morte Confortável – Relaxamento físico, psicoespiritual, sociocultural e ambiental com o fim iminente da vida	Saúde Percebida	Saúde e Qualidade de Vida	– Apoio dos amigos – Apoio da família	1. Gravemente comprometido 2. Muito comprometido 3. Moderadamente comprometido 4. Levemente comprometido 5. Não comprometido
			– Ânsia de vômito ou vômito	1. Grave 2. Substancial 3. Moderado 4. Leve 5. Nenhum
Saúde Espiritual – Conexão consigo mesmo, com os outros, com um poder mais alto, com toda a vida, com a natureza e com o universo que transcende e fortalece seu eu	Saúde Percebida	Saúde e Qualidade de Vida	– Sentido e propósito na vida – Sentimentos de paz – Interação com os outros para partilhar pensamentos, sentimentos e crenças	1. Gravemente comprometido 2. Muito comprometido 3. Moderadamente comprometido 4. Levemente comprometido 5. Não comprometido

Para o diagnóstico de enfermagem **Dor Crônica**, foram eleitos 13 cuidados de enfermagem contidos no sistema de prescrição do HCPA e quatro intervenções, com 18 atividades, segundo a NIC[9] (Quadro 21.4).

Quadro 21.4 Seleção dos cuidados de enfermagem a partir de informações contidas no sistema informatizado do HCPA e conforme as intervenções/atividades de enfermagem descritas pela NIC[9]

Dor Crônica *relacionada* à evolução da doença, *evidenciada* por palidez cutânea, relato verbal de dor intensa, sono alterado, momentos de choro, interação reduzida com as pessoas, silêncio, inapetência, náuseas e vômitos.

Etiologia: *Evolução da doença* é o processo de mudança das características da doença, com progressão dos danos e/ou dos sinais e sintomas.

Cuidados de enfermagem segundo o sistema de prescrição do HCPA	Intervenções/atividades de enfermagem segundo a NIC[9]		
– Administrar analgesia após avaliação – Comunicar alterações durante a infusão da analgesia – Medicar para dor antes dos procedimentos	**Administração de Analgésicos**	Domínio	Classe
		Fisiológico: Complexo	Controle de Medicamentos
	■ Determinar local, características, qualidade e gravidade da dor antes de medicar o paciente ■ Atender às necessidades de conforto e realizar outras atividades que ajudem a relaxar, a fim de facilitar a resposta à analgesia ■ Orientar o paciente para solicitar medicação para dor antes que esta piore ■ Informar o paciente de que, com a administração de narcóticos, pode ocorrer tontura nos primeiros dois ou três dias, desaparecendo depois ■ Corrigir ideias erradas/mitos que o paciente ou seus familiares podem ter sobre os analgésicos, em especial sobre os opioides (p. ex., vício e riscos de *overdose*) ■ Documentar a resposta ao analgésico e todos os efeitos colaterais		

(continua)

	Quadro 21.4	Seleção dos cuidados de enfermagem a partir de informações contidas no sistema informatizado do HCPA e conforme as intervenções/atividades de enfermagem descritas pela NIC[9] (*continuação*)

	Controle da Dor	Domínio	Classe
– Avaliar a dor utilizando uma escala de intensidade – Comunicar sinais de dor – Investigar com o paciente fatores que aliviam/pioram a dor – Reduzir fatores que aumentem a experiência dolorosa – Registrar a dor como o quinto sinal vital		Fisiológico: Básico	Promoção do Conforto Físico
	■ Realizar uma avaliação completa da dor, incluindo local, características, início/duração, frequência, qualidade, intensidade e gravidade, além de fatores precipitadores ■ Avaliar com o paciente e a equipe de cuidados de saúde a eficácia de medidas passadas utilizadas para controlar a dor ■ Investigar o uso atual de métodos farmacológicos de alívio da dor pelo paciente ■ Orientar sobre métodos farmacológicos de alívio da dor ■ Usar medidas de controle da dor antes de seu agravamento ■ Verificar o nível de desconforto do paciente, registrar as mudanças no prontuário e informar os demais profissionais de saúde que trabalham com o paciente ■ Instituir e modificar as medidas de controle da dor com base na resposta do paciente			

	Controle do Ambiente: Conforto Controle do Ambiente	Domínio	Classe
– Estimular a presença de familiares – Evitar procedimentos durante o sono – Manter a campainha ao alcance do paciente – Promover segurança e conforto – Proporcionar ambiente calmo e confortável		Fisiológico: Básico	Promoção do Conforto Físico
	■ Evitar interrupções desnecessárias e permitir períodos de descanso ■ Ajustar a temperatura do quarto o mais confortável para o indivíduo, se possível ■ Ajustar a iluminação de modo a atender às necessidades de atividades individuais, evitando luz direta nos olhos			

(*continua*)

PROCESSO DE ENFERMAGEM NA PRÁTICA CLÍNICA

Quadro 21.4	Seleção dos cuidados de enfermagem a partir de informações contidas no sistema informatizado do HCPA e conforme as intervenções/atividades de enfermagem descritas pela NIC[9] (continuação)
	■ Controlar ou prevenir ruídos excessivos ou indesejáveis, quando possível ■ Posicionar o paciente para facilitar o conforto (p. ex., uso dos princípios de alinhamento corporal, apoio com travesseiros, apoio para articulações durante os movimentos, curativos sobre incisões e imobilização da parte do corpo com dor)

Os resultados selecionados nesse caso, conforme a NOC,[10] foram Nível de Dor, com um indicador, e Nível de Desconforto, com um indicador (Quadro 21.5).

Quadro 21.5 Seleção dos resultados e seus indicadores para o diagnóstico Dor Crônica de acordo com a NOC[10]

Dor Crônica				
Resultados de enfermagem	Domínio	Classe	Indicadores selecionados	Escalas
Nível de Dor – Gravidade da dor observada ou relatada	Saúde Percebida	Estado dos Sintomas	– Dor relatada	1. Grave 2. Substancial 3. Moderado 4. Leve 5. Nenhum
Nível de Desconforto – Gravidade do desconforto mental ou físico observado ou relatado	Saúde Percebida	Estado dos Sintomas	– Tensão facial	1. Grave 2. Substancial 3. Moderado 4. Leve 5. Nenhum

EVOLUÇÃO

Entende-se o diagnóstico Sofrimento Espiritual como um diagnóstico complexo e de difícil intervenção, por tratar da subjetividade de cada um. Neste estudo, procuramos expressar toda a dor e o sofrimento dessa paciente em processo de morte.

Consideramos que as intervenções propostas foram adequadas e possibilitaram alcançar os resultados esperados para quase todos os indicadores selecionados.

No que diz respeito aos indicadores relacionados ao diagnóstico de Sofrimento Espiritual, a vida espiritual da paciente apresentava-se, inicialmente, nem um pouco satisfeita (1). A meta foi passar para moderadamente satisfeita (3); evoluiu, depois, para um pouco satisfeita (2), como foi constatado pelo pedido ao esposo de uma visita do líder religioso para se confessar. A capacidade de expressar emoções encontrava-se um pouco satisfeita (2). A meta foi passar para moderadamente satisfeita (3) – sendo alcançada, pois a paciente passou a conversar com alguns profissionais da equipe multiprofissional. Em relação ao apoio dos amigos e ao apoio dos familiares, manteve-se em não comprometida (5), com a solicitação da visita de alguns amigos e familiares que não havia recebido anteriormente. No significado e propósito na vida, a paciente evoluiu de muito comprometida (2) para moderadamente comprometida (3), atingindo a expectativa, pois, após a visita do líder religioso, expressou estar em paz com o que semeou em sua vida. Em relação ao indicador sentimentos de paz, evoluiu de gravemente comprometida (1) para moderadamente comprometida (3), alcançando a meta, que pode ser observada pela postura de tranquilidade da paciente e pelos comentários dos familiares. Em interação com os outros para partilhar pensamentos, sentimentos e crenças, a paciente encontrava-se muito comprometida (2). O objetivo foi atingir levemente comprometida (4), evoluindo para moderadamente comprometida (3) – o resultado esperado foi alcançado em parte, pois a paciente conseguiu conversar um pouco com seus familiares e com alguns amigos. Em relação a ânsia de vômito ou vômito, inicialmente grave (1), com meta de moderada (3), evoluiu para leve (4) quando aceitou que fosse colocada a SNG e, assim, parou de vomitar.

No que diz respeito aos indicadores relacionados ao diagnóstico Dor Crônica, em dor relatada a paciente evoluiu de desvio substancial de variação normal (2) para desvio leve da variação normal (4), atingindo, em parte, o resultado esperado, pois, ao cessar os vômitos, ficou mais serena e com dor leve. Em tensão facial, a paciente apresentava-se inicialmente grave (1). A meta foi atingir o nível leve (4), o que, conforme observado pelo aspecto de serenidade apresentado pela paciente nos últimos dias, foi alcançado.

Quatro dias passaram-se e ela faleceu, tranquila, acompanhada de seu esposo e de sua irmã.

REFERÊNCIAS

1. World Health Organization. Cancer: WHO definition of palliative care [Internet]. Geneva: WHO; c2011 [capturado em 12 maio 2010]. Disponível em: HTTP://www.who.int/cancer/palliative/definition/en/.
2. Hospital de Clínicas de Porto Alegre – RS. Protocolo para admissão de pacientes no núcleo de cuidados paliativos [Internet]. Porto Alegre: HCPA; 2010 [capturado em 15 fev. 2011]. Protocolo ENF-192 – 287439. Disponível em: http://www.hcpa.ufrgs.br/downloads/protocolos/enf192.pdf.
3. Kruse MHL, Vieira RW, Ambrosini L, Niemeyer F, Silva FP da. Cuidados paliativos: uma experiência. Revista HCPA. 2007;27(2):49-52.
4. Brasil. Conselho Federal de Medicina. Resolução CFM nº 1931/2009 [Internet]. Diário Oficial [da] República Federativa do Brasil. 24 set. 2009 [capturado em 10 abr. 2010];seção 1:90. Disponível em: http://www.portalmedico.org.br/resolucoes/CFM/2009/1931_2009.htm.
5. Zimerman DE, Osório LC, Wainberg AK, Barros CAS, Baptista Neto F, Mazieres G, et al. Como trabalhamos com grupos. Porto Alegre: Artes Médicas; 1997.
6. Horta WA. Processo de enfermagem. São Paulo: EPU; 1979.
7. Benedet SA, Bub MBC. Manual de diagnóstico de enfermagem: uma abordagem baseada na teoria de necessidades humanas básicas e na classificação diagnóstica da NANDA. 2. ed. Florianópolis: Bernúncia; 2001.
8. NANDA International. Diagnósticos de enfermagem da NANDA: definições e classificação 2009-2011. Porto Alegre: Artmed; 2010.
9. Bulechek GM, Butcher HK, Dochterman JM. Classificação das intervenções de enfermagem (NIC). 5. ed. Rio de Janeiro: Elsevier; 2010.
10. Moorhead S, Johnson M, Maas ML, Swanson E. Classificação dos resultados de enfermagem (NOC). 4. ed. Rio de Janeiro: Elsevier; 2010.

Índice

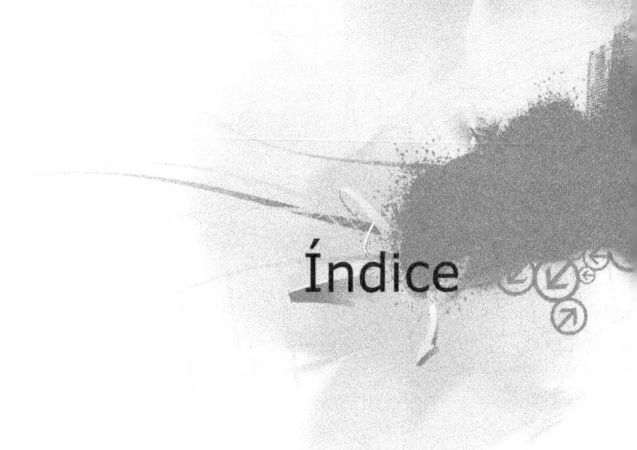

*Os verbetes assinalados com asteriscos referem-se a capítulos que apresentam estudos clínicos.

A

Aconselhamento nutricional 274
Aconselhamento para lactação 238
Administração de analgésicos 158, 171, 212, 305
Administração de medicamentos 213
Administração de medicamentos: endovenosa (EV) 146, 184
Alimentação por sonda enteral 198
Alterações de comportamento em crianças 279-294 ver também Comportamento, alterações em crianças
Amamentação interrompida 234
　aconselhamento para lactação 238
　assistência na amamentação 238
　conhecimento: amamentação 239
　manutenção da amamentação 239
Ansiedade 105, 111-113, 168-169, 173-174, 214, 227-228, 274
　autocontrole da 228
　controle do ambiente 112
　controle do ambiente: conforto 112
　nível de 113, 174
　redução da 111-112, 173, 214, 227-228, 274
　técnica para acalmar 111-112, 174
Apoio espiritual 302-303
Apoio familiar 284-285, 300-301
Assistência na amamentação 238
Assistência no autocuidado 130-131
　alimentação-131
　arrumar-se 130-131
　banho/higiene 130-131
　uso do vaso sanitário 130-131
　vestir-se 130-131
Assistência no controle da raiva 291
Assistência para parar de fumar 272
Assistência para reduzir o peso 274
Aumento da tomada de decisão, disposição para 267-278
　assistência para parar de fumar 272
　comportamento de cessação de fumar 273
Autocontenção de comportamento abusivo 292
Autocontrole da agressividade 292
Autocontrole da ansiedade 228
Autocontrole de comportamento impulsivo 292
Autocontrole do diabetes 225
Autocuidado: atividades da vida diária 202

B

Banho 154
Bem-estar pessoal 303
Bioética e processo de enfermagem 67-74
　relação entre os referenciais teóricos 69-74

C

Cicatrização de feridas: primeira intenção 129, 147
Cicatrização de feridas: segunda intenção 197
Coagulação sanguínea 259
*Comportamento, alterações em crianças 279-294
    enfrentamento familiar incapacitado 279-294
        cuidados 284-285, 286-289, 290-291
        diagnósticos prioritários 282-283
        estudo de caso 280-281
        evolução 293-294
        fatores de risco 281
        informações relevantes 280-281
        resultados e indicadores 286, 289, 292
        sinais e sintomas 281
Comportamento de cessação de fumar 273
Comportamento de perda de peso 275
Comportamento de prevenção de quedas 143
Confusão aguda após neurocirurgia 135-148
    comportamento de prevenção de quedas 143
    contenção física 140
    controle acidobásico 140
    controle do delírio 139
    equilíbrio eletrolítico e acidobásico 142
    estado neurológico: consciência 142
    prevenção de quedas 139
Conhecimento: amamentação 239
Conhecimento: controle de infecção 129, 155
Conhecimento: dieta 225
Construção de relação complexa 288
Contenção física 140, 188, 291
Controle acidobásico 140
Controle da dor 157, 170, 212, 306
Controle da hiperglicemia 154, 221-222
Controle da hipervolemia 261-262
Controle da hipoglicemia 221-222
Controle da negligência unilateral 201
Controle da nutrição 223
Controle da ventilação mecânica: invasiva 121-122
Controle de hemorragia 107-108
Controle de infecção 144, 153, 256-257
Controle de riscos 246
Controle de vias aéreas 124
Controle de vias aéreas artificiais 121-122
Controle do ambiente 112, 306-307
Controle do ambiente: conforto 112, 213, 306-307
Controle do ambiente: prevenção de violência 290
Controle do delírio 139
Controle do peso 199
Cuidados cardíacos: fase aguda 208-209
Cuidados com lesões 144
Cuidados com local de incisão 127
Cuidados com sondas: urinário 145
Cuidados com sondas/drenos 127-128
Cuidados com úlceras de pressão
Controle hidreletrolítico 262
Controle hídrico 261-262
Cuidados na retenção urinária 114
Cuidados no pré-natal 224
*Cuidados paliativos 295-308
    e sofrimento espiritual 295-308
        cuidados 300-303, 305-307
        diagnósticos prioritários 298-299
        estudo de caso 295-296
        evolução 308
        informações relevantes 296-297
        resultados e indicadores 303-304, 307
        sinais e sintomas 297-298

D

Desmame da ventilação mecânica 121-122
Diagnósticos, validação ver Validação de diagnósticos, intervenções e resultados de enfermagem
Disposição para aumento da tomada de decisão 267-268 ver também Aumento da tomada de decisão, disposição para
*Doação de rim, pós-operatório imediato 165-190
    dor aguda 165-190
        cuidados 170-171, 173-174
        diagnósticos prioritários 168-169

ÍNDICE **313**

estudo de caso 165-166
evolução 176-177
informações relevantes 166-167
resultados e indicadores 185, 187, 189
sinais e sintomas 167-168
Dor: resposta psicológica adversa 214
Dor aguda 151, 168, 170-172, 207, 212
   administração de analgésicos 157-159, 170-172, 212-215
   administração de medicamentos 213
   controle da dor 157, 170, 212
   controle do ambiente: conforto 213
   dor: resposta psicológica adversa 214
   nível de dor 159, 172
   oxigenioterapia 213
   redução da ansiedade 214
   resposta à medicação 159, 172
   sinais vitais 215
Dor crônica 299
   administração de analgésicos 305
   controle da dor 306
   controle do ambiente 306-307
   controle do ambiente: conforto 306-307
   nível da dor 307
   nível do desconforto 307
*Dor torácica 205-216
   risco de perfusão tissular cardíaca diminuída 205-216
      cuidados 208-210, 211-214
      diagnósticos prioritários 207-208
      estudo de caso 205-206
      evolução 215-216
      fatores de risco 207
      informações relevantes 206
      resultados e indicadores 210-211, 214-215
      sinais e sintomas 207

E

Enfrentamento familiar 286
Enfrentamento familiar incapacitado 279-294
   apoio familiar 284-285
   enfrentamento familiar 286
   mobilização familiar 282-285
   promoção do envolvimento familiar 284-285

   terapia familiar 284-285
Ensino: dieta prescrita 223-224
Envolvimento social 289
Equilíbrio 189
Equilíbrio eletrolítico e acidobásico 142, 263
Estado do feto: pré-parto 226
Estado imunológico 259
Estado neurológico: consciência 142
Estado neurológico: função sensório-motora craniana 187
Estado nutricional: ingestão de alimentos líquidos 199
Estado respiratório: ventilação 123, 125
Estímulo a rituais religiosos 302

F

Facilitação do crescimento espiritual 302
Facilitação do processo de perdão 301
Fortalecimento da autoestima 287-288
Fototerapia: recém nascido 235-236
Função renal 263

G

*Gastroplastia 149-162
   risco de infecção em 149-162
      cuidados 152-155, 157-158
      diagnósticos prioritários 151-152
      estudo de caso 149
      evolução 161-162
      fatores de risco 150-151
      informações relevantes 150
      resultados e indicadores 155-156, 159, 161
      sinais e sintomas 150-151
*Gestante, cuidados com 217-229
   risco de glicemia instável 217-229
      cuidados 221-224, 227-228
      diagnósticos prioritários 219-220
      estudo de caso 217-218
      evolução 229
      fatores de risco 219
      informações relevantes 218-219
      resultados e indicadores 225-226, 228
      sinais e sintomas 219

Glicemia instável, risco de 217-229
    autocontrole do diabetes 225
    conhecimento: dieta 225
    controle da hiperglicemia 221-222
    controle da hipoglicemia 221-222
    controle da nutrição 223
    cuidados no pré-natal 224
    ensino: dieta prescrita 223-224
    estado do feto: pré-parto 226
    nível da glicemia 225
Gravidade da perda de sangue 185

H

Habilidades de interação social 248
HCPA 41-51, 53-66
    construção do processo de enfermagem e informatização 41-51
    operacionalização do processo de enfermagem 53-66
Hemorragia, controle de 107-108
Hipotermia 152, 169, 175-176
    regulação da temperatura 160, 175
    sinais vitais 161, 176
    tratamento 160, 175

I

Icterícia neonatal 231-240
    fototerapia: recém-nascido 235-236
    integridade tissular: pele e mucosas 236-237
    termorregulação: recém-nascido 237
Infecção, risco de 119, 126-129, 138, 144-147, 149-162
    administração de medicamentos endovenosa (EV) 146
    banho 154
    cicatrização de feridas: primeira intenção 129, 147
    conhecimento: controle de infecção 129, 155
    controle 144, 153
    controle da hiperglicemia 154
    cuidados com lesões 144
    cuidados com o local de incisão 127
    cuidados com sondas: urinário 145
    cuidados com sondas/drenos 127-128
    integridade tissular: pele e mucosas 147, 156
    manutenção de dispositivos para acesso venoso 126-127
    monitoração hemodinâmica invasiva 126-127
    proteção contra 153
    supervisão da pele 155
    terapia endovenosa 126-127
Integridade tissular: pele e mucosas 110, 147, 156, 197, 236-237
Integridade tissular prejudicada 103-116, 191-203
    cicatrização de feridas: segunda intenção 197
    controle de hemorragia 107-108
    cuidados com úlceras de pressão 195
    integridade tissular: pele e mucosas 110, 197
    monitoração de sinais vitais 109
    posicionamento 108
    precauções contra sangramento 107
    prevenção de úlceras de pressão
    redução do sangramento 107
    redução do sangramento: ferimento 107-108
    supervisão da pele 109
Interação social prejudicada 243, 247-248, 282, 286-289
    construção de relação complexa 288
    envolvimento social 289
    fortalecimento da autoestima 287-288
    habilidades de interação social 248
    melhora da socialização 247, 288
    melhora do sistema de apoio 287-288
    modificação do comportamento: habilidades sociais 288-289
    terapia recreacional 287-288
*Intervenção coronariana percutânea 103-116
    e integridade tissular prejudicada 103-116
        cuidados 106-109, 111-112, 113-114
        diagnósticos prioritários 105-106
        evolução 115
        estudo de caso 103-104

informações relevantes 104
resultados e indicadores 110, 113, 115
sinais e sintomas 104-105
Intervenções, validação *ver* Validação de diagnósticos, intervenções e resultados de enfermagem

M

Manutenção da amamentação 239
Manutenção de dispositivos para acesso venoso 126-127
Melhora da socialização 247, 288
Melhora do sistema de apoio 287-288
Melhora do sono 258
Mobilização familiar 282-285
Modificação do comportamento: habilidades sociais 288-289
Monitoração de sinais vitais 109, 184, 210
Monitoração hemodinâmica invasiva 126-127
Monitoração neurológica 186
Morte confortável 304

N

NANDA-I 24-29, 77-86
  e processo de enfermagem 24-29
  novos diagnósticos, desenvolvimento 77-86
Negligência unilateral 182, 186-187, 194, 201-202
  autocuidado: atividades da vida diária 202
  controle da 201
  estado neurológico: função sensório-motora craniana 187
  monitoração neurológica 186
  posicionamento 187
  posicionamento do corpo: autoiniciado 202
  promoção do exercício 201
*Neurocirurgia 135-148
  confusa aguda após 135-148
    cuidados 139-141, 144-146
    diagnósticos prioritários 137-138
    estudo de caso 135-136
    evolução 147-148

informações relevantes 136
resultados e indicadores 142-143, 147
sinais e sintomas 137
NIC 29-33
  e processo de enfermagem 29-33
Nível da dor 307
Nível da glicemia 225
Nível de agitação 189
Nível de ansiedade 113
Nível do desconforto 307
NOC 33-37
  e processo de enfermagem 33-37
Novos diagnósticos de enfermagem, desenvolvimento de 77-86
  avaliação pelo DDC 80
  etapas 77-79
  exemplos de propostas 80
  proposta aprovada, exemplo 80-86
Nutrição desequilibrada: mais do que as necessidades corporais 271, 274-275
  aconselhamento nutricional 274
  assistência para reduzir o peso 274
  comportamento de perda de peso 275
  redução da ansiedade 274
Nutrição desequilibrada: menos do que as necessidades corporais 193, 198-200
  alimentação por sonda enteral 198
  controle do peso 199
  estado nutricional: ingestão de alimentos líquidos 199
  peso: massa corporal 200

O

Oxigenioterapia 124, 209, 213

P

Padrão respiratório ineficaz 119, 124-125
  controle de vias aéreas 124
  estado respiratório: ventilação 125
  oxigenioterapia 124
Pele, supervisão da 109
Pele e mucosas 110
Perfusão tissular cardíaca 210-211

Perfusão tissular cardíaca diminuída, risco de 205-216
  cuidados cardíacos: fase aguda 208-209
  regulação hemodinâmica 209
  oxigenioterapia 209
  monitoração dos sinais vitais 210
  perfusão tissular cardíaca 210-211
Peso: massa corporal 200
Pós-operatório 117-133, 165-190
  doação de rim, dor aguda 165-190
  transplante hepático, ventilação espontânea prejudicada 117-133
Posicionamento 108, 187
Posicionamento do corpo: autoiniciado 202
Precauções 107, 257-258
  contra sangramento 107, 257-258
Prevenção de quedas 139, 188
Prevenção de úlceras de pressão
Prevenção do suicídio 244-245
Processo de enfermagem 23-39, 41-51, 53-74
  e bioética 67-74
  construção no HCPA 41-51
    informatização 45-46
      metodologia de desenvolvimento e implantação dos sistemas 46-47
      registros de enfermagem e prontuário eletrônico do paciente 47-48
      percepção dos enfermeiros sobre o registro eletrônico 48-49
      segurança do prontuário eletrônico 49-50
      desafios 50
  e NANDA-I 24-29
    aspectos históricos e definição 24-25
    como utilizar 29
    estrutura taxonômica 25-28
    tipos de diagnósticos 28-29
  e NIC 29-33
    aspectos históricos e definição 29-30
    como utilizar 32-33
    estrutura taxonômica 30-31
    tipos de intervenção 31-32

e NOC 33-37
    aspectos históricos e definição 33-34
    como utilizar 36-37
    estrutura taxonômica 34-35
    indicadores de resultados e escalas de mensuração 35-36
  ligações entre NANDA-I, NOC e NIC 37-38
  operacionalização no HCPA 53-66
    atividades administrativas/gerenciais 55
    atividades da prática clínica 58
    atividades de pesquisa 56-58
    atividades educativas 55-56
    passo a passo 58-60
      anamnese e exame físico 58-59
      diagnóstico de enfermagem 59
      evolução de enfermagem 60
      prescrição de enfermagem 59-60
Promoção do envolvimento familiar 284-285
Promoção do exercício 201
Proteção contra infecção 153, 256-257
Proteção ineficaz 251-264
  coagulação sanguínea 259
  controle de infecção 256-257
  estado imunológico 259
  melhora do sono 258
  precauções contra sangramento 257-258
  proteção contra infecção 256-257
  sono 260

Q

Quedas, risco de 182, 188-189
  contenção física 188
  equilíbrio 189
  nível de agitação 189
  prevenção contra quedas 188

R

*Recém-nascidos 231-240
  icterícia 231-240
    cuidados 235-236, 238

diagnósticos prioritários 233-234
estudo de caso 231
evolução 240
informações relevantes 231-233
resultados e indicadores 236-237, 239
sinais e sintomas 233
Redução da ansiedade 111, 173, 214,
    227-228, 274
Redução do sangramento 107
Redução do sangramento: ferimento
    107-108
Regulação da temperatura 160, 175
Regulação hemodinâmica 209
Resposta à medicação 159, 172, 185
Resultados, validação ver Validação de
    diagnósticos, intervenções e
    resultados de enfermagem
Retenção urinária 106
    cuidados 114
    eliminação urinária 115
Risco de glicemia instável 217-229 ver
    também Glicemia instável,
    risco de
Risco de infecção 119, 138, 149-162 ver
    também Infecção, risco de
Risco de perfusão tissular cardíaca
    diminuída 205-216 ver também
    Perfusão tissular cardíaca
    diminuída, risco de
Risco de quedas 182 ver também Quedas,
    risco de
Risco de sangramento 179-190 ver também
    Sangramento, risco de
Risco de suicídio 241-249 ver também
    Suicídio, risco de
Risco de violência direcionada a outros 282
    ver também Violência direcionada
    a outros, risco de

S

Sangramento 107-108, 183
    por ferimento, redução 107-108
    precauções contra 107, 183
    redução do 107

Sangramento, risco de 179-190
    administração de medicamentos:
        endovenosa (EV) 184
    gravidade da perda de sangue 185
    monitoração de sinais vitais 184
    precauções contra 183
    resposta à medicação 185
    sangramento 183
Saúde espiritual 304
Sinais vitais 109, 161, 176, 215, 184
    monitoração 109, 184
Síndrome do déficit do autocuidado 120,
    130-131
    assistência no autocuidado 130-131
    assistência no autocuidado:
        alimentação 131
    assistência no autocuidado: arrumar-se
        130-131
    assistência no autocuidado: banho/
        higiene 130-131
    assistência no autocuidado: uso do vaso
        sanitário 130-131
    assistência no autocuidado: vestir-se
        130-131
Sobrecarga líquida grave 263
Sofrimento espiritual 295-308
    apoio espiritual 302-303
    apoio familiar 300-301
    bem-estar pessoal 303
    estímulo a rituais religiosos 302
    facilitação do crescimento espiritual 302
    facilitação do processo de perdão 301
    morte confortável 304
    saúde espiritual 304
Sono 260
*Suicídio, risco de 241-249
    paciente adulto 241-249
        cuidados 244-245, 247
        controle de riscos 246
        diagnósticos prioritários 242
        estudo de caso 241
        evolução 248-249
        informações relevantes 242
        interação social prejudicada 243

prevenção do 244-245
resultado e indicadores 246, 248
sinais e sintomas 242
Supervisão da pele 109, 155

T

*Tabagismo 267-278
   disposição para aumento da tomada de
      decisão 267-268
   cuidados 272, 273-274,
   diagnósticos prioritários 270-271
   estudo de caso 267-268
   evolução 275-276
   informações relevantes 268-269
   resultados e indicadores 273, 275
   sinais e sintomas 269-270
Técnica para acalmar (ansiedade) 111, 174
Terapia endovenosa 126-127
Terapia familiar 284-285
Terapia recreacional 287-288
*Terapia trombolítica 179-190
   risco de sangramento 179-190
      cuidados 183-184, 186-187, 188
      diagnósticos prioritários 181-182
      estudo de caso 179-180
      evolução 189-190
      fatores de risco 181
      informações relevantes 180-181
      resultados e indicadores 185, 187, 189
      sinais e sintomas 181
Termorregulação: recém-nascido 237
*Transplante de células-tronco
      hematopoiéticas alogênico
      não relacionado 251-264
   proteção ineficaz 251-264
      cuidados 256-258, 260-262
      diagnósticos prioritários 255
      estudo de caso 251-252
      evolução 263-264
      informações relevantes 252-254
      resultados e indicadores 259-260, 263
      sinais e sintomas 254-255
*Transplante hepático, pós operatório
      imediato 117-133

ventilação espontânea prejudicada
   117-133
   cuidados 121-122, 124, 126-128,
      130-131
   diagnósticos prioritários 119-120
   estudo de caso 117-118
   evolução 132-133
   fatores de risco 118-119
   informações relevantes 118
   resultados e indicadores 123, 125,
      129, 132
   sinais e sintomas 118-119
Tratamento da hipotermia 160, 175

U

*Úlceras por pressão, múltiplas, em
      paciente adulto 191-203
   integridade tissular prejudicada 191-203
      estudo de caso 191
      evolução 202-203
      informações relevantes 192
      sinais e sintomas 192-193
      diagnósticos prioritários 193-194
      cuidados 195-196, 198-199, 200-201
      resultados e indicadores 197,
         199-200, 202

V

Validação de diagnósticos, intervenções e
      resultados de enfermagem 89-97
   estudos de validação 90-95
   modelos metodológicos 92-95
   natureza dos 91-92
   objetivos 90-91
   seleção de peritos, *experts* e especialistas
      96-97
Ventilação espontânea prejudicada 117-133
   controle da ventilação mecânica: invasiva
      121-122
   controle de vias aéreas artificiais
      121-122
   desmame da ventilação mecânica
      121-122

estado respiratório: ventilação 123
Violência direcionada a outros, risco de 282, 290-292
   assistência no controle da raiva 291
   autocontenção de comportamento abusivo 292
   autocontrole da agressividade 292
   autocontrole de comportamento impulsivo 292
   contenção física 291
   controle do ambiente: prevenção de violência 290
Volume de líquidos excessivo 255, 261-263
   controle da hipervolemia 261-262
   controle hidreletrolítico 262
   controle hídrico 261-262
   equilíbrio eletrolítico e acidobásico 263
   função renal 263
   sobrecarga líquida grave 263